Thieme

Physiotherapeutische Diagnostik

Hypothesengeleitet und klinisch relevant entscheiden

Thomas Koller

67 Abbildungen

Georg Thieme Verlag
Stuttgart • New York

Anschrift

Thomas **Koller**
Rehaklinik Bellikon
Physiotherapie OHR
Mutschellenstrasse 2
5454 Bellikon AG
Schweiz
thomas.koller@rehabellikon.ch

Impressum

Bibliografische Information
der Deutschen Nationalbibliothek

Die Deutsche Nationalbibliothek verzeichnet diese Publikation in der Deutschen Nationalbibliografie; detaillierte bibliografische Daten sind im Internet über http://dnb.d-nb.de abrufbar.

Ihre Meinung ist uns wichtig! Bitte schreiben Sie uns unter

www.thieme.de/service/feedback.html

Wichtiger Hinweis: Wie jede Wissenschaft ist die Medizin ständigen Entwicklungen unterworfen. Forschung und klinische Erfahrung erweitern unsere Erkenntnisse, insbesondere was Behandlung und medikamentöse Therapie anbelangt. Soweit in diesem Werk eine Dosierung oder eine Applikation erwähnt wird, darf der Leser zwar darauf vertrauen, dass Autoren, Herausgeber und Verlag große Sorgfalt darauf verwandt haben, dass diese Angabe **dem Wissensstand bei Fertigstellung des Werkes** entspricht.
Für Angaben über Dosierungsanweisungen und Applikationsformen kann vom Verlag jedoch keine Gewähr übernommen werden. **Jeder Benutzer ist angehalten**, durch sorgfältige Prüfung der Beipackzettel der verwendeten Präparate und gegebenenfalls nach Konsultation eines Spezialisten festzustellen, ob die dort gegebene Empfehlung für Dosierungen oder die Beachtung von Kontraindikationen gegenüber der Angabe in diesem Buch abweicht. Eine solche Prüfung ist besonders wichtig bei selten verwendeten Präparaten oder solchen, die neu auf den Markt gebracht worden sind. **Jede Dosierung oder Applikation erfolgt auf eigene Gefahr des Benutzers.** Autoren und Verlag appellieren an jeden Benutzer, ihm etwa auffallende Ungenauigkeiten dem Verlag mitzuteilen.

© 2017 Georg Thieme Verlag KG
Rüdigerstr. 14
70469 Stuttgart
Deutschland
www.thieme.de

Printed in Germany

Zeichnungen: anchin mabel, Stuttgart/Zürich
Mit Übernahmen aus: Schünke M, Schulte E, Schumacher U. Prometheus. LernAtlas der Anatomie. Illustrationen von M. Voll und K. Wesker. Stuttgart: Thieme.
Umschlaggestaltung: Thieme Verlagsgruppe
Umschlaggrafik: Martina Berge, Stadtbergen
Satz: SOMMER media GmbH & Co. KG, Feuchtwangen
gesetzt aus Arbortext APP-Desktop 9.1 Unicode M180
Druck: Aprinta Druck GmbH, Wemding

DOI 10.1055/b-005-143672

ISBN 978-3-13-241083-1 1 2 3 4 5 6

Auch erhältlich als E-Book:
eISBN (PDF) 978-3-13-241084-8
eISBN (epub) 978-3-13-241085-5

Geschützte Warennamen (Warenzeichen ®) werden nicht immer besonders kenntlich gemacht. Aus dem Fehlen eines solchen Hinweises kann also nicht geschlossen werden, dass es sich um einen freien Warennamen handelt.
Das Werk, einschließlich aller seiner Teile, ist urheberrechtlich geschützt. Jede Verwendung außerhalb der engen Grenzen des Urheberrechtsgesetzes ist ohne Zustimmung des Verlages unzulässig und strafbar. Das gilt insbesondere für Vervielfältigungen, Übersetzungen, Mikroverfilmungen oder die Einspeicherung und Verarbeitung in elektronischen Systemen.
Die abgebildeten Personen haben in keiner Weise etwas mit der Krankheit zu tun.

Vorwort

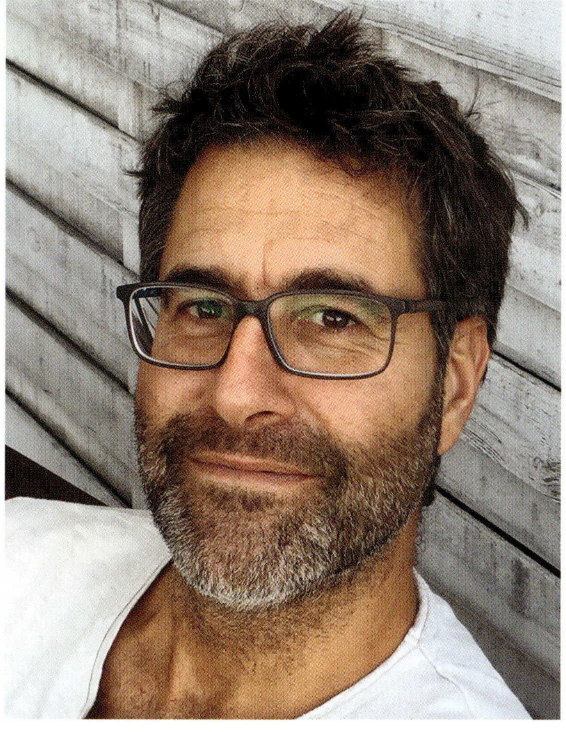

Das Berufsfeld der Physiotherapie steht in ständigem Wandel. Täglich spüren wir den Druck nach professioneller physiotherapeutischer Diagnostik und wirksamer Therapie, bei zunehmend knappen zeitlichen Ressourcen.

Einen besonders hohen Stellenwert hat heute in der Physiotherapie der Bereich des „Clinical Reasonings". Umso mehr steigt die Erwartungshaltung der Lernenden und Berufsanfänger, eine qualitativ hohe und vor allem umsetzbare Grundlage zur Bildung von Hypothesen an die Hand zu bekommen.

Eine noch kleine Wissensbasis und kaum praktische Erfahrung der Lernenden lassen im klinischen Denkprozess vorerst nur die induktive Vorgehensweise offen. Unter einer induktiven Vorgehensweise schließt man vom „Besonderen auf das Allgemeine". Die Fehlerquote ist mit einer kleinen Wissensbasis und einer induktiven Vorgehensweise sehr hoch und gleicht bei der Bildung von Hypothesen eher Zufallstreffern. Die Fähigkeit, in der Anamnese die wahrscheinlichste Hypothese zu entwickeln bedarf einer genügend großen Wissensbasis und Erfahrung, noch mehr aber einer entsprechenden Verknüpfung der Wissensbasis und Erfahrung mit den aktuellen Aussagen des Patienten in der Anamnese. Therapeuten stehen immer vor der Frage: „Was sagt mir die Aussage des Patienten in Bezug auf die Schmerzmechanismen, die Wundheilungsphasen, die pathobiologischen Entstehungsmechanismen etc.?"

Genau diese Verbindung zwischen dem klinischen Denkprozess und der kleinen Wissensbasis der Lernenden fehlt meistens noch.

Mit einer deduktiven Vorgehensweise (also vom Allgemeinen ins Besondere) können diese Verbindungen erarbeitet werden. Die individuelle Wissensbasis und Erfahrung jedes einzelnen Physiotherapeuten nehmen zu. Das Ziel dieses Lern- und Entwicklungsprozesses ist die klinische Mustererkennung.

Der erfahrene Physiotherapeut geht bei der klinischen Mustererkennung erneut zunehmend induktiv vor. Die Gefahr einer Fehleinschätzung ist dennoch gering. Gründe dafür sind seine große Wissensbasis und seine langjährige Erfahrung. Um an den Punkt der professionellen klinischen Mustererkennung zu gelangen, muss der Lernende vorerst in deduktiver Weise seine Wissensbasis aufbauen und seine Erfahrungen in geeignet strukturierter Art und Weise kortikal ablegen, also in seinem Gedächtnis speichern.

Dieses Buch beschreibt vornehmlich die deduktive Vorgehensweise und bietet auch Inhalte zu einer mindestens nötigen Wissensbasis, damit adäquate Hypothesenbildungen möglich sind.

Viel Erfolg damit!

Thomas Koller

Inhaltsverzeichnis

1 Einleitung

Obwohl die Mehrzahl der angehenden Physiotherapeuten über ausreichend Grundwissen für den zukünftigen Praxisalltag verfügt und zumeist bereits ein kleiner Erfahrungsschatz im Handling unterschiedlichster Krankheitsbilder vorhanden ist, fällt es vielen Lernenden schwer, die Inhalte dieses Basiswissens zu vernetzen und im richtigen Moment abzurufen. Zwangsläufig ergeben sich so Unsicherheiten beim Umgang mit den Patienten. Mittels kleiner Hilfestellungen und Denkanstöße können Berufsanfänger und Studierende das bereits im Gedächtnis gespeicherte und für die Situation relevante Wissen dann oftmals abrufen und im Anschluss erfolgreich in die jeweilige klinische Situation mit einfließen lassen.

Die anfängliche Schwierigkeit im vernetzten physiotherapeutischen Denken und in der schnellen Analyse eines klinischen Settings hat vielerlei Gründe. Zum ersten sind Schüler und Studenten mit einer ungeheuren Stofffülle der einzelnen klinischen Fächer konfrontiert. Zum zweiten geht es hierbei um einen ständigen Konnex von Wissensinhalten aus Anatomie, Physiologie, Pathophysiologie mit den einzelnen Disziplinen der Medizin – in der Physiotherapie vor allem die Richtungen Chirurgie, Orthopädie, Rheumatologie, Neurologie und Innere Medizin. Zum dritten ist physiotherapeutisches Denken keine lineare Gedankenarbeit, sondern erfordert stattdessen ein gewisses Maß an Divergenz, d. h. also Querdenken zur Ideenfindung oder Problemlösung.

Die Motivation des vorliegenden Buches entstand im Rahmen meiner langjährigen Erfahrung in der klinischen Ausbildung angehender Therapeuten. Sie liegt klar in der Hilfestellung, anfängliche Schwierigkeiten von Berufsanfängern und Studierenden bei der Analyse spezifischer Klinik-Settings auszuräumen, damit die richtigen Gedanken generiert und die fachgemäßen therapeutischen Schritte ergriffen werden können. Das Buch richtet sich damit auch an Lehrende und Therapeuten, die Berufsanfänger betreuen und Untersuchungen sowie Behandlungen supervidieren. Während Berufsanfänger dem klinischen Denkprozess eher systematisch folgen, erkennen erfahrene Therapeuten zumeist sehr früh vorliegende klinische Muster bei ihren Patienten und lassen sich durch diese Wahrnehmung leiten. Für Berufsanfänger soll nachvollziehbar werden, aufgrund welcher Beobachtungen oder Befunde der Erfahrene handelt, Fragen stellt und Tests auswählt. Er lernt so, dass der Clinical-Reasoning-Prozess durch Situationen strukturiert ist, in denen erfahrene Therapeuten Entscheidungen treffen, die vom Standard-Prozess abweichen. So messen sie den Aussagen des Patienten aufgrund ihrer Erfahrung, ihres Hintergrundwissens und der Mustererkennung Bedeutungen zu, aus denen der nächste Handlungsschritt folgt.

Die Grundausbildung tut ihr Bestes dazu, damit den Novizen in der Physiotherapie die fundamentalen Werkzeuge für das situationsgerechte Anwenden relevanten Wissens vermittelt werden. Im klinischen Setting der Ausbildung ist die Vernetzung dieser Wissensbasis und später auch der Erfahrung am besten möglich.

Es ist keineswegs die Absicht, ein neues Buch über den Clinical-Reasoning-Prozess zu verfassen – hierzu liegen bereits hervorragende Bücher vor, die jegliche Gedankengänge sehr gut beschreiben und entsprechende Hintergrundinformationen bieten. Vielmehr ist es mein Anliegen, in kompakter Weise an der kritischen Stelle im klinischen Denkprozess die möglichen weiteren Schritte zu beleuchten, damit diffizile Alltagssituationen in Praxis und Klinik schnell und klar bewältigt werden können.

Nachkommend erhebt vorliegendes Buch bewusst nicht den Anspruch, in die Detailtiefe zu gehen. Stattdessen soll Berufsanfängern und Studenten ein kompaktes Manual an die Hand gegeben werden, das in zahlreichen klinischen Situationen eine stimmige Hilfestellung und weiterführende Denkanstöße bietet, um das bereits erlernte Physiotherapie-Wissen im richtigen Moment abrufen und umsetzen zu können.

Dieser Ansatz bringt zwangsläufig mit sich, dass man dieses Buch nicht von vorne nach hinten linear durchliest und erarbeitet. Vielmehr wird an der kritischen Stelle des klinischen Denkprozesses mittels so genannter „Entscheidungsboxen" auf die denkbar weiteren Schritte verwiesen. Diese Entscheidungsboxen geben Antworten auf die jeweilig aktuelle Fragestellung.

Der Aufbau des Buchs gliedert sich in die beiden übergeordneten Kapitel „Clinical Reasoning" sowie „Wissensbasis und Erfahrung". Das Clinical-Reasoning-Kapitel lokalisiert schnell die problematische Stelle im Denkprozess und gibt dem Leser neben diesbezüglichen allgemeinen Informationen auch wichtige Hinweise zum Lösen der aktuellen Problemstellung. Dieses Lösen der vertrackten Problematik ist die Voraussetzung für die weiteren Schritte des Clinical Reasoning. An der jeweiligen Entscheidungsbox der einzelnen Etappen wird deutlich, ob die vorangegangen Schritte im klinischen Denkprozess korrekt und vollständig ausgeführt wurden, oder ob etwas im Vorfeld vergessen wurde bzw. ob noch weitere Informationen im Rahmen von Anamnese oder objektiver Untersuchung samt geeigneter Testverfahren eingeholt werden müssen. An dieser Stelle wird dann auch auf das Wissensbasis-und-Erfahrung-Kapitel als zweites übergeordnetes Kapitel des Buchs verwiesen. Dort werden kompakt die Grundlagen zum entsprechenden klinischen Setting aufgeführt. Zur Veranschaulichung der therapeutischen Denkprozesse, Entscheidungen und Maßnahmen dient ein das Clinical-Reasoning-Kapitel begleitende Fallbeispiel.

2 Clinical Reasoning

2.1 Definition

Das englische „Reasoning" bedeutet „logisches und vernünftiges Denken und das sich daraus ergebende Urteilen und Ziehen von Schlussfolgern für das Handeln". „Clinical Reasoning" steht demgemäß für den klinischen Denkprozess, das entsprechende Urteilungsvermögen samt diesbezüglicher fundierter Argumentation und für die abschließende klinische Konklusion.

Allgemeine Definition Clinical Reasoning

„Clinical Reasoning" ist das situationsgerechte Anwenden von relevantem Wissen durch kognitive und metakognitive Fähigkeiten eines Physiotherapeuten bei der Untersuchung, Beurteilung und Behandlung eines Patienten (Hagmann 2003).

Der klinische Denkprozess wird damit zur „Software" im Rahmen des klinischen Vorgehens.
Folgende Aspekte kennzeichnen den klinischen Denkprozess:

- Kognition
- Metakognition
- Wissensbasis im Sinne einer Datenbank

Diese drei Begriffe werden im Folgenden kurz erläutert.

2.1.1 Kognition

Kognition ist die von einem verhaltenssteuernden System ausgeführte Umgestaltung von Informationen. Oft ist mit Kognition das Denken im umfassenden Sinne gemeint.

Je nach Erfahrungsgrad des Therapeuten werden im klinischen Denkprozess verschiedenste kognitive Strategien angewandt. Die Reihenfolge der nachstehend angeführten Strategien entspricht dabei deren Schwierigkeitsgrad bzw. dem kognitiven Anspruch an den Therapeuten:

1. Vorgehen nach Rezept
2. Vorgehen nach Intuition
3. Vorgehen nach Versuch und Irrtum
4. Vorgehen mittels Näherungs-Verfahren
5. Vorgehen mittels Screening-Verfahren
6. Vorgehen durch das Testen von Hypothesen
7. Vorgehen nach Mustererkennung

So stellt das Vorgehen nach Rezept, d. h. die quasi standardisierte Therapie eines Patienten, eine relativ geringe kognitive Herausforderung für den Behandler dar und wird der Individualität des Patienten nicht gerecht. Demgegenüber ist ein Vorgehen durch das Testen von Hypothesen oder die Mustererkennung als kognitive Strategie erstrebenswert. Klinische Muster sind immer wiederkehrende und charakteristische physische Befunde sowie Aussagen von Patienten bzgl. ihrer Beschwerden bei bestimmten Funktionsstörungen (Hagmann 2003). Die Mustererkennung kann nur durch viel Erfahrung des Therapeuten und der Kenntnis unzähliger klinischer Muster realisiert werden. Die Gefahr bei der Methode der Mustererkennung besteht darin, dass negierenden Faktoren eines klinischen Musters zu wenig Beachtung geschenkt wird und somit fehlerhafte oder falsche Schlüsse gezogen werden können.

2.1.2 Metakognition

Frei übersetzt bedeutet Metakognition „Denken über das eigene Denken". Im Kontext des Clinical-Reasoning-Prozesses steht Metakognition infolgedessen für die Selbstreflexion des therapeutischen Denkens und Tuns.

Die Fähigkeit, über das eigene Denken und Handeln kritisch zu reflektieren, ermöglicht es, die eigenen Fehler, Versäumnisse oder Ungereimtheiten der verschiedenen Denk- und Handlungsebenen zu entdecken und entsprechend zu reagieren. Im Sinne eines verantwortungsbewussten und patientengerechten Tuns versteht es sich von selbst, von Zeit zu Zeit innezuhalten und über die eigenen Gedanken und das sich daraus ergebende therapeutische Vorgehen zu sinnieren. Hierfür geeignet sind permanente Erfolgskontrollen nach den Therapieeinheiten, in denen Ziele, Konzeption sowie Art und Weise der Behandlung hinterfragt und kontrolliert werden. Auch retrospektive Fallbeurteilungen können Anlass zur kritischen Überprüfung des klinischen Vorgehens sein.

2.1.3 Wissensbasis

Von sehr großer Bedeutung für das Clinical Reasoning ist das fundierte und für die jeweilige Problematik des Patienten relevante Fachwissen. Dieses soll dank perfekter Strukturierung und Organisation jederzeit abgerufen werden können.

Die Wissensbasis beinhaltet neben dem erlernten Wissen v. a. aus den Bereichen Anatomie, Physiologie, Pathophysiologie auch die therapeuten-spezifische Erfahrung sowie die Fähigkeit zur Mustererkennung. Somit ist bereits bei Bekanntwerden der Diagnose des Patienten die Wissensbasis des Therapeuten wichtig für die Hypothesenbildung.

2.2 Clinical-Reasoning-Prozess

Im Prozess des Clinical Reasoning spielt neben der Wissensbasis und der Erfahrung des Therapeuten die Datenbeschaffung eine zentrale Rolle: Als tragende Säule des klinischen Denkprozesses bezeichnet sie die Vorgehensweise bei der Befragung und bei der Untersuchung des Patienten – von der Anamnese über das Formulieren der aktuell wahrscheinlichsten Hypothese sowie der Planung und Durchführung der objektiven Untersuchung bis hin zur Konzeption und Realisierung der patientenspezifischen Therapie.

In der Anamnese antwortet der Patient auf gezielte Fragen des Therapeuten und gibt so relevante Informationen über sein Hauptproblem, seine Schmerzen, evtl. beteiligte Faktoren und seine Krankengeschichte. Aus den Auskünften können sich Kontraindikationen und Vorsichtsmaßnahmen für die Untersuchung und die Therapie ergeben, oder es werden psychosoziale Faktoren aufgedeckt, die sich negativ auf die Behandlung auswirken können. Bereits nach dem subjektiven Untersuchungsgespräch soll die klinisch relevante Fragestellung offensichtlich sein. Sie sollte einfach formuliert sein und sich stets auf das Wesentliche konzentrieren. Eine Antwort auf die klinisch relevante Fragestellung gibt die aktuell wahrscheinlichste Hypothese.

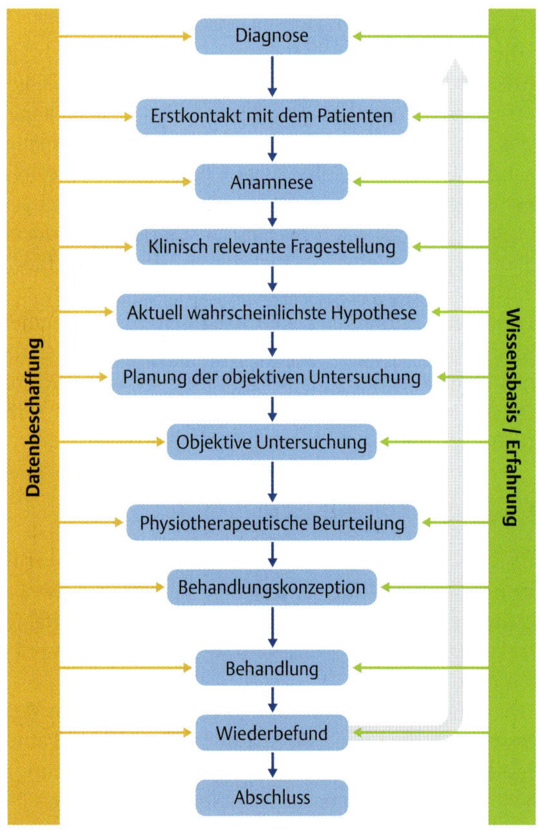

Abb. 2.1 Stark vereinfachte grafische Darstellung des klinischen Denkprozesses. Der graue Pfeil verdeutlicht, dass Clinical Reasoning ein kontinuierlicher Denk-, Handlungs- und Entscheidungsprozess ist. Bei Ausbleiben des Therapieerfolgs wiederholt sich der Prozess, um so Fehler, Versäumnisse oder Ungereimtheiten bei der Befundung oder Behandlung zu entdecken und entsprechend therapeutisch reagieren zu können.

Zur Planung der objektiven Untersuchung werden geeignete Tests und Untersuchungen erwogen, welche die aktuell wahrscheinlichste Hypothese bestätigen oder verwerfen können. Bei der objektiven Untersuchung demonstriert der Patient dann eine typische Aktivität oder Bewegung, bei der sein Hauptproblem ersichtlich oder spürbar ist. Dieses Procedere wird als „Funktionelle Demonstration" bezeichnet.

Die anschließende physiotherapeutische Beurteilung beinhaltet das Hauptproblem aus Sicht des Patienten und trifft Aussagen zu jeder der unterschiedlichen Hypothesenkategorien – dies von der ICF-Klassifikation über die Mechanismen und Quellen der Symptome bis hin zur Prognose.

Im Anschluss werden nun Ziele für die Therapie formuliert. Das Fernziel – es sollte wenn möglich auf der Aktivitäts- oder Partizipationsebene definiert sein – wird mittels Erfolgskontrolle überprüft. Nahziele sind kleine Teilziele, um sich auf diesem Weg kontinuierlich dem Fernziel zu nähern. Diese können in unterschiedlichen zeitlichen Rahmen erstrebt werden – zum Ende einer Behandlungseinheit oder etwa im wöchentlichen Rhythmus.

Die Behandlungskonzeption ist die Zusammenstellung aller Ziele samt entsprechender Therapie-Strategien und planmäßiger Behandlungsmaßnahmen. Sie beinhaltet die dazu notwendigen Informationen und Kausalitäten für die Therapie.

Bei der Therapie selbst kann der Behandler induktiv, d. h. allgemeinen Prinzipien folgend, oder deduktiv vorgehen, indem er seine Behandlung den aktuellen Hypothesen folgend ausrichtet. Dabei bedient sich der Therapeut unterschiedlicher Verlaufsparameter. Man unterscheidet hierzu subjektive Verlaufssymptome – bekannt sind v. a. die visuelle Analogskala (VAS) sowie die numerische Rating-Skala (NRS) – und objektive Verlaufszeichen wie die klassische Neutral-Null-Methode.

Bei der Verlaufskontrolle wird der Behandlungsfortschritt in Bezug auf das jeweilige Nahziel kontinuierlich überprüft bzw. die Wirkung der angewandten Behandlungsmaßnahmen im Rahmen einer Behandlungssitzung kontrolliert. Die Erfolgskontrolle ist die periodische Überprüfung des Behandlungsfortschritts in Bezug auf das Fernziel. Sie überprüft somit die Wirkung der angewandten Behandlungsmaßnahmen im Rahmen einer Behandlungsfolge.

2.2.1 Diagnose

Der klinische Denkprozess beginnt bereits bei der Diagnose. Ist dem Therapeuten die Diagnose eines Patienten bekannt, so wird dieser unweigerlich auf seine Wissensbasis und seinen Erfahrungsschatz zurückgreifen, um sich so erste Vorstellungen zu machen, welche Problematik bzw. Symptomatik mit der Diagnose verbunden sein kann. Möglicherweise hat der Therapeut bereits Patienten mit gleicher oder ähnlicher Diagnose behandelt und in einer abschließenden Fall-Retrospektive über sein Denken und Handeln reflektiert, so dass er nun von seiner Wissensbasis und seinen Erfahrungen profitieren kann.

Besitzt der Therapeut neben der Diagnose auch noch weitere relevante Informationen wie z. B. Alter und Vorerkrankungen des Patienten, Hergang des Traumas, Operationsberichte, ärztlich angeordnete Behandlungsschemata samt Belastungs- und Bewegungsgrenzen sowie posttraumatische bzw. postoperative Verlaufsberichte, kann er seine Vorstellungen präzisieren – all dies bevor ein Erstkontakt mit dem Patienten stattgefunden hat.

Wichtig ist, dass das Bild, welches sich der Therapeut vom Patienten im Vorfeld vor dem ersten Treffen macht, anhand der vorhandenen Daten und Informationen möglichst klar wird, um bereits erste Hypothesen für Konzeption und Durchführung der Therapie formulieren zu können. Ist eine konkrete Vorstellung gegeben, so fallen beim Erstkontakt mit dem Patienten die nicht diesem Bild entsprechenden Aktivitäten, Haltungen und Positionen sowie ungewöhnliche Zustände des Gewebes stark ins Auge und geben Anlass zum Nachfragen. D.h. bei Inkongruenz des fiktiven Bildes vom Patienten mit dessen realer Erscheinung beim Erstkontakt werden Nichtübereinstimmungen schneller offenkundig, so dass im folgenden Clinical-Reasoning-Prozess neugierig und zielgerichtet gearbeitet werden kann.

Wie wichtig es ist, bereits vor dem Erstkontakt mit dem Patienten eine oder mehrere Hypothesen zu formulieren, soll das anschließende Beispiel verdeutlichen.

Unterschiedliche Überlegungen bei gleicher Diagnose

Aus der ärztlichen Verordnung entnimmt der Therapeut die Diagnose des Patienten: „Implantation Knie-TEP rechts, 10. Tag postoperativ.“ Gemäß seiner Wissensbasis und seiner Erfahrungen macht sich der Therapeut diverse Gedanken über eine evtl. notwendige Teilbelastung des rechten Beins, vom Operateur angeordnete Bewegungsgrenzen, das Fortschreiten der physiologischen Wundheilung oder auch darüber, dass die Fäden mutmaßlich noch in situ sind. Von besonderer Bedeutung in diesem Zusammenhang ist das Alter des Knie-TEP-Patienten: Ob dieser 75- oder 33-jährig ist, entscheidet über das hypothetisch-fiktive Bild vom Patienten.

So ist bei einem Mann mit 75 Jahren davon auszugehen, dass dieser wegen einer fortgeschrittenen Arthrose eine Totalendoprothese implantiert bekam. Ferner ist anzunehmen, dass die Extension des rechten Knies bei Verkürzung der dorsalen Oberschenkelmuskulatur leicht eingeschränkt ist – dies bei einer nur leichten Schwellung und Erwärmung des Knies mit grundsätzlich intaktem Weichteilmantel samt lediglich einer oder zwei Narben. Wahrscheinlich hat der 75-Jährige auch weniger Schmerzen als präoperativ und ist grundsätzlich schwach bzw. dekonditioniert, da er bereits vor Implantation der Endoprothese weniger mobil war. Der Therapeut wird sich vor dem Erstkontakt vielleicht einen rüstigen Rentner, der an Unterarmgehstützen läuft, vorstellen – dies evtl. auch mit Vollbelastung, weil die Totalendoprothese dem Alter des Patienten entsprechend zementiert wurde. Oder der Behandler erwartet einen adipösen Patienten im Rollstuhl, der sein rechtes Bein zur Schonung der Weichteile lediglich mit 30 kg teilbelasten darf.

Bei einem Mann mit 33 Jahren kann dagegen ein schweres Trauma ausschlaggebend für die Implantation einer Knie-TEP gewesen sein. Aller Voraussicht nach hat der 33-Jährige eine lange Leidensgeschichte mit mehreren Operationen hinter sich. Angenommen werden kann eine starke Einschränkung der Beweglichkeit bei allgemeiner Verkürzung der Muskulatur sowie darüber hinaus eine Reduktion des Allgemeinzustands auf Grund längerer Immobilität. Ebenfalls denkbar ist, dass sich die Schmerzsituation des Patienten postoperativ verschlimmert hat – dies bei starker Schwellung und Temperaturerhöhung des durch mehrere chirurgische Eingriffe vernarbten Knies. Der Therapeut wird sich vor dem Erstkontakt dementsprechend einen deprimierten und demotivierten jungen, sehr geschwächten Mann im Rollstuhl vorstellen, der wegen seiner Schmerzen auf Analgetika und angesichts seiner Immobilität auf Hilfe angewiesen ist.

Beim Vergleich beider Ausführungen wird deutlich, dass bei identischer Diagnose stets andere Vorstellungen und Überlegungen bzgl. Krankengeschichte, Schmerzmechanismen, Mobilität, Prognose und das Hauptproblem aus Sicht des Patienten angestellt werden müssen.

Ist Ihnen die Diagnose bekannt, Sie können jedoch zu wenig oder keine Hypothesen hiervon ableiten? In einem solchen Fall sprechen Sie mit dem Arzt und holen Sie sich von diesem genauere Informationen ein. Fehlen Ihnen wichtige Angaben zur Operation und den daraus resultierenden Bewegungs- und Belastungsgrenzen? Ist dies gegeben, dann bringen Sie diese Informationen bereits vor dem Erstkontakt mit dem Patienten in Erfahrung. Oftmals ist das Wissen über die chirurgischen Techniken hilfreich bzgl. des Verständnisses der Bewegungs- und Belastungsgrenzen in der Nachbehandlungsphase. Es gilt also Fragen zu klären, welche stabilisierenden Strukturen defekt waren bzw. welche durch den chirurgischen Zugang durchtrennt werden mussten.

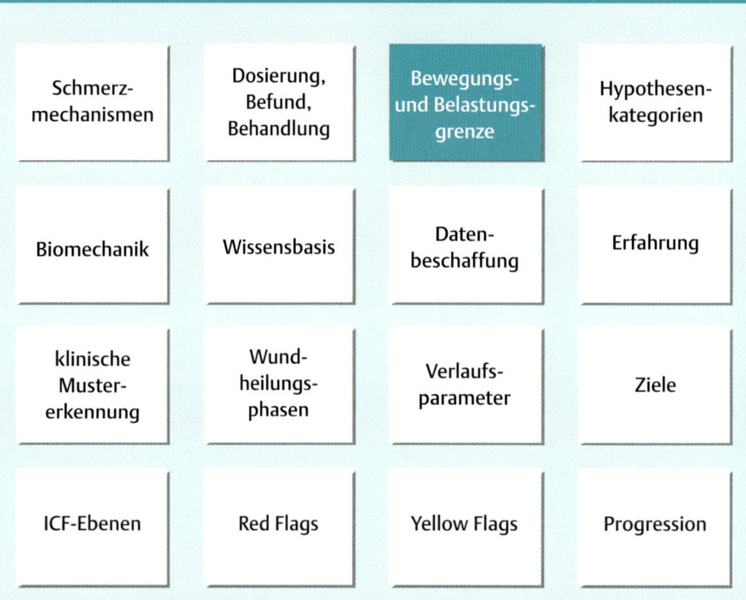

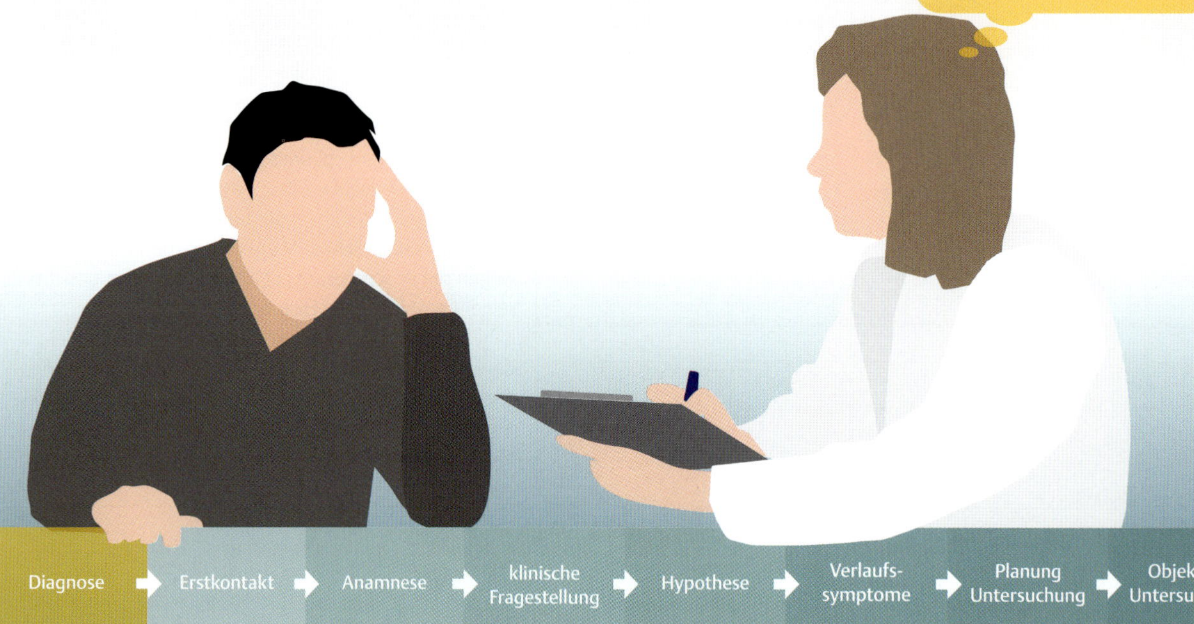

Abb. 2.2 Grafische Darstellung zur Entscheidungsbox „Diagnose".

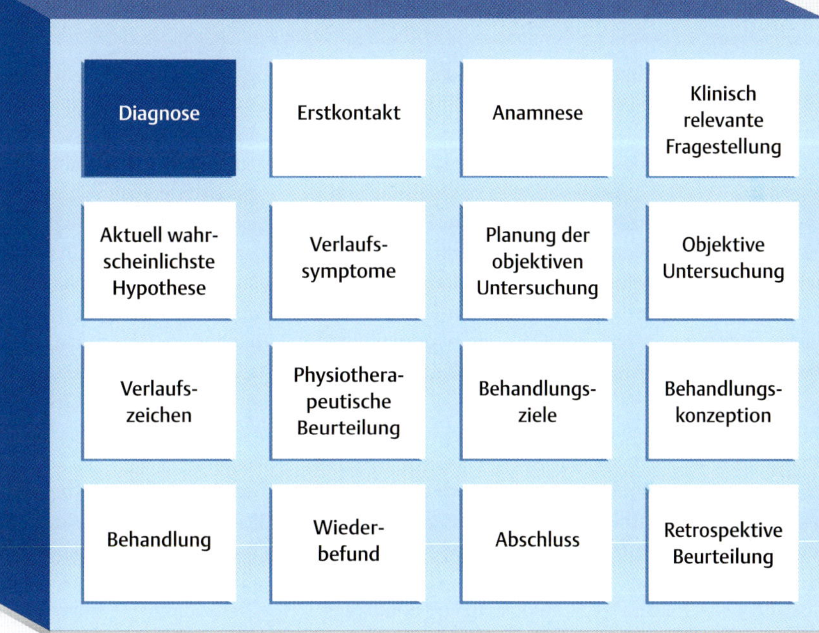

Ist Ihnen die Diagnose unbekannt? s. Kap. 1.2.1.

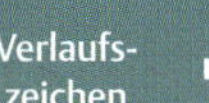

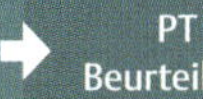

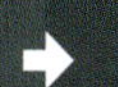

Fiktive Vorstellungen allein anhand einer Diagnose sind Basis für den Erstkontakt mit dem Patienten. Derartige Gedanken helfen bei der Strukturierung des subjektiven Untersuchungsgesprächs bzw. bei der Priorisierung anamnestischer Fragen. Demgemäß stellt der Therapeut im Vorfeld eine Anfangshypothese auf, die ihn leitet und an der er sich orientieren kann, und sammelt im Folgenden relevante verifizierende oder falsifizierende Informationen. Erhält der Behandler beim Erstkontakt oder in der Anamnese hingegen Auskünfte und Hinweise, die seine Anfangshypothese widerlegen, so muss er eine neue wahrscheinlichere Hypothese formulieren. Der klinische Denkprozess beginnt.

Entscheidungsbox – Diagnose

- Falls die Diagnose nicht bekannt ist oder sich daraus keine Hypothesen (Kap. 2.2.5) formulieren lassen, müssen erforderliche Informationen eingeholt werden und gegebenenfalls eine Rücksprache mit dem Arzt erfolgen.
- Vor dem Erstkontakt müssen Angaben zu Operationen samt daraus resultierender Bewegungs- und Belastungsgrenzen in Erfahrung gebracht werden (Kap. 3.4).
- Grafische Darstellung s. ▶ Abb. 2.2

Begleitendes Fallbeispiel – Diagnose

Anhand der krankengymnastischen Verordnung entnimmt der Therapeut folgende Diagnosen der 82-jährigen Patientin Emma Kasuppke.

- Schenkelhalsfraktur rechts nach Sturz, osteosynthetisch versorgt, 2 Wochen postoperativ, 15 kg Teilbelastung, keine Bewegungsgrenzen (▶ Tab. 3.5 in Kap. 3.4)
- geschlossene nicht dislozierte distale Radiusfraktur rechts nach Sturz, konservative Therapie mit zirkulärer Gipsschale, 2 Wochen posttraumatisch, ab der 2. bis zur 6. Woche vorsichtige Mobilisation aus dem gespaltenen Gips, bewegungsstabil (▶ Tab. 3.4 in Kap. 3.4)

Anhand beider Diagnosen und angesichts des fortgeschrittenen Alters der Patientin können bereits einige Gedankenspiele angestellt und Hypothesen generiert werden:

- Mit welcher osteosynthetischen Verbindungsart wurde die Schenkelhalsfraktur versorgt? (▶ Tab. 3.5 in Kap. 3.4)?
- Es ist anzunehmen, dass Frau Kasuppke zu Fuß unterwegs war – dies setzt bei einer Dame dieses Alters eine gewisse allgemeine Fitness voraus.
- Für eine gute Reaktionsfähigkeit der Patientin spricht die Tatsache, dass sie sich ipsilateral eine Radiusfraktur zuzog – dies womöglich beim Versuch, den Sturz abzufangen.
- Dass ein Sturz aus dem Stand oder beim Gehen in einer Schenkelhalsfraktur und einer Radiusfraktur mündet, spricht dagegen für eine verminderte Knochenqualität und legt den Verdacht einer Osteoporose nahe. Läge eine Osteoporose vor, wäre dies bei der Anamnese oder beim behandelnden Arzt in Erfahrung zu bringen.
- Das Alter der Patientin von 82 Jahren gibt Hinweise auf eine verlangsamte Wundheilung. Hieraus resultiert ein vorsichtiges therapeutisches Vorgehen bzgl. der Dosierung bei der Untersuchung und Behandlung.
- Aufgrund der Ruhigstellung der distalen Radiusfraktur mittels eines zirkulären Gipses könnte in der Untersuchung und Behandlung zunächst das verletzte Bein priorisiert werden.
- Theoretisch kann die betagte Frau in drei verschiedenen Modalitäten zum Erstkontakt erscheinen:
  - bei kognitiver und körperlicher Fitness: Achselstützen, 3-Punkt-Gang
  - bei kognitiver Fitness mit körperlicher Einschränkung: elektrischer Rollstuhl mit Steuereinheit links
  - bei kognitiver und körperlicher Einschränkung: Aktivrollstuhl und Begleitperson

2.2.2 Erstkontakt

Grundsätzlich ist zu beachten, dass Therapeut und Patient einen der Situation angemessenen ruhigen Raum für den Erstkontakt zur Verfügung haben, um eine therapeutische Beziehung und ein Vertrauensverhältnis entstehen zu lassen. Ist der Patient in einer für ihn guten Position schmerzfrei gelagert oder in bequemer Stellung sitzend oder liegend positioniert, ist er bereit für die Anamnese. Bereits hier kann der Therapeut die Aktivitäten, Haltungen und Positionen des Patienten inspizieren und daraus Rückschlüsse auf dessen aktuelle Belastbarkeit ziehen.

Wie angeführt, begegnet der Therapeut seinem Patienten mit Informationen zu dessen Diagnose, einer inneren Vorstellung und der ersten Anfangshypothese. Dabei kann es passieren, dass sich das fiktive Bild vom Patienten unmittelbar als irreal erweist und stante pede verändert werden muss. Falls bspw. der Therapeut eine Patientin im Rollstuhl erwartet und dann auf eine Frau mit Unterarmgehstützen trifft, so muss die ursprüngliche Vorstellung revidiert und entsprechend der Realität aktualisiert werden.

Entscheidungsbox – Erstkontakt

- Bei deutlicher Divergenz zwischen der Präsentation des Patienten beim Erstkontakt und den im Vorfeld von therapeutischer Seite anhand der Diagnose gemachten Vorstellungen und Anfangshypothesen muss nach Erklärungsgründen für diese Diskrepanz gesucht werden.
- Falls sich die Präsentation des Patienten anhand dessen Diagnose erklären lässt, muss angesichts der neuen Situation eine neue Hypothese formuliert werden (Kap. 2.2.5).
- Falls sich die Präsentation des Patienten anhand dessen Diagnose nicht erklären lässt, muss abgeklärt werden, ob die Diagnose tatsächlich stimmt bzw. aktuell ist. Dies kann zunächst im Gespräch mit dem Patienten geschehen und – sollte es zu keiner Klärung der Widersprüchlichkeit kommen – dann auch mit dem behandelnden Arzt.
- Grafische Darstellung s. ▶ Abb. 2.3

Begleitendes Fallbeispiel – Erstkontakt

Zur ersten Behandlungseinheit erscheint Frau Kasuppke im elektrischen Rollstuhl, mit dem sie sich gekonnt durch die Praxis ins Therapiezimmer manövriert. An der Rückenlehne des Rollstuhls sind zwei Achselstützen montiert. Das rechte Bein ist in angewinkelter Position auf der Fußschiene gelagert; das Knie nach außen verdreht. Der rechte Unterarm ruht auf einem weichen Kissen auf der Armlehne. Der Gips ist bereits gespalten und mit Klettverschlüssen versehen. Emma Kasuppke nimmt Augenkontakt auf, bewegt ihren Kopf adäquat und begrüßt mit der linken Hand. Zum Erstkontakt nimmt die rüstige Dame auch ihren OP Bericht mit. Aus diesem ist zu entnehmen, dass ihre Schenkelhalsfraktur mit einer dynamischen Hüftschraube (DHS) versorgt wurde.

Allein anhand des Auftretens der 82-Jährigen beim Erstkontakt können diverse Gedanken angestellt werden:

- Weil die Patientin im elektrischen Rollstuhl samt Achselstützen zum ersten Termin kommt, lässt erahnen, dass sie kognitiv fit ist und bereits erste Gehversuche an Achselstützen im Krankenhaus unternommen hat.
- Ferner kann davon ausgegangen werden, dass Schmerzsituation und Beweglichkeit zwei Wochen postoperativ für das Gehen an Achselstützen ausreichend sein müssten.
- Für die Außenrotation des operierten Beins können mehrere Ursachen verantwortlich sein. Zum einen kann es sich um eine gewohnte und bevorzugte Haltung der Patientin handeln, zum anderen kann eine schmerzbedingte Ausweichbewegung vorliegen. Desgleichen möglich ist, dass durch Sturz oder operativen Eingriff die Aktivität der Hüftadduktoren reflektorisch gehemmt ist, oder dass schlimmstenfalls eine neurologische Beteiligung vorliegt.
  Bei einer neurologischen Beteiligung würde die Patientin in der Anamnese über eine veränderte Sensibilität oder eine Muskelschwäche berichten. Werden diese Zeichen erst in der objektiven Untersuchung apparent, ist an eine beginnende Polyneuropathie, welche die Patientin bis dato nicht bemerkte, und zwangsläufig auch an Diabetes mellitus zu denken.
- Dass der Unterarmgips gespaltenen wurde zeigt, dass entsprechend der chirurgischen Bewegungsgrenzen die distale Radiusfraktur zwei Wochen posttraumatisch aus dem Gips mobilisiert werden soll (▶ Tab. 3.4 in Kap. 3.4). Eine zweiwöchige Immobilisation im Gips kann mit einer Inaktivitäts-Schwellung einhergehen. Das posttraumatische Ödem sollte innert dieser Frist deutlich abgenommen haben.
- Da sich die Wundheilung von Frau Kasuppke in der Proliferationsphase befindet, sollte die Untersuchung nur bis an den zweiten Bindegewebewiderstand ausgeführt werden (Kap. Bindegewebswiderstände).
- Ferner sind auch die biomechanischen Aspekte der Hüfte und des Arms zu berücksichtigen (Kap. 3.6).
- Schließlich muss angesichts des Alters der Patientin und der in der Regel längeren Wundheilungszeiten (Kap. 3.9) die Dosierung (Kap. 3.3) zurückhaltend erfolgen.

Präsentiert sich der Patient völlig anders als Sie anhand dessen Diagnose und den im Vorfeld erhaltenen Informationen erwartet haben?
Ist dies der Fall, sollten Sie sich Gedanken darüber machen, ob die aktuelle Präsentation des Patienten mit dessen Diagnose vereinbar ist.
Wenn eine Kongruenz zwischen Ihrer Erwartung und der Diagnose besteht , bilden Sie neue Hypothesen anhand der neu angetroffenen Situation.
Wenn hingegen keine Kongruenz zwischen Ihren Vorstellungen und der Diagnose besteht , klären Sie ab, ob die Diagnose stimmt und noch aktuell ist – dies evtl. auch gemeinsam mit dem Patienten.
Bei weiterhin bestehenden Unklarheiten bzgl. der Diagnose, müssen Sie mit dem behandelnden Arzt Kontakt aufnehmen.

WISSENSBASIS

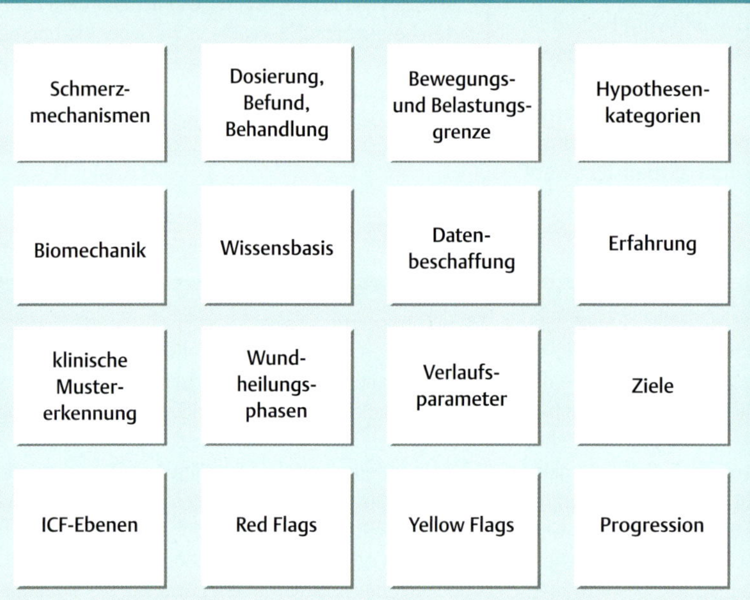

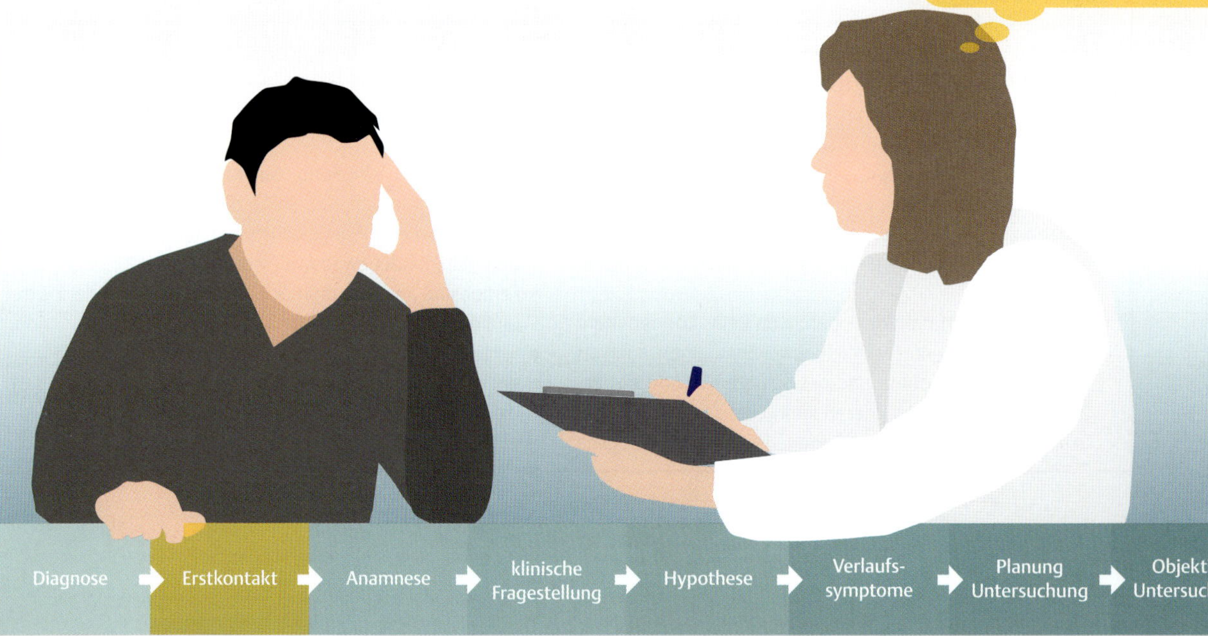

Abb. 2.3 Grafische Darstellung zur Entscheidungsbox „Erstkontakt".

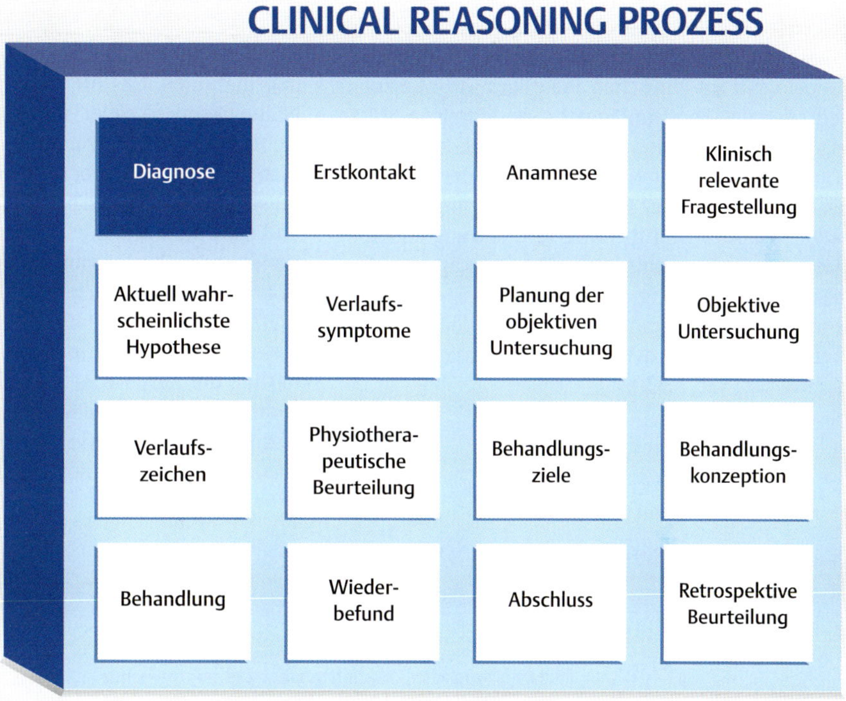

2.2.3 Anamnese

Die Anamnese ist ein subjektives Untersuchungsgespräch. Ihr Ziel ist die Formulierung der klinisch relevanten Fragestellung und der dazu wahrscheinlichsten Hypothese. Basis hierfür sind relevante Informationen aus der Wissensbasis samt den Grundlagen aus Anatomie, Physiologie und Pathophysiologie. Zum Zweck der zielgerichteten Datenbeschaffung beachtet der Behandler zudem einige grundsätzliche Kriterien, um eine aussagekräftige Anamnese durchzuführen (▸ Tab. 2.1).

Strukturierter Aufbau der Anamnese

Im Folgenden wird das strukturierte Vorgehen in der Anamnese peu à peu beschrieben. Die hier beschriebene Reihenfolge soll im klinischen Praktikum des Auszubildenden oder des Berufsanfängers eine hilfreiche Stütze sein. Durch die anfänglich unbedingt notwendige Strukturierung soll verhindert werden, dass sich der Therapeut letzten Endes nicht in der Menge der zu sammelnden Informationen verliert. Mit mehr Berufserfahrung und Routine und der damit verbundenen Erweiterung von Wissensbasis und Erfahrungsschatz kann das vorgestellte Procedere geändert und an die jeweilige Patientensituation angepasst werden – dies etwa bei der Erkennung klinischer Muster (Kap. 3.7.2).

Persönliche Daten

Zu den persönlichen Daten des Patienten zählen:
- Name
- Geburtsdatum
- Diagnose
- Beruf
- Gestaltung von Freizeit und Hobbys
- behandelnder Arzt
- Ziele aus ärztlicher Sicht
- spezielle ärztliche Anweisungen:
  - postoperative Behandlungsschemata
  - Belastungsgrenzen
  - Bewegungsgrenzen

Die persönlichen Daten beinhalten sehr viele relevante Informationen. Das Alter kann Hinweise auf die Wundheilungstendenz oder die Wahrscheinlichkeit von allgemein vermehrter Abnutzung des muskuloskelettalen Systems liefern. Angaben zur beruflichen Tätigkeit geben Aufschluss über die körperliche Belastungsanforderung und das entsprechende Einnehmen von gehaltenen Positionen oder Zwangspositionen. Freizeitaktivitäten und Hobbys lassen Rückschlüsse zu über den aktuellen und prätraumatischen Trainingszustand.

Anhand dieser Informationen können zur ersten Orientierung der körperliche Allgemeinzustand sowie die allgemeine Gewebequalität eines Patienten eingeschätzt und ferner auch Überlegungen zur Dosierung bei Untersuchung und Behandlung angestellt werden.

Tab. 2.1 Grundsätzliche Kriterien für eine erfolgreiche Anamnese.

Kriterium	Gefahrenquellen bzw. therapeutische Kommunikationstaktik
Struktur und Stringenz	unstrukturiertes Befragen verhindert: • Überblick über Vollständigkeit der Anamnese • Erkennen möglicher Zusammenhänge der Informationen • zielgerichtete Fragen
Zeit für den Patienten	Therapeut unterbricht den Patienten unangemessen: • Verlust relevanter Informationen • Gefährdung des therapeutischen Klimas • Zurückhaltung und Hemmung des Patienten
	Therapeut lässt den Patienten ungehindert erzählen: • Patient schweift vom relevanten Thema ab • Patient liefert irrelevante Informationen • Patient freut sich, dass ihm „endlich jemand zuhört" und er ernst genommen wird • Therapeut kann zu wenig relevante Informationen bzgl. der klinisch relevanten Fragestellung bzw. der wahrscheinlichsten Hypothesen sammeln
Kommunikations-Strategie	„Führen" des Patienten: • bei verschlossenen Patienten • bei Patienten, die vom Thema abschweifen
	„Begleiten" des Patienten: • bei kooperativen Patienten • bei ausgeprägter Compliance des Patienten
	„Coaching" des Patienten: • bei Patienten, die das Geben relevanter Informationen gewohnt sind • bei Patienten, die bereits physiotherapeutisch betreut wurden, d. h. es werden lediglich noch Fragen zur Präzisierung der Aussagen gestellt

Hauptproblem aus Sicht des Patienten

Zentraler Punkt in der Anamnese und in der Befunderhebung ist das Erfragen des Hauptproblems aus Sicht des Patienten. Dieser erwartet, dass der Therapeut „sein Hauptproblem" untersucht und schließlich erfolgreich behandelt. Im Maitland-Konzept wird hierfür die Abkürzung „C/O" im Sinne von „Patient complains of" (dt.: „Der Patient beklagt sich über...") verwendet.

Grundsätzlich besteht diesbezüglich die Gefahr, dass der Therapeut in der sich an die Anamnese anschließenden objektiven Befunderhebung strukturelle Befunde findet, die ihn vom Hauptproblem des Patienten wegführen. Demzufolge ist es von Bedeutung, sich obgleich dieser Unwägbarkeiten nicht ablenken zu lassen und fortwährend das Hauptproblem aus Sicht des Patienten zu fokussieren.

Behandlungsziel aus Sicht des Patienten

Das Behandlungsziel aus Sicht des Patienten steht für dessen Erwartungen, Wünsche und Vorstellungen in Bezug auf sein von ihm selbst formuliertes Hauptproblem.

Einstellung und Erwartung des Patienten sind bedeutende Faktoren für eine erfolgreiche Behandlung. Ist ein Patient überzeugt, dass seine Schmerzen niemals gelindert werden, so ist dies ein Warnzeichen für ein erhöhtes Chronifizierungs-Risiko. Ebenso negativ auf das Behandlungsresultat wirkt sich aus, wenn Patienten ihre Problematik mystifizieren oder sich in ihre Krankheit regelrecht hineinsteigern. Oftmals sind Menschen in Bezug auf ihr Hauptproblem auch resigniert und verkennen die Wichtigkeit, etwas an ihrem Alltagsverhalten zu ändern, um das Problem quasi selbst zu lösen. In derartigen klinischen Settings ist es vorrangige therapeutische Aufgabe, dem jeweiligen Patienten Zuversicht zu vermitteln und die Wichtigkeit einer Änderung seines Alltagsverhaltens zu verdeutlichen. Diese sogenannte „Patient Education" ist die beste Basis für darauffolgende therapeutische Maßnahmen. „Patient Education" steht für „Patienten-Schulung". Es handelt sich um einen fortlaufenden Informations- und Motivationsprozess in der Physiotherapie, der geplant und parallel zur Behandlung abläuft (Niedermann 1998).

Schließlich können die Zielvorstellungen des Patienten realistisch sein oder fern ab der Realität liegen. Im letzteren Fall bedarf es zwingend eines Zielgesprächs, um einen Konsens zwischen Patient und Therapeut zu erarbeiten. Besteht im Rahmen der Therapie eine fortwährende Diskrepanz zwischen den Wünschen des Patienten und den therapeutisch tatsächlich erreichbaren Zielen, so wird sich dies kontinuierlich negativ auf die Patienten-Therapeuten-Beziehung auswirken.

Der Patient kann seine Ziele auf verschiedenen Ebenen der International Classification of Functioning, Disability and Health (Kap. 3.5.1) formulieren. Das spezifische Paradigma der ICF-Klassifikation wird in den Teilklassifikationen „Körperfunktionen und Körperstrukturen", „Aktivitäten und gesellschaftliche Teilhabe" sowie „Kontextfaktoren" operationalisiert.

In der Praxis sind als Zielebene die Aktivitäts- oder die Partizipationsebene prinzipiell zu bevorzugen. Wird ein Ziel auf der Aktivitätsebene erreicht, so hat der Patient zukünftig einen größeren Spielraum für seine Tätigkeiten und genießt infolgedessen mehr Selbstständigkeit. Ziele auf Partizipationsebene beleuchten eher die gesellschaftliche Interaktion und die Teilnahme am soziokulturellen Leben. Seitens des Therapeuten können bei Zielen auf Partizipationsebene zwar die Voraussetzungen – gemeint sind die entsprechenden Aktivitäten und Funktionen – mit dem Patienten erarbeitet werden, die Umsetzung in den Alltag bleibt aber immer eine persönliche Leistung des Patienten.

Bodychart

Auf einer Bodychart zeichnet der Therapeut zunächst die Lokalisation der Symptome ein und nummeriert sie anschließend entsprechend ihrer Priorität (▶ Abb. 2.4). Zur grafischen Umsetzung der Krankheitszeichen bedarf es einer akkuraten Befragung der Symptome, da nur mit präzisen Angaben die aktuell wahrscheinlichsten Hypothesen verfolgt und bestätigt bzw. verworfen werden können.

Grundsätzlich werden zu jedem Symptom folgende Punkte erfragt:

- Lokalisation:
  - klare vs. diffuse Lokalisation der Symptome
  - punktuelle, flächige, tiefe oder oberflächliche Symptome
  - Hinweis auf betroffene Struktur
- Qualität:
  - ziehende, stechende, drückende, pulsierende etc. Symptome
  - Hinweis auf betroffene Struktur
- Intensität:
  - Verwenden der Numerischen Rating Skala (NRS 0–10):
    - Patient nennt entsprechend seiner Schmerzintensität einen Wert zwischen 0 und 10
  - Verwenden der Visuellen Analogskala (VAS 0–10):
    - Patient trägt auf einer Strecke zwischen lachendem Gesicht (d. h. kein Schmerz) und traurigem Gesicht (d. h. unerträgliche Schmerzen) einen Strich an der Stelle seiner Schmerzen ein
    - Verwendung v. a. bei zentral maladaptiver Symptomatik: schmerzfixierte Patienten können sich auf der VAS keine Zahlen merken und entsprechend ihrer Leidensgeschichte sodann nicht immer dieselbe oder höhere Zahlen angeben
- Verhalten:
  - konstant, konstant-variabel, intermittierend, belastungs- oder bewegungsabhängige Symptome
  - Hinweis auf evtl. entzündliche Komponente
  - Hinweis auf Irritierbarkeit und Dosierung in der objektiven Untersuchung

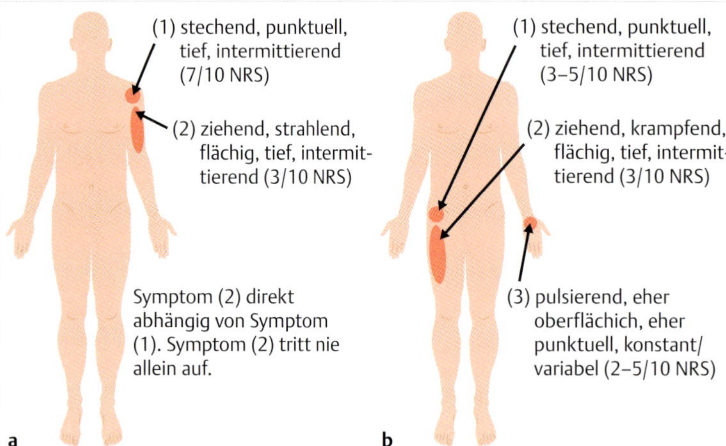

Abb. 2.4 Auf einer Bodychart werden neben der Lokalisation auch die Qualität, Intensität und das Verhalten der Symptome festgehalten. Dokumentiert wird außerdem, ob die Symptome zueinander in Beziehung stehen oder ob sie unabhängig voneinander auftreten.

Hinweise auf Schmerzmechanismen

Nach Erstellen der Bodychart erhält der Behandler wichtige Hinweise auf vorherrschende Schmerzmechanismen. Dies ist besonders wertvoll in der Wertung und Einschätzung der beim Patienten vorherrschenden Symptomatik. Erhält man etwa Informationen über maladaptive und zentrale Schmerzmechanismen, macht es wenig Sinn, eine akribische Schmerzanamnese zu erstellen – dies, weil der Therapie-Ansatz eher in Richtung der „Patient Education" geht. Werden dagegen mechanische und richtungsbezogene Symptome augenfällig, ist es zweckdienlich, eine genaue Symptom-Anamnese zu erheben. Eine solche ist in diesem Fall notwendig, weil hier erstens von einem peripher nozizeptiven Mechanismus ausgegangen werden muss (Kap. 3.1.1) und weil zweitens anhand von Schmerzverhalten und Schmerzcharakteristik evtl. auf eine Gewebestruktur oder eine periphere Dysfunktion geschlossen werden kann, was wiederum die Auswahl geeigneter Tests in der objektiven Untersuchung erleichtert.

Symptom-Zusammenhänge

Das Erfragen von Symptom-Zusammenhängen lässt Rückschlüsse auf fortgeleitete Symptome zu. Oder aber der Therapeut erkennt, dass die vom Patienten geschilderten Krankheitszeichen in keiner Art und Weise miteinander zusammenhängen. Die Kenntnis möglicher Symptom-Zusammenhänge ist elementar, da die Befundung und Behandlung bei sich gegenseitig beeinflussender Symptomatik stets das primäre Krankheitszeichen, d. h. den Ursprung der Problematik, fokussieren soll. So wird der Ansatz in der Untersuchung und Therapie bedeutend einfacher und meist auch klarer.

In der Praxis ist bei der Eruierung von Symptom-Zusammenhängen der Patient selbst häufig sehr behilflich. Berichtet ein Patient etwa von initialen punktuellen Schulterschmerzen, die bei Verschlimmerung nach distal in den Oberarm ziehen und bei Linderung zuerst im Oberarm und dann in der Schulter verschwinden und dass der Oberarmschmerz niemals isoliert, sondern immer im Zusammenhang mit den Schulterschmerzen auftritt, so kann der Behandler dementsprechend den Schulterschmerz als primäres „Symptom 1" deklarieren und den Schmerz im Oberarm als „Symptom 2", wobei „Symptom 2 direkt abhängig von Symptom 1" ist (▶ Abb. 2.4). Folglich wird sich der Therapeut bzgl. der klinisch relevanten Fragestellung und der Formulierung der wahrscheinlichsten Hypothesen primär auf „Symptom 1", d. h. den initialen Schulterschmerz, konzentrieren.

Symptom-Verhalten

Zum Verständnis des Symptom-Verhaltens werden verbessernde und verschlechternde Aktivtäten in Bezug auf die Symptomatik ermittelt. Dadurch erhält man weitere Hinweise auf die Schmerzmechanismen und die Irritierbarkeit der Problematik, woraus sich Anhaltspunkte zur angemessenen Dosierung bei der objektiven Untersuchung ergeben.

Einteilung in klinische Gruppen

Eine gängige Einteilung, die eng mit der Reproduzierbarkeit der Symptome und der Intensität der objektiven Untersuchung verknüpft ist, sind die vier klinischen Gruppen aus dem Maitland-Konzept.

SIN

Bei Patienten mit SIN-Symptomatik kann eine auslösende Aktivität die Symptome so massiv beeinflussen, dass die Aktivität letzten Endes abgebrochen werden muss (im Maitland-Konzept: „Severity"). Oder eine minimale, scheinbar nebensächliche Aktivität löst sehr starke und lang anhaltende Symptome aus (Maitland: „Irritability"). Drittens beeinflussen weitere Patholgien oder Nebendiagnosen, nicht physiologische Wundheilungsphasen und Medikamente (Maitland: „Nature") die Symptomatik unverhältnismäßig.

Patienten, deren Symptomatik in die klinische Gruppe der SIN-Charakteristik fällt, geben Anlass zur Vorsicht. Die Stärke und die Irritierbarkeit ihrer Symptome stehen im Vordergrund. Es sollen nur wenige Tests in der objektiven Untersuchung ausgewählt werden, die allesamt keine Schmerzen auslösen dürfen. Dasselbe gilt auch für die ersten Behandlungsschritte.

EOR

Bei Patienten der EOR-Gruppe treten die Symptome eher am Ende der aktuell möglichen Beweglichkeit auf (Maitland: „End of Range"). Die Beweglichkeit wird primär durch die Steifigkeit der muskuloskelettalen Strukturen limitiert. Die EOR-Symptomatik kann mit Komponenten der SIN-Gruppe verbunden sein.

ROM

Patienten mit ROM-Problematik imponieren mit Symptomen, die vornehmlich während der Bewegung auftreten (Maitland: „Range of Motion"). Eine klassische ROM-Symptomatik stellt der „Painful arc" dar. Dieser beschreibt eine Einklemm-Symptomatik bzw. ein Impingement-Syndrom der Sehne des M. supraspinatus oder der Bursa subacromialis im subakromialen Gleitraum des Schultergelenks. Typischerweise beginnt der Schmerz bei ca. 60° Abduktion des Arms und verschwindet wieder jenseits von ca. 120° Abduktion. Die ROM-Symptomatik kann zusätzlich auch SIN- und EOR-Komponenten enthalten.

MOM

Bei Patienten der MOM-Kategorie zwingen sehr starke und plötzlich auftretende Symptome zum Abbruch der jeweiligen Aktivität oder zur Veränderung der Position (Maitland: „Momentary Pain"). Die Symptome treten allerdings erst bei sehr belastenden und längeren Aktivitäten oder gehaltenen Positionen auf. Dies hat zur Folge, dass die Symptome im Rahmen einer Therapieeinheit aufgrund der nicht ausreichenden Zeit meistens nicht reproduziert werden können. Der Therapeut hat hier die Möglichkeit, vergleichbare Zeichen oder die bekannten Symptome mittels kombinierten endgradigen Bewegungen mit manuellem Überdruck zu reproduzieren. Gelingt dies nicht, soll der Patient vor der Therapie die jeweilige Aktivität ausüben, bis die Symptome auftreten.

24-Stunden-Verhalten der Symptomatik

Beim Blick auf das 24-Stunden-Verhalten der Symptomatik werden Rückschlüsse gezogen, ob der Problematik eine Entzündung zugrunde liegt, ob die Krankheitszeichen auf eine Über- oder Fehlbelastung zurückzuführen sind, oder ob die Symptome erst nach einer Latenzzeit auftreten.

Das 24-Stunden-Verhalten der Symptomatik gibt folglich entscheidende Anhaltspunkte für die Wahl geeigneter Tests bei der objektiven Untersuchung. So ist etwa der Nachtschmerz charakteristisch für eine entzündliche Komponente. In diesem Fall führen leichte Aktivitäten zur Linderung der Schmerzen, während ein zu hohes Maß an Aktivität zur Schmerzsteigerung führt. Kommt es mit fortschreitender Tageszeit zunehmend zur Verschlechterung der Symptome, liegt wahrscheinlich eine rein belastungsabhängige Problematik des Patienten vor.

Ebenso kann unterschieden werden, ob die Symptome bei Aktivität auftreten oder ob der Patient über Beschwerden klagt, wenn er lange eine bestimmte Position einnimmt. Verschlimmert sich die Symptomatik bei Aktivität, spricht dies für eine mechanische Komponente oder eine Bewegungskontrolldysfunktion durch mangelnde Wahrnehmung oder Fehlrekrutierungsmuster. Verschlimmert sich die Symptomatik in gehaltener Position, deutet dies auf eine Haltungsinsuffizienz hin.

Screening-Questions

Wenn eine Hypothese gebildet wurde und im Rahmen der Anamnese auch signifikante Merkmale für ein klinisches Muster zu erkennen sind, können sogenannte „Screening-Questions" bei der Bestätigung oder Negierung eines klinischen Musters helfen. Diese Screening-Questions geben Auskunft über weitere Symptome, welche der Patient im Rahmen der Anamnese unwissentlich verschwiegen hat. Hierbei wird differenziert zwischen obligaten Fragen und spezifischen Fragestellungen bzgl. der betroffenen Körperregion (Kap. 3.7.1).

Krankengeschichte

Aus der Krankengeschichte (Abk. „Hx" im Maitland-Konzept) erhält der Therapeut neben generell brauchbaren Informationen auch viele irrelevante Auskünfte. Die Krankengeschichte ist geprägt von Gemütsbewegungen – dies gilt besonders dann, wenn es sich um traumatische Ereignisse handelt. In einem solchen Fall gestalten sich die Strukturierung und die Reduktion auf die sachrelevanten Informationen oftmals als schwierig.

Prinzipiell kann man bei einer akuten Problematik davon ausgehen, dass ein Patient zunächst kurz seine Geschichte erzählen bzw. von einem traumatischen Ereignis berichten möchte. Dabei erhält der Untersucher ebenso Informationen darüber, inwieweit der Patient das traumatische Erlebnis emotional verarbeitet hat, oder ob die Gefühle des Erlebten im Zuge der Schilderung ungehemmt wieder hochkommen.

Hat der Patient dagegen eine lange Kranken- bzw. Leidensgeschichte vorzuweisen, so muss man damit rechnen, dass dieser detailliert von seiner Schmerzsymptomatik berichtet. Der Betroffene wird bei wahrscheinlich starker Fixierung auf seine Schmerzen akribisch zahlreiche Symptome schildern, was es für den Therapeuten nahezu unmöglich macht, den Gesamtüberblick zu erhalten. In diesem Fall sollte der Therapeut die Gesprächsführung übernehmen, um die Krankengeschichte zunächst grob zu erfassen. Werden in diesem Kontext „Yellow Flags“ (Kap. 3.10.2) erkannt, kann dies auf eine maladaptive Problematik hinweisen. Wenn gleichzeitig auch das diagnostische Potenzial weiterer strukturbezogener Befunde angesichts zahlreich vorliegender bildgebender Verfahren nahezu ausgeschöpft ist, kann sich der Untersucher die mühsame und dabei doch wenig aussagekräftige Schmerzanamnese ersparen.

Letzten Endes muss der Therapeut über die Vorgeschichte, die aktuelle Krankengeschichte und den bisherigen Krankheitsverlauf im Bilde sein. Die Vorgeschichte ist von Bedeutung, da sie vorbestehende Problematiken oder beteiligte Faktoren beleuchtet, die sich als unterhaltende Faktoren für das aktuelle Problem entpuppen können. Auch schleichende krankheitsrelevante Verläufe können so erkannt werden. Diese sind wichtig für die Hypothesenbildung bzgl. der Schmerzmechanismen und deren Entstehung. Die aktuelle Krankengeschichte fokussiert die aktuelle Situation des Patienten in den vergangenen zwei Wochen. Aus ihr lassen sich Rückschlüsse über das Symptom-Verhalten ziehen, was wiederum als solide Basis für die Ermittlung der korrekten Dosierung in objektiver Untersuchung und Behandlung dient. Aussagen über den bisherigen Krankheitsverlauf zeigen zudem die Tendenz der Genesung oder einer zunehmenden Verschlechterung auf. Generell muss stets darauf geachtet werden, ob sich die aktuelle Krankengeschichte im Rahmen der klassischen Wundheilungsphasen bewegt (Kap. 3.9). Lässt sich die momentane Symptomatik nicht in die physiologische Wundheilungsphase einordnen, kann dies auf eine verzögerte Wundheilung oder einen wiederkehrend mechanisch oder bakteriell entzündlichen Prozess hindeuten. Bei einer längeren Kranken- bzw. Leidensgeschichte muss die Wirkung sowie der Erfolg der bisherigen Behandlungsmaßnahmen erfragt werden. Zum einen ergeben sich hieraus wertvolle Hinweise für die Hypothesenbildung, zum anderen lassen sich potenzielle Leerläufe in der Behandlung vermeiden.

Spezielle Fragen und Kontextfaktoren

Im Anschluss an die Schilderung der Krankengeschichte werden unterschiedliche Informationen erfasst:

- Allgemeinzustand
- Ernährungszustand
- Medikamente
- Operationen
- Traumata
- Krankheiten
- bildgebende Untersuchungen
- weitere Untersuchungen
- Kontextfaktoren

Allgemeinzustand

Der Allgemeinzustand kann zum einen an der heute gesellschaftlichen und gesundheitspolitischen Erwartungshaltung gemessen werden, oder der Allgemeinzustand wird in Bezug auf die Symptomatik und die möglicherweise zugrundeliegenden Begleiterkrankungen betrachtet. Auf diesem Weg lassen sich wichtige Hinweise zu realistischen Fern- und Nahzielen der Behandlung generieren.

Liegt bei verschiedenen Patienten die gleiche oder eine ähnliche Symptomatik vor, so muss berücksichtigt werden, ob die Patienten keinerlei Begleiterkrankungen haben, oder ob sie an progredienten und den Allgemeinzustand zusehends schwächenden Grunderkrankungen leiden. Auch hier sind das Alter, die Lebensumstände und das Spektrum der präsymptomatischen Aktivität des Patienten bedeutend.

Allgemeinzustand im Hinblick auf die Lebensumstände

Ein 30-jähriger Dachdecker bricht sich nach einem Sturz von der Leiter beidseits das Fersenbein sowie das Steißbein. Er hat einen guten Allgemeinzustand, ist fit und spielt in seiner Freizeit Fußball. Nach der Operation darf der Patient nun für acht Wochen seine Füße nicht belasten und ist demzufolge auf einen Rollstuhl angewiesen. Auf Grund der schmerzhaften Steißbeinfraktur ist ihm das Sitzen allerdings nur für eine halbe Stunde möglich. Entsprechend fühlt sich der Mann im Bett in Rückenlage am wohlsten. In diesem Fall ist der Therapeut gefordert, um der drastischen Reduktion des Allgemeinzustands durch eine achtwöchige Liegephase des an sich fitten 30-Jährigen entgegenzuwirken. Er muss verhindern, dass der Patient beim kontinuierlichen Belastungsaufbau in der Therapie zu früh an seine Grenzen kommt.

Ein 80-jähriger Rentner bricht sich im Altersheim den Unterschenkel. Vor seinem Sturz bewegte sich der an Morbus Parkinson erkrankte Mann lediglich dreimal täglich von seinem Zimmer zum Speisesaal. Auf Grund einer stabilen Osteosynthese darf der 80-Jährige postoperativ das Bein voll belasten. Ein reduzierter Allgemeinzustand ist bei älteren gebrechlichen Menschen der Normalfall und stellt ein zentrales Thema in der Physiotherapie dar. Im vorliegenden Fall muss sich der Therapeut jedoch weniger Gedanken über den Allgemeinzustand des betagten Rentners machen: Wenn der 80-Jährige nach Abschluss der Therapie mit Rollator oder anderen Hilfsmitteln die gewohnte Gehstrecke problemlos bewältigen kann, ist das Behandlungsziel erreicht.

Medikamente

Bei der Anamnese wird des Weiteren geklärt, ob der Patient regelmäßig Medikamente einnimmt. Falls kontinuierlich Arzneimittel eingenommen werden, sind unbedingt und ausnahmslos die Gründe hierfür zu erfragen – dies weil Medikamente die Symptome, an denen sich der Therapeut orientiert, beeinflussen können.

Nimmt eine Person hochdosiert Analgetika, reduziert dies seine Schmerzsymptomatik. Infolgedessen kann man vergeblich in der objektiven Untersuchung versuchen, die Symptome zu reproduzieren, und wird schließlich dazu verleitet, bei Tests, Therapie und Training zu viel Kraft aufzuwenden, was die betroffenen Strukturen unnötig irritieren kann.

Leidet ein Patient unter einer rheumatologischen Grunderkrankung und nimmt antiinflammatorische Antiphlogistika, werden die klinischen Entzündungszeichen verfälscht. Auch in diesem Fall läuft man Gefahr, in der Untersuchung und bei der Behandlung zu hoch zu dosieren.

Menschen mit koronarer Herzerkrankung, Diabetes mellitus oder auch unter permanentem Stress stehende Patienten werden möglicherweise mit Betablockern versorgt. Ist dies der Fall, so ist es wichtig, den Patienten in der Untersuchung und Behandlung körperlich nicht voll zu belasten.

Operationen

Beim anamnestischen Erfragen der Operationen wird unterschieden zwischen Eingriffen, die sich zeitlich innerhalb der Wundheilungsphasen bewegen – diese sind meist mit orthopädischen Bewegungs- und Belastungsgrenzen versehen – und Operationen, die außerhalb der Wundheilungsphasen stehen (Kap. 3.9). Bei frischen Operationen ist vorrangig von einem peripher nozizeptiven Geschehen mit klaren postoperativ mechanischen oder entzündlichen Zeichen auszugehen (Kap. 3.1). Bei Eingriffen, die sich zeitlich außerhalb der klassischen Wundheilungsphasen bewegen und trotz dessen weiterhin mit einschränkenden Symptomen imponieren, steigt das Risiko einer chronifizierenden Schmerzsymptomatik. In einem solchen Fall rücken „Yellow Flags“ in den Fokus des Therapeuten (Kap. 3.10.2).

Nach einer Operation kommt es notgedrungen zum vorzeitigen Verschleiß der betroffenen Strukturen. Radiologische Berichte können wichtige Anhaltspunkte über den Schweregrad der strukturellen Abnutzung liefern, was dienlich für das Erstellen der physiotherapeutischen Prognose ist.

Traumata

Ausgeheilte Verletzungen, welche in der Regel mit einer strukturellen Schädigung einhergegangen sind, zeigen an entsprechender Stelle eine Narbenbildung. Narben besitzen eine verminderte Gewebequalität als ursprüngliches Originalgewebe. Posttraumatisch können Steifigkeiten oder Instabilitäten entstehen, die zwar asymptomatisch sein können, aber aus Sicht des Patienten einen beteiligten Kofaktor für das jeweils aktuelle Hauptproblem darstellen.

Krankheiten

Grunderkrankungen können zum einen den Allgemeinzustand sowie die aktuelle Problematik negativ beeinflussen, und zum anderen auch Kontraindikationen oder Vorsichtsmaßnahmen für eine physiotherapeutische Intervention darstellen (Kap. 3.10). So geben Erkrankungen wie eine chronische Polyarthritis oder eine manifeste Osteoporose bei der Anwendung manueller Techniken Anlass zu größter Sorgfalt. Koronare oder pulmonale Erkrankungen limitieren die allgemeine Leistungsfähigkeit und Trainierbarkeit eines Patienten. Folglich müssen entsprechend der vorliegenden Grunderkrankung die Behandlungsziele und die Prognose adaptiert werden.

Bildgebende Untersuchungen

Bildgebende Untersuchungen können dem Therapeuten wichtige Informationen über die Art der operativen Versorgung und die biomechanischen Verhältnisse liefern. Dadurch können orthopädische Bewegungs- und Belastungsgrenzen besser verstanden und die Dosierung in der Therapie dementsprechend angepasst werden. Ferner wird der Behandler auf mögliche knöcherne Engstellen aufmerksam. Gelegentlich können diese Engstellen Bewegungen limitieren und mit auftretenden Symptomen korrelieren. Diesbezügliche radiologische Befunde bedürfen einer Besprechung mit dem behandelnden Arzt.

Verwendung bildgebender Verfahren

Für die Verwendung bildgebender Verfahren gilt:

- Bildgebende Verfahren zeigen keine Symptome.
- Die Symptomatik muss nicht zwingend mit dem radiologischen Befund übereinstimmen.
- Wer korrekte und relevante Informationen aus Röntgenbildern, CTs oder MRTs generieren will, muss in der Interpretation bildgebender Untersuchungen geschult sein.
- Therapeuten ohne radiologische Fortbildung stützen sich auf den radiologischen Bericht.
- Radiologische Untersuchungen sollen nie direkt mit dem Patienten besprochen werden.
  Dies ist Aufgabe des behandelnden Arztes.

Weitere Untersuchungen

Unter den weiteren Untersuchungen werden u. a. Laboranalysen oder spezielle medizinische Untersuchungen aufgeführt. Bei Blutanalysen kann der Entzündungswert CRP (C-reaktives Protein) auf die klinische SIN-Gruppe (Kap. Einteilung in klinische Gruppen) und die Schmerzmechanismen (Kap. 3.1) hinweisen. Rheumafaktoren wie HLA-B27 (Human-Leukocyte-Antigen-B 27) machen auf eine mögliche rheumatische Grunderkrankung aufmerksam.

Kontextfaktoren

Bei den Kontextfaktoren wird die psychosoziale Situation des Patienten erschlossen, um das Risiko für eine mögliche Chronifizierung abzuschätzen. Hierfür stehen standardisierte oder teilstandardisierte Fragebögen zur Verfügung.

Eine mögliche Auswahl stellen folgende Aspekte dar:
- soziale Einbettung
- Angst
- Unsicherheit
- Opferrolle
- Arbeitssituation
- finanzielle Situation
- sprachliche Integration
- Bildungsgrad

Psychosoziale Faktoren können unter Umständen derart dominant sein, dass ein klassischer physiotherapeutischer Therapieansatz unmöglich wird. Hier bedarf es interdisziplinärer Zusammenarbeit mit geschultem Fachpersonal. Weiterführende Informationen zu derartigen „Yellow Flags“ finden sich im Wissensbasis-und-Erfahrungs-Kapitel (Kap. 3.10.2).

Entscheidungsbox – Anamnese

- Nach der Anamnese müssen genügend Informationen vorliegen, um Hypothesen zur Symptomatik zu aufzustellen.
- Die Anamnese dient dem Verifizieren, Falsifizieren oder Priorisieren der Hypothese nach Kenntnis der Diagnose (Kap. 2.2.1 und Kap. 2.2.5).
- Bei Nichtübereinstimmung zwischen den Informationen aus dem Untersuchungsgespräch und der ärztlichen Diagnose soll eine Rücksprache mit dem behandelnden Arzt erfolgen und zudem mögliche klinische Muster in Erwägung gezogen werden, welche die Diagnose miteinschließen können (Kap. 3.7.2).
- Wenn sich keine aktuellen Schmerzmechanismen erkennen lassen, muss die Schmerzanamnese spezifiziert werden (Kap. 3.1).
- Falls sich keine klare Hypothese bilden lässt, müssen mehr und spezifischere Informationen vom Patienten eingeholt werden – dies etwa mittels obligater und spezifischer Screening Questions (Kap. 3.7.1).
- Bereitet die Kategorisierung und Strukturierung der Hypothesen weiterhin Schwierigkeiten, müssen die Hypothesenkategorien (Kap. 3.5) durchdacht werden.
- Nach dem subjektiven Untersuchungsgespräch muss Klarheit vorliegen bezüglich der Dosierung bei der objektiven Untersuchung (Kap. 3.3) – dies bei Kenntnis orthopädischer und chirurgischer Bewegungs- und Belastungsgrenzen (Kap. 3.4) unter Berücksichtigung der Wundheilungsphasen (Kap. 3.9). Ist dies nicht der Fall, muss das Symptomverhalten nochmals hinterfragt werden (Kap. Symptom-Verhalten).
- Die Ziele von Patient und Therapie müssen postanamnestisch ebenso klar sein (Kap. 2.2.11) wie die ICF-Ebene auf der vornehmlich mit dem Patienten gearbeitet wird (Kap. 3.5.1).
- Werden „Red Flags“ bei der Anamnese ersichtlich, ist eine physiotherapeutische Untersuchung oder Behandlung kontraindiziert (Kap. 3.10.1).
- Werden „Yellow Flags“ im subjektiven Untersuchungsgespräch erkannt, soll eine Untersuchung auf struktureller Ebene eher ausgeschlossen werden (Kap. 3.10.2).
- Grafische Darstellung s. ► Abb. 2.5

Begleitendes Fallbeispiel – Anamnese

Im subjektiven Untersuchungsgespräch mit Emma Kasuppke konnten folgende persönliche Daten festgehalten werden:
- 82-jährige Frau
- seit vier Monaten verwitwet
- zwei erwachsene Söhne
- wohnt in einem zweistöckigen Einfamilienhaus mit Treppe und Garten
- Hobbies: Gartenarbeit, Kochen, Spazieren, mit Freundinnen Skat spielen, Ausflüge mit Enkelkindern
- behandelnder Arzt: Dr. med. Erik Hindersen
- Nachbehandlungsschemata:
  - Schenkelhalsfraktur rechts: 15 kg Teilbelastung ohne Bewegungsgrenzen
  - geschlossene nicht dislozierte distale Radiusfraktur rechts: konservative Therapie mit zirkulärer Gipsschale, 2 Wochen posttraumatisch, ab der 2. bis zur 6. Woche vorsichtige Mobilisation aus dem gespaltenen Gips, bewegungsstabil, nicht belastungsstabil

Bei der Frage nach ihrem Hauptproblem gibt die Patientin an, sie habe Schmerzen in der rechten Hüfte beim Gehen mit Achselstützen.

Das Behandlungsziel aus Sicht der Patientin ist das selbstständige Wohnen im eigenen Haus sowie das uneingeschränkte Verfolgen ihrer Hobbies.

Auf einer Bodychart werden anschließend die Symptome sowie deren Zusammenhänge dokumentiert:

- Symptom 1:
  - Lokalisation: rechtes Hüftgelenk
  - stechend, punktuell, tief, intermittierend (3–5/10 NRS)
  - tritt isoliert auf
- Symptom 2:
  - Lokalisation: rechter Oberschenkel lateral
  - ziehend, krampfend, flächig, tief, intermittierend (3/10 NRS)
  - tritt nur in Verbindung mit Symptom 1 auf
- Symptom 3:
  - Lokalisation: rechtes Handgelenk
  - pulsierend, eher oberflächlich, eher punktuell, konstant-variabel (2–5/10 NRS)
  - tritt isoliert auf

Das Verhalten der Symptome wird wie folgt beschrieben:

- Symptom 1:
  - bewegungs- und stellungsabhängig
  - Schwierigkeiten beim Strecken des rechten Beins aus Rückenlage
  - Schmerzen beim Gehen an Achselstützen während des Streckens des Beins und beim Abrollen des rechten Fußes
  - Schmerzlinderung nach 10 Minuten in leicht angelehnter Sitzposition
- Symptom 2:
  - bewegungs- und stellungsabhängig
  - nur in Verbindung mit Symptom 1
  - Schmerzlinderung nach 5 Minuten in leicht angelehnter Sitzposition
- Symptom 3:
  - konstant-variabel
  - Schmerzverstärkung vor allem nachts
  - Schmerzverstärkung durch Hängenlassen des Arms
  - leichte Schmerzlinderung durch Hochlagern des Arms

In diesem Zusammenhang äußert Frau Kasuppke spontan, sie spüre „gelegentlich die Füße nicht mehr so gut" und sei „in letzter Zeit öfters an den Teppichen hängengeblieben" – diese Äußerung kann einen möglichen Hinweis für Kontraindikationen darstellen (Kap. 3.10.1).

Im Anschluss schildert die betagte Dame ihre aktuelle Krankengeschichte und berichtet, dass sie vor zwei Wochen das Grab ihres vor vier Monaten verstorbenen Ehemanns besuchte. Bei der Grabpflege habe sie das Gleichgewicht verloren und sei auf die rechte Seite gestürzt. Ihr Versuch, den Sturz mit der rechten Hand abzufangen, sei missglückt. Frau Kasuppke bemerkte sofort, dass etwas mit der rechten Hüfte und der rechten Hand „nicht in Ordnung" war. Ein Friedhofsgärtner alarmierte den Notarzt.

Zur Vorgeschichte der Patientin kann in der Anamnese festgehalten werden, dass Frau Kasuppke vor dem Sturz ihren Haushalt noch gut alleine bewältigen konnte. Mit Ausnahme des Rasenmähens war auch die Gartenarbeit kein Problem für die rüstige Frau. Beim allwöchentlichen Großeinkauf halfen ihr die beiden Söhne. Allerdings bemerkte sie in letzter Zeit öfters die bereits erwähnte Gangunsicherheit wegen des verminderten Gefühls an den Füßen. Schmerzen habe sie eigentlich niemals verspürt.

Als Vorerkrankungen gibt die Patientin eine Fraktur des linken Arms im kindlichen Alter sowie eine Hysterektomie vor 32 Jahren an – beide Erkrankungen seien komplikations- und beschwerdelos verheilt. Wegen ihres Hypertonus seien ihr blutdrucksenkende Medikamente verschrieben worden. Auf Grund der aktuellen Schmerzsituation nähme sie ferner Analgetika und Antiphlogistika ein, die v. a. die Schmerzen im rechten Handgelenk lindern.

Bzgl. der Kontextfaktoren kann im subjektiven Untersuchungsgespräch festgehalten werden, dass der 82-Jährigen der Tod ihres geliebten Ehemannes sehr nahe geht. Zudem bestünden aufgrund der anstehenden Erbschaftangelegenheiten erhebliche Meinungsverschiedenheiten mit beiden Söhnen, unter denen die Witwe leidet.

Die Einstellung und Erwartung der Patientin zum Heilungsverlauf ist grundsätzlich positiv. Die aktuelle Schmerzsituation kann Frau Kasuppke einordnen und gibt entsprechend an, sie befände sich „auf dem Weg der Besserung". Allerdings belastet sie die momentane psychosoziale Situation sehr, und sie vermisse das allwöchentliche Skat-Spiel mit ihren Freundinnen.

Angesichts der anamnestischen Daten können seitens des Therapeuten verschiedenste Gedankenspiele angestellt und Hypothesen aufgestellt werden. Die Patientin Kasuppke kann ein klares Hauptproblem aus ihrer Sicht formulieren: Schmerzen in der rechten Hüfte beim Gehen mit Achselstützen. Hinzukommt, dass die betagte Frau die momentanen Einschränkungen von Beweglichkeit und Mobilität nicht moniert. Derart exakte Aussagen sind im Praxisalltag nicht selbstverständlich. Würde die Patientin stattdessen angeben, sie würde in erster Linie unter Obstipation leiden, wäre dringender Klärungsbedarf gegeben. Gleichfalls sind die Zielvorstellungen der 82-Jährigen sehr realistisch und nachvollziehbar: das selbstständige Wohnen im eigenen Haus sowie das uneingeschränkte Verfolgen der Hobbies. Ob diese Ziele erreicht werden können, hängt von verschiedenen Faktoren ab (Kap. 3.5.6).

Grundsätzlich fällt auf, dass Frau Kasuppke präzise über ihre aktuelle Situation Auskunft geben kann. Dies ist in der Anamnese eine wichtige Voraussetzung für die klinischen Überlegungen. Kann ein Patient – im Gegensatz zum vorliegenden Fall – aus irgendwelchen Gründen weniger detaillierte Informationen über sein Hauptproblem und seine Therapieziele geben, wird die Hypothesenbildung oder das Erkennen von klinischen Mustern erheblich erschwert.

Die 82-Jährige beschreibt drei Symptombereiche, von denen zwei einen Zusammenhang zu scheinen haben, während ein Symptom isoliert auftritt. Angesichts dieser Informationen können folgende Gedanken zu den einzelnen Krankheitszeichen angestellt werden:

Überlegungen zu Symptom 1 im Bereich des Hüftgelenks:

- Ein stellungs- oder bewegungsabhängiger Schmerz spricht grundsätzlich für eine mechanische Komponente. Dementsprechend ist davon auszugehen, dass bei einer bestimmten Stellung oder bei einer bestimmten Bewegung eine nozizeptiv versorgte Struktur unter Druck oder Zug kommt.
- Bzgl. der Schmerzmechanismen (Kap. 3.1) kämen vorrangig der peripher nozizeptiv mechanische Schmerz oder der peripher neurogene Schmerz in Frage. Da das Symptom jedoch einen stechenden und punktuellen Charakter aufweist, tritt der peripher neurogene Schmerzmechanismus in den Hintergrund, weil dieser eher einen ziehenden und ausstrahlenden Charakter besitzt. Entsprechend liegt ein peripher nozizeptiv mechanischer Schmerzmechanismus vor.
- Weil das Symptom intermittierend auftritt – d. h. nur in einer bestimmten Stellung oder bei einer bestimmen Bewegungsrichtung (hier in Hüftextension) – handelt es sich um ein peripheres Geschehen. Wären die Schmerzen konstant, intensiv, unberechenbar und sehr immobilisierend mit simultanem weinerlichem und hilflosem Gebaren der Patientin, wäre dagegen ein maladaptiver Prozess denkbar.
- Zur Orientierung bzgl. der adäquaten Dosierung in der objektiven Untersuchung dient die Einordnung der Patientin in eine klinische Gruppe (Kap. Einteilung in klinische Gruppen): Weil die Symptome einen mechanischen Charakter besitzen und am Ende der Hüftextension apparent werden, ist primär die klinische „End-Of-Range"-Gruppe relevant. Da sich die Wundheilung der Oberschenkelhalsfraktur bei der Anamnese noch in der Proliferationsphase befindet und eine osteosynthetische Versorgung stattfand, kommt von der klinischen „Severity-Irritably-Nature"-Gruppe noch die „Nature" zum Tragen – sprich die Pathologie, die Nebendiagnose, die Wundheilungsphase und die Medikamente. Diese „Nature" ist maßgeblich für die Dosierung und bedeutet, dass sich die Intensität der Untersuchung im Bereich von erstem und zweitem Bindegewebswiderstand (Kap. Bindegewebswiderstände) bewegen sollte.

Aktuelles Fazit zu Symptom 1 im Bereich des Hüftgelenks:

- peripher nozizeptiv mechanischer Schmerzmechanismus
- klinische „End-Of-Range"-Gruppe mit „Nature"-Einfluss

Überlegungen zu Symptom 2 im Bereich des lateralen rechten Oberschenkels:

- ziehenden und krampfenden Schmerzen mit ausstrahlender Komponente können drei Schmerzmechanismen zugeordnet werden:
  - ziehende Symptome: peripher mechanischer Schmerzmechanismus
  - ziehende Symptome: peripher neurogener Schmerzmechanismus
    - Bestimmung erst in der objektiven Untersuchung mittels geeigneter Tests möglich
  - krampfende Symptome: peripher ischämischer Schmerzmechanismus
    - ischämische Schmerzmechanismen treten mit einer Latenzzeit vornehmlich bei statischen Positionen aufgrund der muskulären Haltearbeit auf, wobei der intramuskuläre Druck den arteriellen Druck übersteigt
    - da bei der Patientin derartige Symptome fehlen, kann der peripher ischämische Schmerzmechanismus ausgeschlossen werden
- für eine reflektorische Verspannung der Oberschenkelmuskulatur würde die Abhängigkeit von Symptom 1 sprechen:
  - bei Auslösen von Symptom 1 – namentlich die Schmerzen im Bereich des Hüftgelenks – versucht die Oberschenkelmuskulatur reflektorisch die Hüftextension zu vermeiden und reagiert mit einer Schutzspannung.

Aktuelles Fazit zu Symptom 2 im Bereich des lateralen rechten Oberschenkels:

- mögliche reflektorische Verspannung in Abhängigkeit von Symptom 1
- Ausschluss eines peripher neurogenen Schmerzmechanismus mittels adäquater Tests in der objektiven Untersuchung noch ausstehend, jedoch nicht prioritär

Überlegungen zu Symptom 3 im Bereich des rechten Handgelenks:

- pulsierende konstant-variable Schmerzen mit nächtlicher Akzentuierung und bewegungsabhängiger Komponente sprechen für einen peripher nozizeptiv entzündlichen Schmerzmechanismus – dies ebenso wie die Aussage der Patientin, die Antiphlogistika helfen in erster Linie gegen die Schmerzen des Handgelenks
  - bei nozizeptiv entzündlichen Schmerzmechanismen ist eine Ruhigstellung gleichsam wie ein zu viel an Bewegung eher schmerzfördernd; demgegenüber sind leichte und unbelastete Bewegungen wohltuend und in der Regel schmerzlindernd – Bestätigung/Verwerfung der Hypothese mittels einer Probebehandlung im Rahmen der objektiven Untersuchung, bei welcher der Unterarm leicht und nicht endgradig bewegt wird
- zwei Wochen posttraumatisch müsste sich das Ödem soweit zurückgebildet haben, dass es nicht mehr konstant Schmerzen bereitet
  - bei vorliegender Schwellung oder Schwellungstendenz ist abzuklären:

    - ob der Gips Druckstellen oder Einschnürungen generiert
    - ob die Lymphgefäße temporär insuffizient sind
    - ob wegen der Immobilisation ein Inaktivitätsödem vorliegt
    - Aufschluss in der objektiven Untersuchung mittels geeigneter Tests
- zwei Wochen postoperativ sollten keine Symptome mit entzündlichem Charakter vorliegen
  - bei vorliegenden objektiven Entzündungszeichen ist abzuklären:
    - ob eine Infektion oder eine Low-Grade-Infektion vorliegt – hier wäre eine Kontaktaufnahme mit dem behandelnden Arzt angezeigt
    - im vorliegenden Fall einer geschlossenen konservativ behandelten Radiusfraktur ist diese Gefahr eher unwahrscheinlich

Aktuelles Fazit zu Symptom 3 im Bereich des rechten Handgelenks:
- wahrscheinlich peripher nozizeptiv entzündliches Geschehen trotz Proliferationsphase – dies womöglich wegen altersbedingt verlangsamter Wundheilung

Die in der Vorgeschichte erwähnte beginnende Gangunsicherheit sowie die Aussagen der Patientin, sie spüre „gelegentlich die Füße nicht mehr so gut" und sei „in letzter Zeit öfters an den Teppichen hängengeblieben", geben Hinweise auf ein neurologisches Geschehen. Angesichts des fortgeschrittenen Alters ist eine beginnende Polyneuropathie nicht auszuschließen.

Sobald es in der Anamnese signifikante Hinweise für eine neurologische Beteiligung gibt, genießt die neurologische Befundung im Rahmen der objektiven Untersuchung den Vorrang vor allen Untersuchungsschritten. Auf diesem Weg kann der Schweregrad der neurologischen Beteiligung bestimmt und gegebenenfalls eine Kontraindikation (Kap. 3.10.1) für eine physiotherapeutische Befundung festgestellt werden. Sind die neurologischen Zeichen weniger akut und lassen eine physiotherapeutische Untersuchung zu, kann am Ende der Befundung nochmals die neurologische Testung vorgenommen werden und dadurch eine Aussage über die Irritierbarkeit der aktuellen Problematik erhalten werden.

Die aktuelle Krankengeschichte ist bei der Findung von dysfunktionalen strukturellen oder Verhaltensauffälligkeiten oftmals sehr hilfreich. Frau Kasuppke gibt in ihrem Bericht über den Hergang des Traumas wichtige Informationen, welche für das Gesamtbild und die Hypothesenbildung nützlich sind. So ist bzgl. der Schmerzmechanismen ein klarer Auslöser erkennbar, aus dem die aktuelle Schmerzsituation resultiert – namentlich der Sturz vor zwei Wochen. Vor dem Trauma war die Patientin offensichtlich trotz ihres Alters fit, ging bei leichter Gangunsicherheit spazieren, erledigte Haus- und Gartenarbeit und konnte sich selbst versorgen. Im vorliegenden Fall kann anhand der aktuellen Krankengeschichte festgehalten werden, dass es sich bei den Schmerzsymptomen primär um ein peripheres Geschehen handeln muss und dass eine auf Struktur- und Aktivitätsebene angesetzte objektive Untersuchung sinnvoll ist.

Hätte die Patientin bereits vor dem Sturz an einer länger andauernden Schmerzsymptomatik gelitten, wäre eine Bewertung der aktuellen Symptome unter Umständen diffiziler und eine auf Strukturebene angesetzte objektive Untersuchung wenig aussagekräftig – dies weil eine maladaptive Komponente keine differenzierten und brauchbaren Aussagen zulassen würde. Zum Tragen käme dies bei einer Symptomatik, die keinen klaren Auslöser zeigt oder deren vermeintlicher Auslöser bereits Jahre in der Vergangenheit liegt und sich damit jenseits der klassischen Wundheilungsphasen befindet. Anders dagegen wäre eine Bewegungskontrolldysfunktion zu werten, die sich ohne klaren Auslöser über längere Zeit hinwegziehen kann und trotzdem einen peripher nozizeptiven Charakter besitzt.

Die Vorgeschichte der Patientin kann im vorliegenden Fall eher vernachlässigt werden. Allein die 32 Jahre zurückliegende Hysterektomie könnte ein Hinweis auf eine osteoporotische Veränderung der Knochenstruktur sein – eine solche ergibt sich bei der Patientin allerdings schon aus dem fortgeschrittenen Alter. Das gute Ansprechen auf entzündungshemmende Medikamente v. a. im Bereich der distalen Radiusfraktur, spricht erneut für eine entzündliche Komponente.

Bzgl. der Kontextfaktoren können verschiedene Überlegungen angestellt werden. Der vor vier Monaten verstorbene Ehemann lässt Frau Kasuppke in einem anhaltenden und nicht abgeschlossenen Trauerprozess verweilen. Die Erbschaftstreitigkeiten mit beiden Söhnen belasten die Witwe zusätzlich. Zudem ist die 82-Jährige durch die Mobilitätseinschränkung in ihrer Selbständigkeit und in ihrer Partizipation wesentlich eingeschränkt. Obwohl sämtliche Faktoren – Trauer, Streit, Immobilität und reduzierte Teilhabe am sozialen Leben – ein maladaptives Geschehen im Sinne einer Chronifizierung begünstigen und im Therapieverlauf nie aus den Augen verloren werden dürfen, besitzen die drei von der Patientin geschilderten Symptome einen primär peripheren Charakter, welcher auf der Struktur- und Aktivitätsebene zu untersuchen ist.

Die Einstellung und Erwartung der 82-Jährigen zum Heilungsverlauf ist generell positiv. Obgleich aktuelle psychosoziale Negativ-Faktoren sowie eine partielle Immobilität vorliegen, meistert die Patientin ihre Lebenssituation außerordentlich gut. Nach eigenen Worten ist Frau Kasuppke „auf dem Weg der Besserung", und sie kann ihre Symptome einordnen – was keinen Anlass gibt, bzgl. eines maladaptiven Geschehens zu intervenieren.

Nach dem subjektiven Untersuchungsgespräch sollten Sie genügend Informationen gesammelt haben, um Hypothesen zu den verschiedenen Symptomen zu entwickeln. Im Grunde kommt die Anamnese dem Verifizieren, Falsifizieren oder Priorisieren Ihrer bereits angestellten Hypothese bei Kenntnis der Diagnose gleich.
Machen die Informationen aus dem Untersuchungsgespräch bzgl. der ärztlichen Diagnose wenig bis keinen Sinn? Dann halten Sie Rücksprache mit dem Arzt oder informieren Sie sich über klinische Muster, welche die Diagnose miteinschließen.

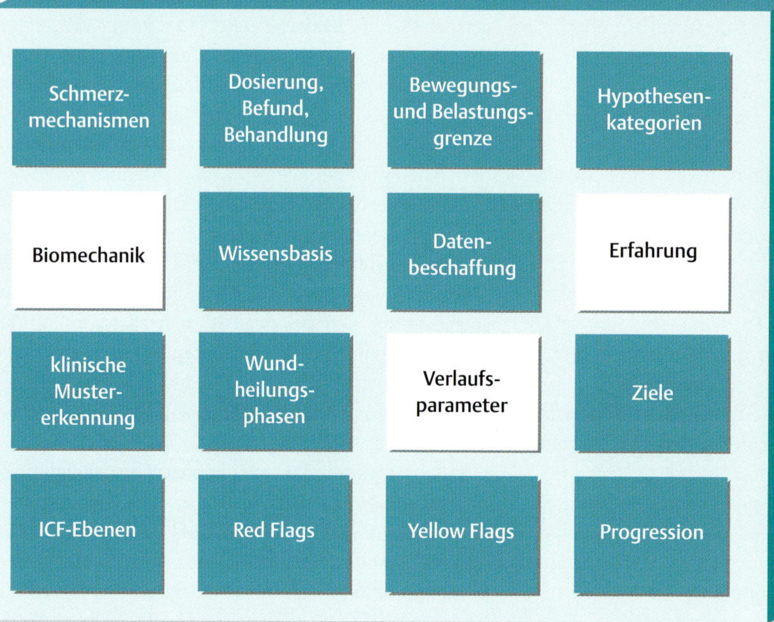

Sind Sie sich unklar bzgl. der Dosierung in der objektiven Untersuchung? s. Kap. 1.2.2, 2.3., 2.4. und 2.9.

Können Sie den aktuellen Schmerzmechanismus nicht erkennen? s. Kap. 2.1.

Dürfen Sie überhaupt behandeln, oder liegen Kontraindikationen vor? s. Kap. 2.10.1.

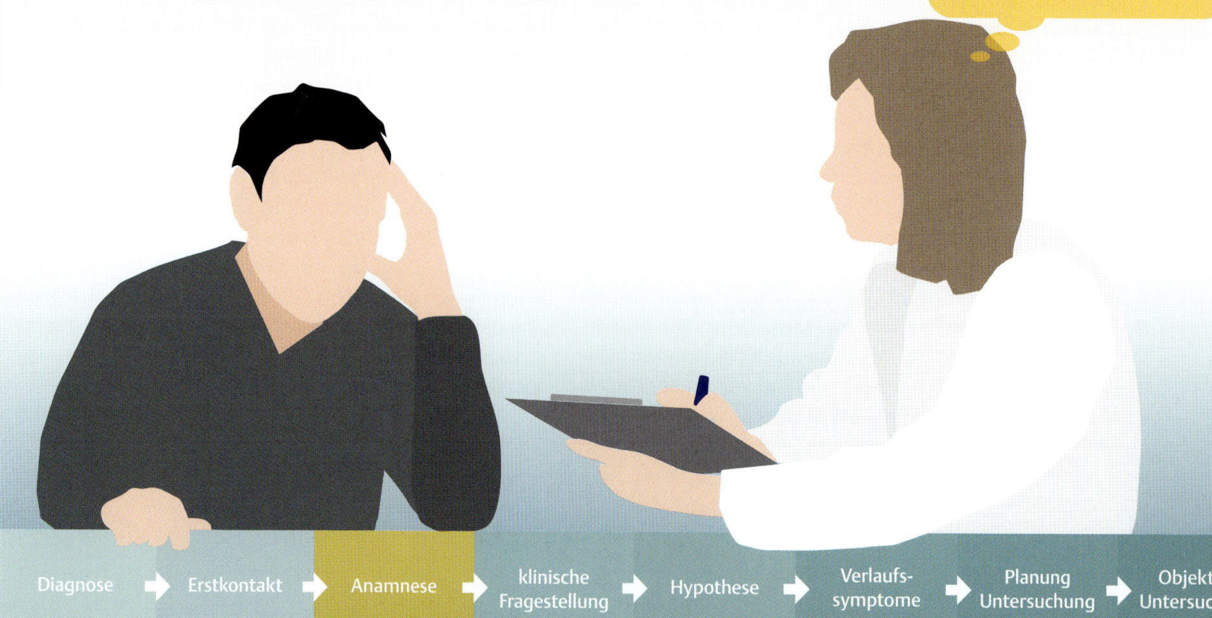

Abb. 2.5 Grafische Darstellung zur Entscheidungsbox „Anamnese".

CLINICAL REASONING PROZESS
Können Sie kein klinisches Muster feststellen? s. Kap. 2.8.
Bereitet Ihnen die Einteilung in eine klinische Gruppe Schwierigkeiten? s. Kap. 1.2.3.1.5.1
Haben Sie Probleme, die Ebene bzgl. der objektiven Untersuchung zu bestimmen? s. Kap. 2.5.1. und 2.10.2.
Können Sie keine Hypothese bilden, oder haben Sie zu wenig oder undifferenziert nachgefragt? s. Kap. 2.7
Haben Sie Mühe mit der Strukturierung Ihrer Hypothese? s. Kap. 2.5.
Sind Ihnen die Ziele des Patienten unklar, oder haben Sie selbst keine Zielvorstellungen? s. Kap. 1.2.11.
Diagnose
Erstkontakt
Anamnese
Klinisch relevante Fragestellung
Aktuell wahrscheinlichste Hypothese
Verlaufssymptome
Planung der objektiven Untersuchung
Objektive Untersuchung
Verlaufszeichen
Physiotherapeutische Beurteilung
Behandlungsziele
Behandlungskonzeption
Behandlung
Wiederbefund
Abschluss
Retrospektive Beurteilung

Verlaufszeichen
PT Beurteilung
Behandlungsziele
Behandlungskonzeption
Behandlung
Wiederbefund
Abschluss
Retrospektive Beurteilung

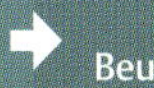

Ergeben sich zu viele Probleme aus der Sicht des Patienten?
In einem solchen Fall, müssen Sie gemeinsam mit dem Patienten festlegen, welche Symptomatik zuerst untersucht und therapiert werden soll.

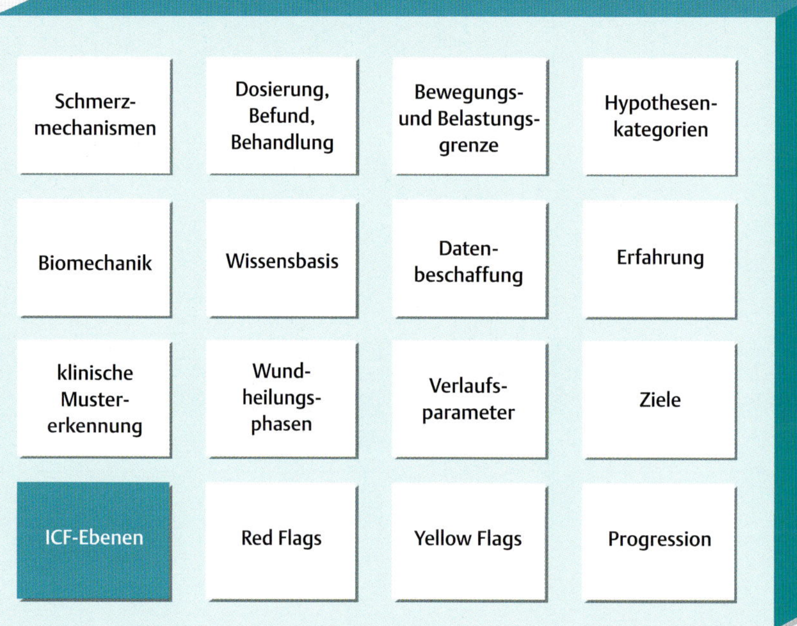

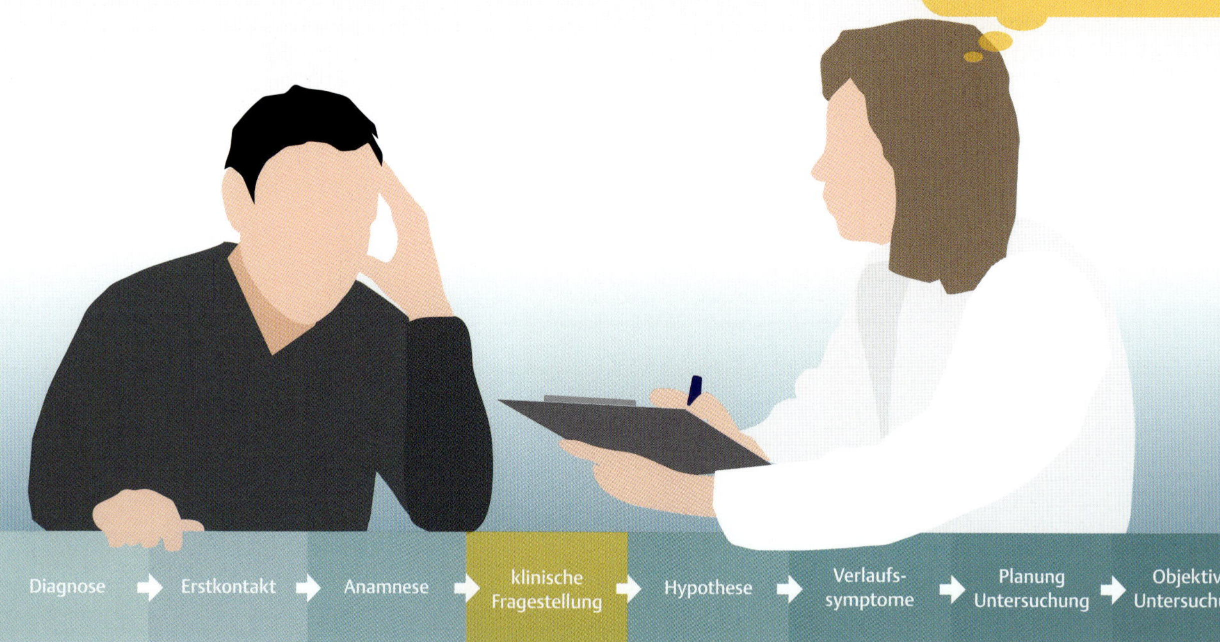

Abb. 2.6 Grafische Darstellung zur Entscheidungsbox „Klinisch relevante Fragestellung“.

CLINICAL REASONING PROZESS

Diagnose	Erstkontakt	Anamnese	**Klinisch relevante Fragestellung**
Aktuell wahrscheinlichste Hypothese	Verlaufssymptome	Planung der objektiven Untersuchung	Objektive Untersuchung
Verlaufszeichen	Physiotherapeutische Beurteilung	Behandlungsziele	Behandlungskonzeption
Behandlung	Wiederbefund	Abschluss	Retrospektive Beurteilung

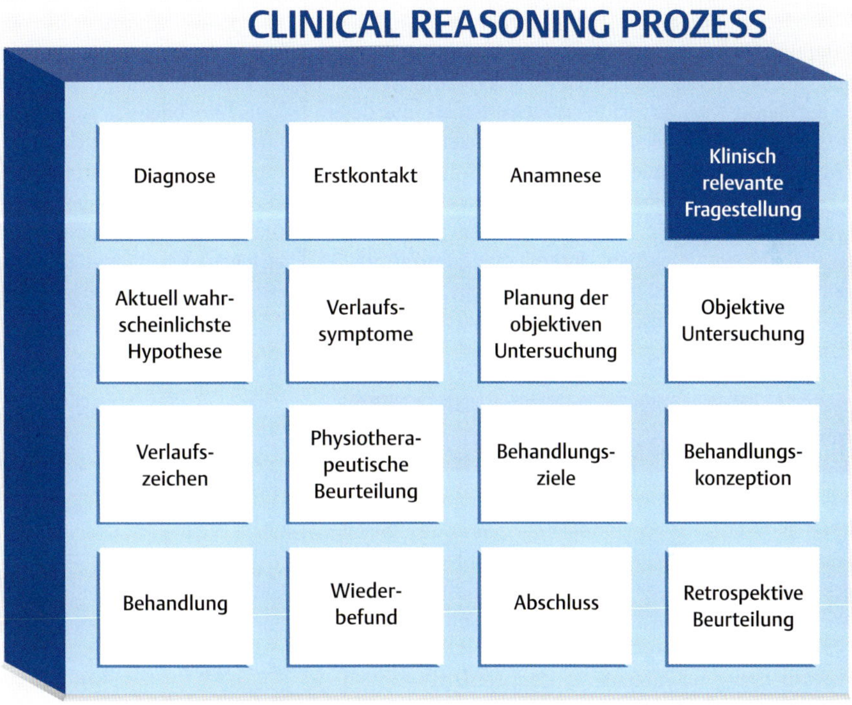

Können Sie keine Ebene bzgl. der klinisch relevanten Fragestellung festlegen? s. Kap. 2.5.1.

2.2.4 Klinisch relevante Fragestellung

Die klinisch relevante Fragestellung soll kurz und einfach formuliert werden á la „Warum kann der Patient sein Knie nicht gut biegen?“ oder „Warum nimmt der Patient beim Stehen eine gebeugte Haltung ein?“ Eine simple Frage soll also die wesentliche und aktuelle Problematik des Patienten fokussieren. Bei mehreren Symptomen können sich mehrere Fragestellungen ergeben.

Im subjektiven Untersuchungsgespräch erhält man eine Fülle von Informationen, die sortiert und priorisiert werden müssen. Die klinisch relevante Fragestellung soll den Therapeuten veranlassen, sich Gedanken zu möglichen Hypothesen, d. h. zur Ursache der Problematik, zu machen. Im Blickpunkt stehen dabei Überlegungen zur Quelle der Symptome, zu Schmerzmechanismen und deren Entstehung (Kap. 3.1) ebenso wie Gedanken über potentielle Kontraindikationen und Vorsichtsmaßnahmen (Kap. 3.10). Diese Gedanken müssen dann in verschiedene Hypothesenkategorien eingeteilt werden (Kap. 3.5). Für die Planung der objektiven Untersuchung und für die Auswahl geeigneter Tests, muss der Therapeut die aktuell wahrscheinlichste Hypothese möglichst gut verifizieren oder falsifizieren können.

Entscheidungsbox – Klinisch relevante Fragestellung

- Falls sich keine klinisch relevante Fragestellung formulieren lässt, muss das Hauptproblem aus Sicht des Patienten hinterfragt werden (Kap. Hauptproblem aus Sicht des Patienten).
- Werden seitens des Patienten zu viele Probleme geschildert, sollen die Problematiken priorisiert und gemeinsam mit dem Betroffenen geklärt werden, welches Problem zuerst untersucht und behandelt wird.
- Die klinisch relevante Fragestellung muss sich klar auf eine ICF-Ebene beziehen (Kap. 3.5.1).
- Grafische Darstellung s. ► Abb. 2.6

Begleitendes Fallbeispiel – Klinisch relevante Fragestellung

Emma Kasuppke kann ein Hauptproblem sowie Therapieziele benennen. Das Hauptproblem aus Sicht der Patientin scheint im Zusammenhang mit der Diagnose zu stehen. Dies sind wichtige Voraussetzungen für die klinisch relevanten Fragestellungen.

Im vorliegenden Fallbeispiel sollten die drei Symptombereiche der Patientin priorisiert werden. Eine solche Priorisierung richtet sich in der Regel nach dem Hauptproblem aus Sicht des Patienten. Die klinisch relevante Fragestellung zu Symptom 1 lautet: „Warum kann Frau Kasuppke ihre rechte Hüfte nicht aktiv schmerzfrei strecken?“ Da Symptom 2 direkt von Symptom 1 abhängig ist, bedarf es diesbezüglich keiner weiteren Fragestellung. Überlegungen zu Symptom 2 werden erst wieder unter dem Punkt „Aktuell wahrscheinlichste Hypothese“ (Kap. 2.2.5) angestellt. Für Symptom 3 hingegen ist eine klinisch relevante Fragestellung wiederum sinnvoll: „Warum leidet Frau Kasuppke im rechten Unterarmbereich an einem anhaltenden Schmerz?“

2.2.5 Aktuell wahrscheinlichste Hypothese

Aus der klinisch relevanten Fragestellung geht die aktuell wahrscheinlichste Hypothese hervor. Diese entsteht durch die im subjektiven Untersuchungsgespräch gewonnenen Informationen und bedient sich dabei der Wissensbasis und der Erfahrung des Therapeuten. Die aktuell wahrscheinlichste Hypothese muss konkret sein, um geeignete Tests und Untersuchungsmethoden auswählen zu können, welche die Hypothese bestätigen oder verwerfen. Desweitern muss zu diesem Zeitpunkt des Clinical-Reasoning-Prozesses sichergestellt sein, in welche der vier klinischen Gruppen (Kap. Einteilung in klinische Gruppen) der Patient zu kategorisieren ist, um daraus die richtige Dosierung bei der objektiven Untersuchung ableiten zu können.

Entscheidungsbox – Aktuell wahrscheinlichste Hypothese

- Lässt sich keine aktuell wahrscheinlichste Hypothese bilden, muss das Hauptproblem aus Sicht des Patienten hinterfragt (Kap. Hauptproblem aus Sicht des Patienten) und eine einfache klinische Fragestellung (Kap. 2.2.4). formuliert werden.
- Die Problematik des Patienten muss in eine der vier klinischen Gruppen disponiert sein (Kap. Einteilung in klinische Gruppen). Ist dies nicht gegeben, müssen weitere Informationen in der Anamnese eingeholt werden (Kap. 2.2.3).
- Falls weiterhin relevante Informationen zur Bildung einer Hypothese fehlen, muss die Diagnose hinterfragt (Kap. 2.2.1) und die Anamnese auf ihre Vollständigkeit überprüft werden (Kap. 2.2.3). Zudem wird die Wissensbasis (Kap. 3.7) rekrutiert.
- Der beim Patienten dominierende Schmerzmechanismus (Kap. 3.1) sowie eine mögliche Relevanz der Wundheilungsphasen (Kap. 3.9) müssen abgeklärt sein.
- Es muss deutlich erkennbar sein, auf welche ICF-Ebene (Kap. 3.5.1) sich die aktuell wahrscheinlichste Hypothese bezieht.
- Zu beachten sind in diesem Zusammenhang auch mögliche „Red Flags“ (Kap. 3.10.1) und „Yellow Flags“ (Kap. 3.10.2).
- Grafische Darstellung s. ▶ Abb. 2.7

Können Sie keine Hypothese bilden?
Haben Sie das Hauptproblem aus der Sicht des Patienten noch nicht erkannt?

WISSENSBASIS

Schmerzmechanismen	Dosierung, Befund, Behandlung	Bewegungs- und Belastungsgrenze	Hypothesenkategorien
Biomechanik	Wissensbasis	Datenbeschaffung	Erfahrung
klinische Mustererkennung	Wundheilungsphasen	Verlaufsparameter	Ziele
ICF-Ebenen	Red Flags	Yellow Flags	Progression

Ist Ihnen die für die Hypothesenbildung relevante Wundheilungsphase unbekannt? s. Kap. 2.9.

Haben Sie weiterhin Mühe mit der Hypothesenbildung? s. Kap.: 1.2.5.

Ist Ihnen die Ebene der Hypothese bezüglich der ICF unklar? s. Kap. 2.5., 2.5.1. und 2.10.

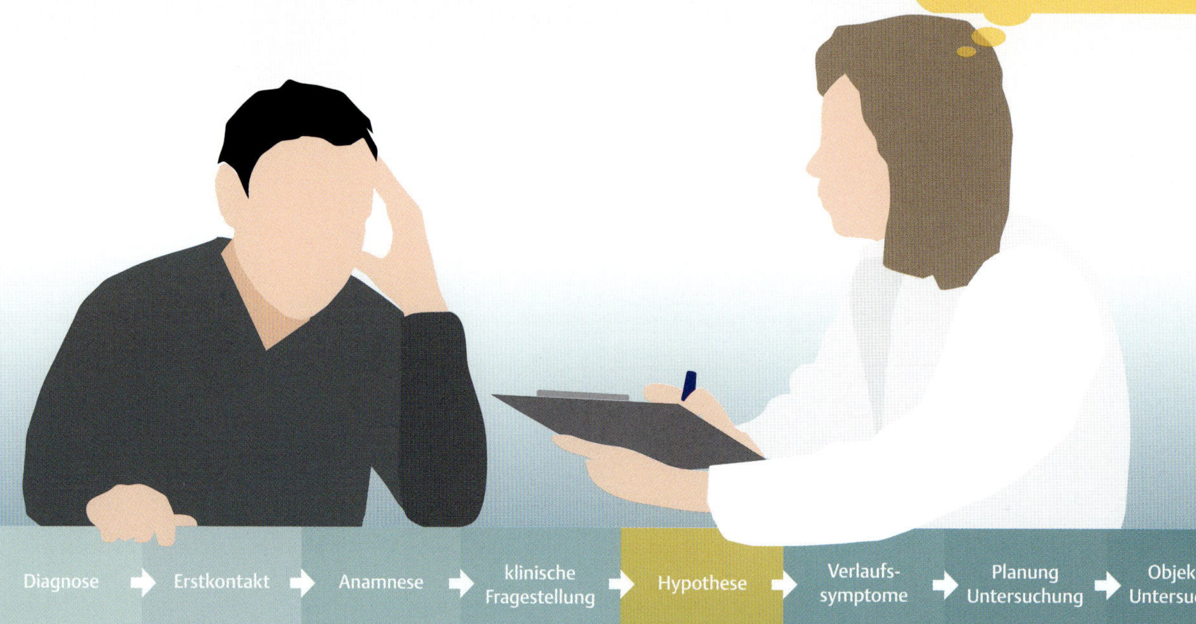

Abb. 2.7 Grafische Darstellung zur Entscheidungsbox „Aktuell wahrscheinlichste Hypothese".

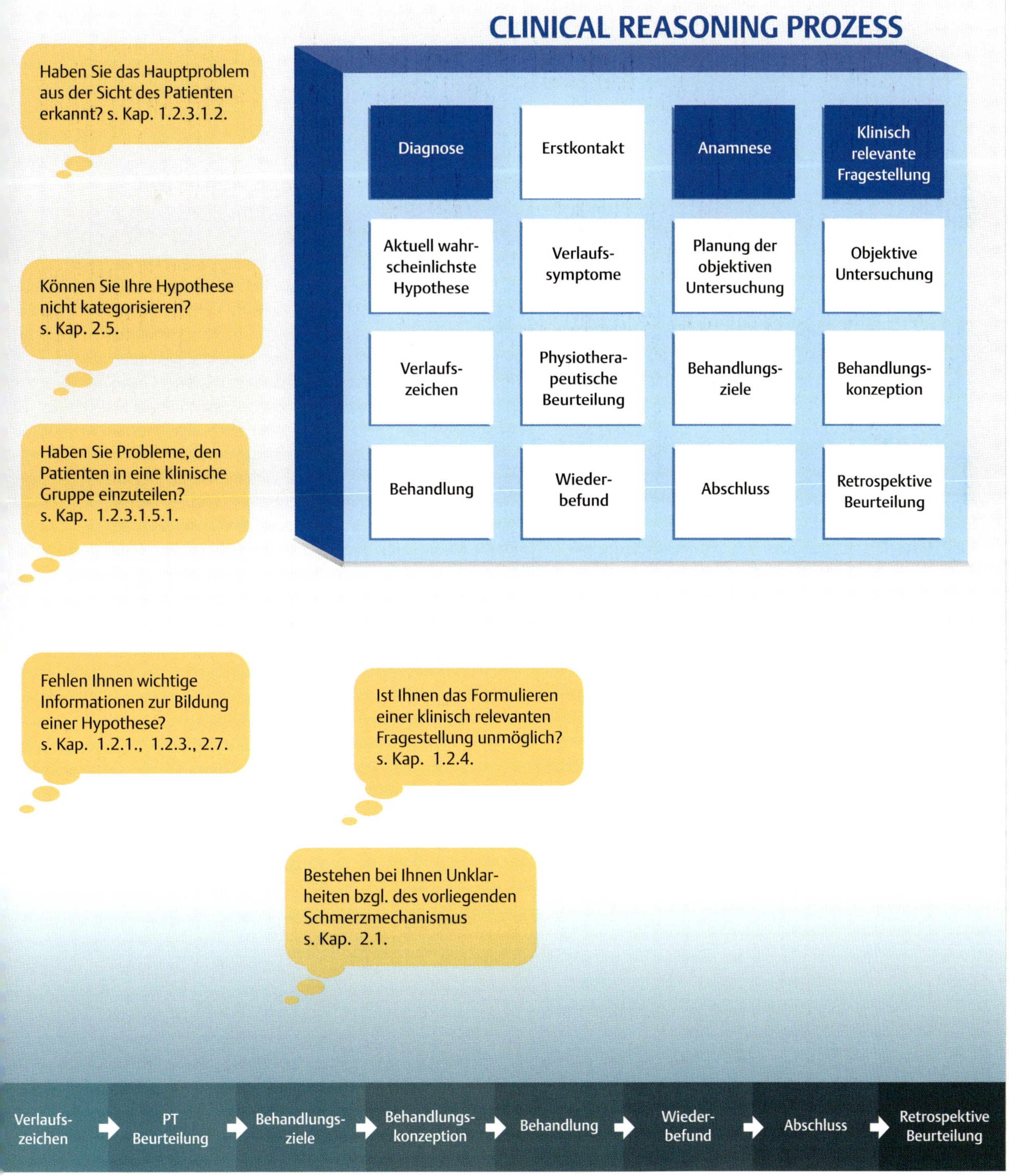

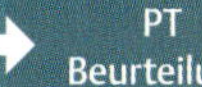
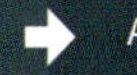

Begleitendes Fallbeispiel – Aktuell wahrscheinlichste Hypothese

Mit den beiden klinisch relevanten Fragestellungen werden die Überlegungen zu den aktuell wahrscheinlichsten Hypothesen konkretisiert und verfeinert.

Tatsache ist, dass Symptom 1 der Patientin Kasuppke einen stechenden Charakter besitzt, punktuell und tief lokalisiert ist und bei zunehmender Hüftextension rechts und bei leichtem Aufsetzen des Fußes ausgelöst wird. Eine leicht angelehnte Sitzposition lässt Symptom 1 nach zehn Minuten wieder verschwinden. Symptom 2 tritt bei Zunahme von Symptom 1 auf; es imponiert mit einem ziehenden und krampfenden Charakter, ist eher flächig im Verlauf des Oberschenkels lokalisiert und lindert sich ebenfalls bei leicht angelehnter Sitzposition nach fünf Minuten. Ferner ist auffallend, dass die Patientin beim Sitzen das rechte Bein in Außenrotation und leichter Abduktion lagert. Bezüglich der Wundheilung ist die rechte Hüfte noch in Proliferationsphase, was als physiologisch einzustufen ist.

Um entsprechende aktuell wahrscheinlichste Hypothesen zu formulieren, können die aktuellen Fazits von Symptom 1 und Symptom 2 aus der Anamnese verworfen, angepasst oder verfeinert werden. Das bewegungsabhängige Verhalten von Symptom 1 spricht deutlich für eine mechanische Komponente – hierbei kommt wahrscheinlich eine nozizeptiv versorgte Struktur im Bereich der rechten Hüfte bei zunehmender Hüftextension unter Bedrängnis. Die Irritierbarkeit von Symptom 1 scheint nicht hoch zu sein, und der ausgelöste Schmerz ist subjektiv für Frau Kasuppke erträglich (3–5/10 NRS). Zudem lindert sich Symptom 1 bei geeigneter Position auch relativ schnell. Die punktuelle und tiefe Lokalisation deutet eher auf eine intraartikuläre Problematik hin. Weil Frau Kasuppke bis dato keine Hüftbeschwerden hatte, kann die Fraktur als Schmerzgenerator für Symptom 1 vermutet werden.

Das Hüftgelenk ist von einer straffen Kapsel umgeben, die zusätzlich durch drei massive Bänder in Form einer sog. Bänderschraube stabilisiert wird. Als Teil dieser Bänderschraube wirkt das Lig. iliofemorale einer übermäßigen Extension des Oberschenkels im Hüftgelenk entgegen und verhindert somit ein Abkippen des Beckens nach hinten. Es hemmt außerdem die Adduktion. Unter diesem anatomischen Aspekt entsteht im vorliegenden Fallbeispiel durch die Extensionsbewegung in der Frakturstelle ein Torsionsmoment – d. h. auf die Fraktur wirkt eine rotatorische Kraft. Die Knochenhaut ist per se sehr gut innerviert und regiert nozizeptiv sehr niederschwellig. Kleinste mechanische Bewegungen in der Frakturstelle könnten also Symptom 1 erklären.

Durch Symptom 1 wird Symptom 2 ausgelöst, was mit einer bei Frakturen typischen reflektorischen, muskulären Schutzspannung bei akuten Schmerzen erklärbar wäre. Charakter und Verhalten von Symptom 2 sprechen gleichfalls für eine muskuläre Schutzspannung.

Die aktuelle wahrscheinlichste Hypothese zu Symptom 1 und 2 lautet entsprechend, dass bei zunehmender Hüftextension rechts mechanische Kräfte im Bereich des frakturierten Schenkelhalses generiert werden. Hierbei kommt zum einen das nozizeptiv versorgte Lig. iliofemorale unter Spannung sowie die Knochenhaut in Bedrängnis, was folglich Symptom 1 auslöst. Durch die reflektorische Schutzspannung des M. quadriceps femoris und evtl. auch des M. iliopsoas wird Symptom 2 ausgelöst.

Im Zusammenhang mit Symptom 3 spricht die Patientin von einem pulsierenden, konstant vorhandenen Schmerz, der sich vornehmlich nachts verstärkt. Das Hochlagern des rechten Arms lindert den Schmerz zeitweise, wird aber schnell unbequem und ist entsprechend kaum praktikabel. Das Hängenlassen des Arms verstärkt hingegen die pulsierenden Schmerzen.

Schmerzen mit pulsierendem Charakter weisen in der Regel auf einen peripher nozizeptiv entzündlichen Mechanismus hin. Im vorliegenden Fall ereignete sich das Trauma allerdings bereits vor zwei Wochen – d. h. die posttraumatischen Entzündungszeichen sollten soweit abgeklungen sein, dass kein konstanter und pulsierender Schmerz generiert werden sollte. Weil der Arm zwei Wochen mittels zirkulärem Gips ruhiggestellt war, kann auch eine mechanische Überbelastung und dadurch ausgelöste Schmerzen ausgeschlossen werden – der Gipsverband wurde erst am Vortag der ersten physiotherapeutischen Sitzung gespalten und mit Klettverschlüssen ausgestattet. Allerdings besteht die Möglichkeit, dass die 82-Jährige ihre rechte Hand überlastet und sich somit die Entzündungsphase durch eine permanente Überreizung verlängert. Der pulsierende und konstante Schmerz kann schließlich auch durch einen zu engen Gipsverband hervorgerufen werden, was wiederum den lymphatischen Rückfluss mindert.

Die aktuelle wahrscheinlichste Hypothese zu Symptom 3 lautet entsprechend, dass durch eine zu große Belastung der rechten Hand die Entzündungsphase unterhalten und verlängert wird. Als beteiligter Faktor könnte ein zu enger Gips seinen Beitrag zum aktuellen Geschehen leisten.

2.2.6 Verlaufssymptome

Zum Abschluss der subjektiven Untersuchung muss der Therapeut zwei bis drei Verlaufssymptome festlegen. Diese Verlaufsparameter ergeben sich aus den anamnestischen Angaben des Patienten. Bekannte Verlaufssymptome wie Schmerz lassen sich mittels der visuellen Analogskala (VAS) sowie der numerischen Rating-Skala (NRS) erfassen. Falls der Patient im Rahmen der Anamnese nicht über Schmerzen klagt, können andere Befindlichkeiten wie z. B. Kribbeln, Druckgefühle, Steifigkeit etc. als Verlaufssymptome dienen. Anhand der Verlaufssymptome misst der Behandler quasi indirekt den Erfolg seiner therapeutischen Intervention und beurteilt den Verlauf in der Verlaufs- und Erfolgskontrolle.

Die Verlaufssymptome werden so ausgewählt, dass sie angelehnt an das Hauptproblem des Patienten einen adäquaten Verlauf über die komplette physiotherapeutische Behandlung geben können. Wenn sich die Symptomatik des Patienten unvorhersehbar entwickelt, müssen die Verlaufssymptome adaptiert oder komplett neu ausgewählt werden.

Von den Verlaufssymptomen zu unterscheiden sind die Verlaufszeichen als weitere Verlaufsparameter. Diese werden im Anschluss an die objektive Untersuchung definiert (Kap. 2.2.9).

Entscheidungsbox – Verlaufssymptome

- Treten Schwierigkeiten bei der Festlegung der Verlaufssymptome auf, sollen die Dosierungen im Befund und in der Behandlung (Kap. 3.3) mit Blick auf die Therapieziele (Kap. 2.2.11) überdacht werden.
- Falls der Patient keine Schmerzen beklagt können alternativ auch andere Befindlichkeiten wie Kribbeln, Druck- oder Steifigkeitsgefühle etc. als Verlaufssymptome definiert werden.
- Grafische Darstellung s. ▶ Abb. 2.8

Begleitendes Fallbeispiel – Verlaufssymptome

Die 82-jährige Patientin gibt Krankheitszeichen an, die wahrscheinlich in direktem Zusammenhang mit ihrem Hauptproblem stehen – dies ist eine wesentliche Voraussetzung für das Definieren von Verlaufssymptomen. Im vorliegenden Fallbeispiel sind Symptom 1 und Symptom 3 als sinnvolle Verlaufssymptome zu betrachten, d. h. die Symptome in der rechten Hüfte sowie die Symptome im rechten Unterarm. Weil Symptom 2 direkt von Symptom 1 abhängig ist, ist dieses Verlaufssymptom nicht zwingend zu berücksichtigen.

Hat Ihr Patient keinerlei Schmerzen?
Falls der Patient nicht über Schmerzen klagt, können Sie andere Befindlichkeiten wie z.B. Kribbeln, Druckgefühle oder Steifigkeit etc. als Verlaufssymptome verwenden.

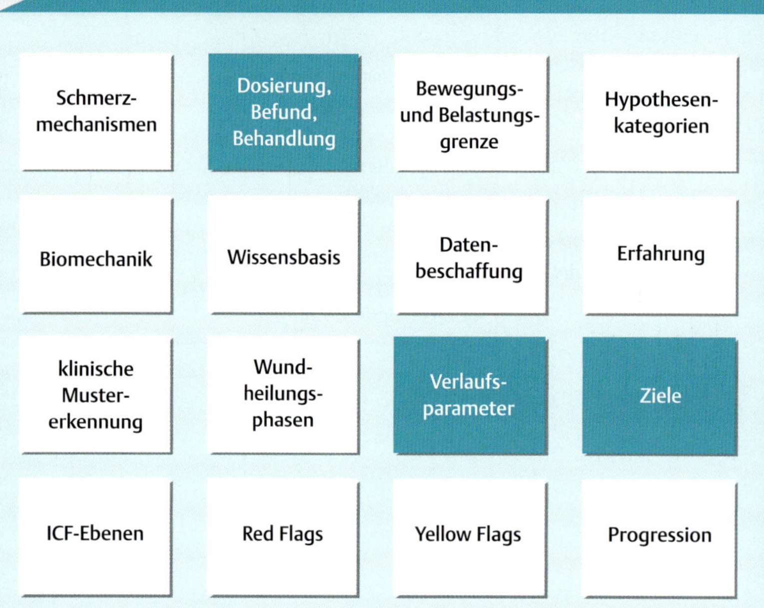

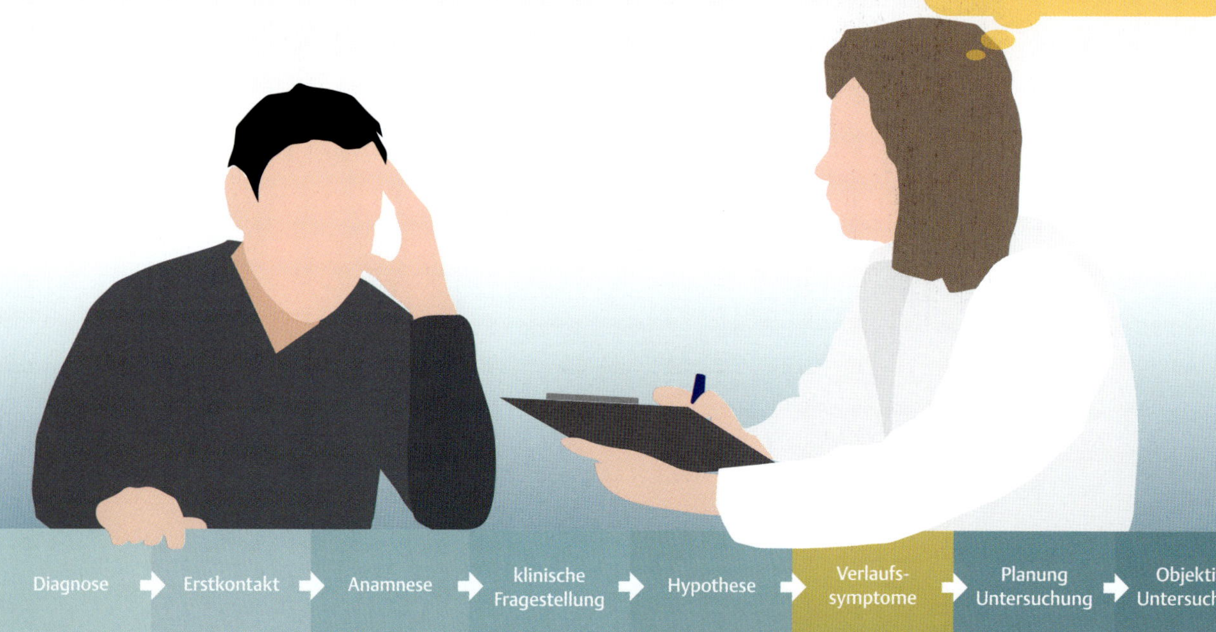

Abb. 2.8 Grafische Darstellung zur Entscheidungsbox „Verlaufssymptome“.

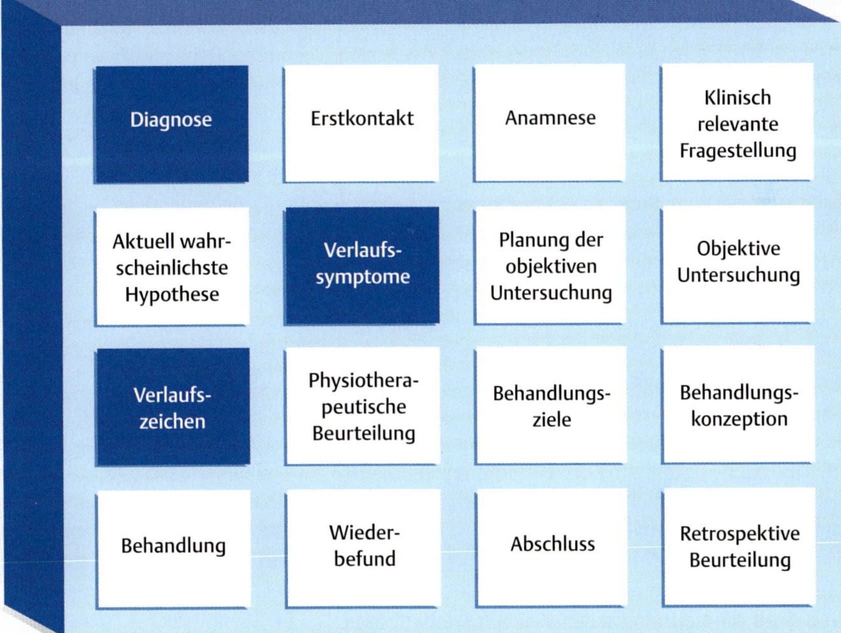

2.2.7 Planung der objektiven Untersuchung

Die sich an die Anamnese anschließende Planung der objektiven Untersuchung muss durchdacht und strukturiert sein. Es muss absolute Klarheit vorliegen, in welcher Reihenfolge die objektive Untersuchung durchzuführen ist, wie stark die Dosierung vorzunehmen ist und welche spezifischen Tests angewandt werden.

Ablauf der objektiven Untersuchung

Für den Ablauf der objektiven Untersuchung hat sich folgendes Procedere etabliert:

1. Ermitteln der momentanen Beschwerden
2. Funktionelle Demonstration
3. Inspektion
4. Aktive Untersuchung
5. Neurologische Untersuchung
6. Passive Untersuchung
7. Akzessorische Tests

Die vorgestellte Abfolge der Untersuchungsschritte muss nicht zwingend beibehalten werden. Beim gerechtfertigten Abweichen vom Procedere ist jedoch besonders auf die Vollständigkeit der objektiven Befundung und die Relevanz der Untersuchungsschritte zu achten. In diesem Sinne ergibt sich eine Abweichung vom typischen Ablauf bei sich aus der Anamnese ergebenden Hinweisen auf eine neurologische Beteiligung der Patientenproblematik. Liegt eine solche Komponente vor, wird einleitend neurologisch untersucht, um auf diesem Weg den Schweregrad der Erkrankung oder mögliche Kontraindikationen (Kap. 3.10) für eine physiotherapeutische Untersuchung festzustellen. Sind die neurologischen Zeichen weniger akut und lassen eine objektive Befundung zu, können am Ende der objektiven Untersuchung wiederholt relevante neurologische Tests durchgeführt werden, aus denen sich die Irritierbarkeit der aktuellen Problematik ableiten lässt.

Bei der der Wahl adäquater Tests oder Assessments ist deren Sensitivität und Spezifität ausschlaggebend. Das aussagekräftigste Testverfahren ist in hohem Maße spezifisch und gleichzeitig sensibel – dies ist in der Praxis aber leider nie der Fall.

Sensitivität und Spezifität von Testverfahren

Am Beispiel von zwei klassischen Tests zur Überprüfung einer vorderen Kreuzbandruptur wird die Wichtigkeit von Test-Sensitivität und Test-Spezifität deutlich (Mehrholz 2010, C. Widmer Leu Ausgabe Physiopraxis Ausgabe 10/12).

Beim Lachman-Test (auch: „vorderer Schubladen-Test“) wird das zu testende Knie in ca. 20–30° Flexion gehalten. Die Ferse hat Kontakt zur Liege. Der Therapeut umfasst den Unterschenkel mit beiden Händen mit in der Kniekehle liegenden Zeigefingern und zieht den Unterschenkel nach ventral. Die Verschiebbarkeit des Unterschenkels gegenüber dem Oberschenkel soll anzeigen, ob eine Verletzung des Kreuzbands vorliegt oder nicht. Der Test gilt als positiv, wenn beim Vorbewegen des Unterschenkels kein harter Anschlag zu spüren ist. Beim Verspüren eines harten Anschlags wird der Test als negativ bewertet.

- Sensitivität:
  - Beim negtiven Lachman-Test liegt mit 85-prozentiger Sicherheit keine Ruptur des vorderen Kreuzbands vor.
- Spezifität:
  - Beim positiven Lachman-Test liegt mit 94-prozentiger Sicherheit eine Ruptur des vorderen Kreuzbands vor.

Beim Pivot-Shift-Test wird das gestreckte Kniegelenk unter Valgusdruck, leichter Innenrotation und axialem Druck schnell gebeugt. Der Test gilt als positiv, wenn es bei 20–30° Beugung zur schmerzhaften vorderen Subluxation der Tibia kommt. Bei weiterer Beugung kommt es zur spontanen Reposition.

- Sensitivität:
  - Beim negativen Pivot-Shift-Test liegt mit 24-prozentiger Sicherheit keine Ruptur des vorderen Kreuzbands vor.
- Spezifität:
  - Beim positiven Pivot-Shift-Test liegt mit 98-prozentiger Sicherheit eine Ruptur des vorderen Kreuzbands vor.

Eine hohe Sensitivität wird angestrebt, wenn eine Pathologie mit hoher Sicherheit ausgeschlossen werden soll.

Eine hohe Spezifität wird angestrebt, wenn eine Pathologie mit großer Sicherheit bestätigt werden soll.

Demzufolge eignet sich der Lachmann-Test auf Grund seiner hohen Sensitivität (85 %) hervorragend für den Ausschluss einer Ruptur des vorderen Kreuzbands, während der Pivot-Shift-Test wegen seiner hohen Spezifität (98 %) besser geeignet ist, eine Läsion des vorderen Kreuzbands einzuschließen.

In der Physiotherapie ist der Einsatz von Tests mit einer hohen Sensitivität von Vorteil, da ein möglichst sicherer Ausschluss einer Pathologie den Clinical Reasoning Prozess besser unterstützt.

Mit Abschluss der Planung der objektiven Untersuchung sollte der Therapeut klare Aussagen über die Reihenfolge der Untersuchungen, die Auswahl spezifischer und sensitiver Tests und die Dosierung (Kap. 3.3) machen können. Das Festlegen von Prioritäten sowie die Dosierung bei der objektiven Erstuntersuchung stellen für jeden Therapeuten eine große Herausforderung dar.

Zur ersten hilfreichen Orientierung sei das im Clinical-Reasoning-Formular der Züricher Hochschule für Angewandte Wissenschaften (ZHAW) angewendete oder angewandte Procedere vorgestellt:

1. Ausmaß der objektiven Funktionsuntersuchung:
   - ausführliche Untersuchung
   - minimale Untersuchung
   - kursorische Untersuchung
2. Intensität der objektiven Funktionsuntersuchung:
   - bei lokalen oder fortgeleiteten Symptomen oder bei Dysästhesie
   - vor dem Anfangspunkt des Schmerzes (Abk. im Maitland-Konzept: „P1")
   - bis zum Anfangspunkt des Schmerzes P1
   - teilweise Reproduktion des Anfangspunkts des Schmerzes P1
   - vollständige Reproduktion des Anfangspunkts des Schmerzes P1
3. Limitierung der Beweglichkeitsprüfung:
   - Grenzwerte der aktiven Beweglichkeitsprüfung:
     - bis zum maximalen Widerstand des Gelenks (Abk. im Maitland-Konzept: „R2")
     - bis zum maximalen Widerstand des Gelenks R2 mit Überdruck
     - kombiniert und Überdruck
   - Grenzwerte der passiven Beweglichkeitsprüfung:
     - bis zum Anfangspunkt des Widerstand des Gelenks (Abk. im Maitland-Konzept: „R1")
     - bis zum maximalen Widerstand des Gelenks R2
     - bis zum maximalen Widerstand des Gelenks R2 mit Überdruck
4. Zusätzliche Tests:
   - potentielle Auswahl adäquater Tests auf Grund der Anamnese
5. Hinweise auf die Behandlung:
   - potentielle Auswahl von Behandlungsstrategien und -techniken auf Grund der Anamnese

Entscheidungsbox – Planung der objektiven Untersuchung

- Ergeben sich Schwierigkeiten bei der Auswahl geeigneter Tests zur Verifizierung oder Falsifizierung der aktuell wahrscheinlichsten Hypothese, muss die klinisch relevante Fragestellung (Kap 2.2.4) bzw. die aktuell wahrscheinlichste Hypothese (Kap. 2.2.5) sowie entsprechende Hypothesenkategorien (Kap. 3.5) überdacht werden.
- Bei weiter bestehender Unklarheit ob der Planung der objektiven Untersuchung soll die Wissensbasis (Kap. 3.7) rekrutiert und im Bedarfsfall weitere Daten beschafft werden. Hierbei kann und soll der Therapeut von seinen Erfahrungen und seinem Wissen um klinische Muster (Kap. 3.7.2) profitieren.
- Die klassischen Wundheilungsphasen (Kap. 3.9) sind bei der Planung der objektiven Untersuchung stets zu beachten.
- Bei problematischer Priorisierung von Testverfahren bzw. von Assessments müssen Informationen über deren Sensitivität und Spezifität eingeholt werden.
- Grafische Darstellung s. ▶ Abb. 2.9

Haben Sie Probleme, geeignete Tests zur Bestätigung oder Verwerfung Ihrer aktuell wahrscheinlichsten Hypothese auszuwählen, oder bereitet Ihnen die Priorisierung möglicher Tests oder Assessments Schwierigkeiten?
Dann sollten Sie sich über die Sensitivität und Spezifität der zur Auswahl stehenden Tests informieren. De facto ist der aussagekräftigste Test möglichst spezifisch und gleichzeitig sensibel, was in der Praxis leider selten der Fall ist.

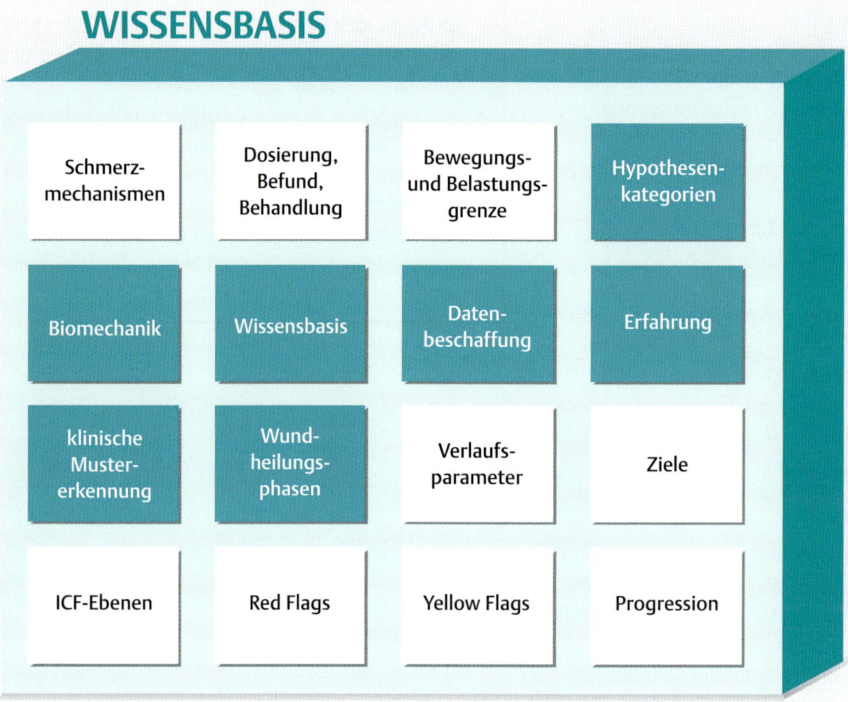

WISSENSBASIS

Schmerz-mechanismen	Dosierung, Befund, Behandlung	Bewegungs- und Belastungs-grenze	Hypothesen-kategorien
Biomechanik	Wissensbasis	Daten-beschaffung	Erfahrung
klinische Muster-erkennung	Wund-heilungs-phasen	Verlaufs-parameter	Ziele
ICF-Ebenen	Red Flags	Yellow Flags	Progression

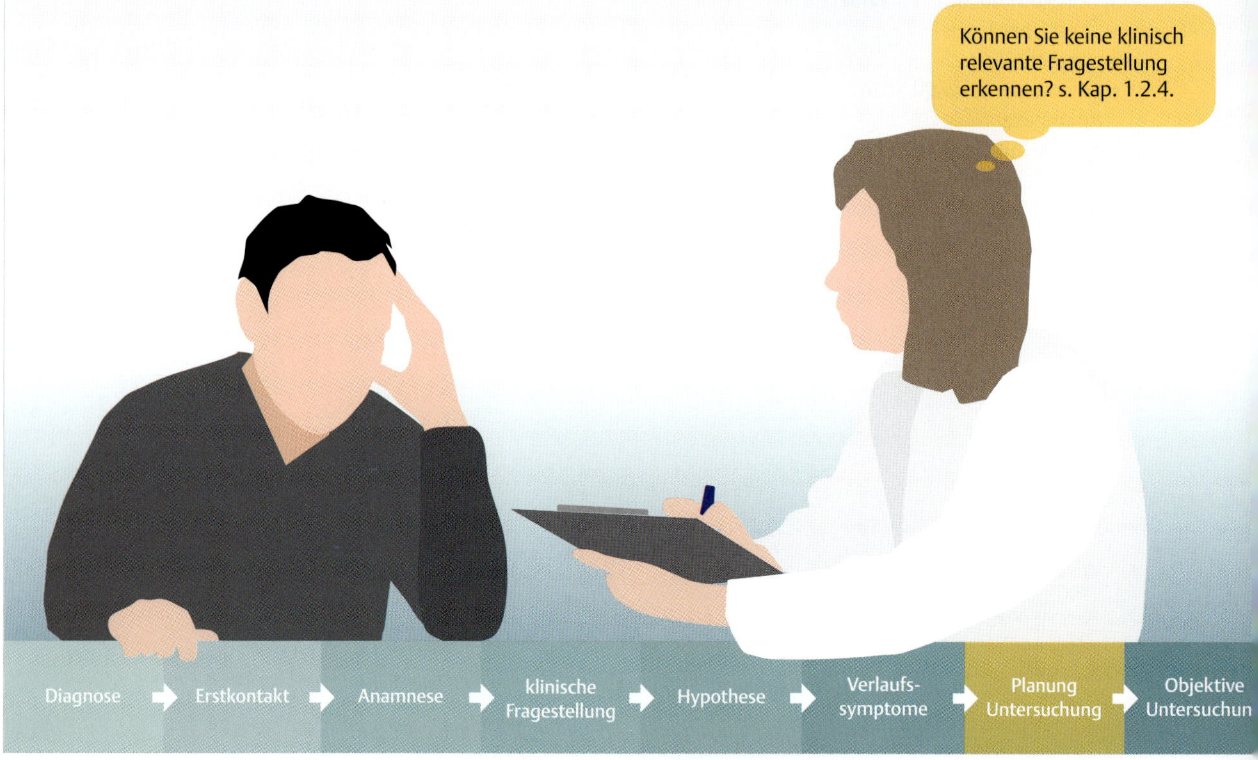

Können Sie keine klinisch relevante Fragestellung erkennen? s. Kap. 1.2.4.

Diagnose → Erstkontakt → Anamnese → klinische Fragestellung → Hypothese → Verlaufs-symptome → Planung Untersuchung → Objektive Untersuchun

Abb. 2.9 Grafische Darstellung zur Entscheidungsbox „Planung der objektiven Untersuchung“.

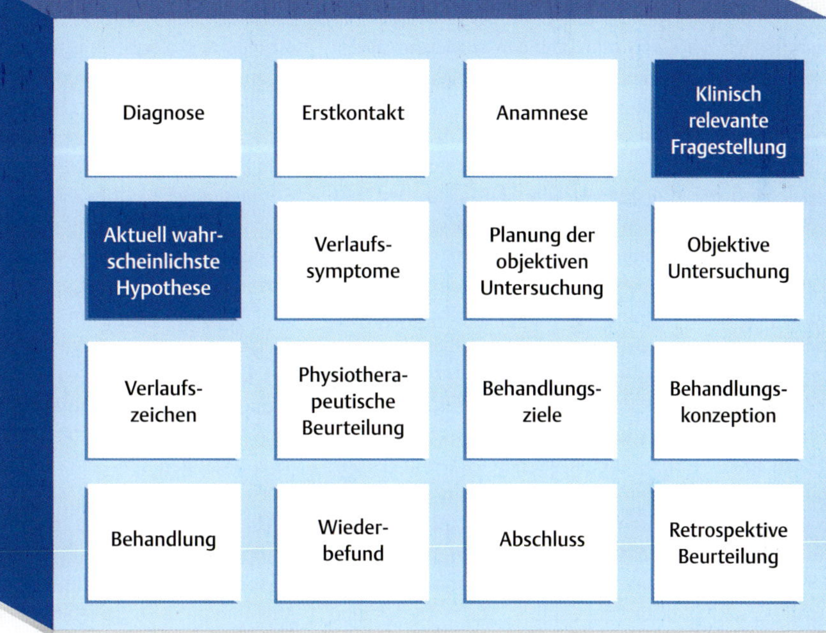

Ist es Ihnen weiterhin nicht möglich, eine aktuell wahrscheinlichste Hypothese zu formulieren?
s. Kap. 1.2.5., 2.5. bis 2.9.

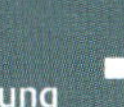
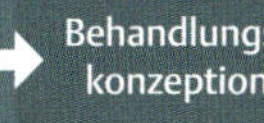
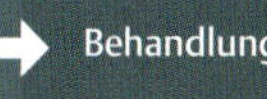
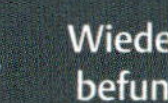
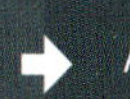

Begleitendes Fallbeispiel – Planung der objektiven Untersuchung

Weil die praktische Umsetzung aller potentiell möglichen Untersuchungsschritte den Zeitrahmen einer Therapieeinheit sprengen würde, ist eine sinnvolle Priorisierung bei der Planung der objektiven Untersuchung unabdingbar. Da es sich im Fall von Emma Kasuppke um eine Problematik von unterer Extremität sowie um eine Problematik der oberen Extremität handelt, sind zwei unterschiedliche Konzeptionen der objektiven Untersuchung notwendig.

Planung und Priorisierung zu Symptom 1 und Symptom 2:

Nach einem Erfragen der momentanen Beschwerden von Symptom 1 und Symptom 2 ist eine kurze Inspektion im Stand mit Achselstützen geplant – dies mit Augenmerk auf die Position des rechten Beins. Bei der aktiven Untersuchung sollen der Gang mit Gehhilfen sowie die Durchführung der Transfers auf die Behandlungsliege und danach in Rückenlage begutachtet werden. Eine Untersuchung der aktiven Beweglichkeit der rechten Hüfte ist für die erste Sitzung nicht prioritär. Bei der neurologischen Untersuchung soll in erster Linie die Sensibilität der Füße geprüft werden, da sich in der Anamnese Hinweise auf ein neurologisches Geschehen finden. Krafttests und Reflexe sind in der ersten Therapieeinheit nicht zwingend erforderlich und wegen der angeordneten Teilbelastung auch kontraindiziert. Bei der passiven Untersuchung soll die passive Beweglichkeit beider Hüften in Flexion und Extension, Abduktion und Adduktion sowie Innenrotation im Seitenvergleich erfolgen. Das Testen von akzessorischen Bewegungen kann später vorgenommen werden – dies in der Remodulierungsphase ohne Belastungsgrenzen zur Untersuchung und Behandlung von evtl. mechanischen Dysfunktionen. Palpiert werden müssen die Gewebsspannung und der Muskeltonus des M. quadriceps femoris. Muskellängentests und Stabilitätstests sind in der ersten Sitzung ebenfalls nicht vorrangig. Zudem würden aktive und passive Stabilitätstests der rechten Hüfte zu diesem Zeitpunkt der Wundheilung und angesichts der orthopädischen Belastungsgrenzen eine Kontraindikation darstellen.

Bzgl. des Ausmaßes der Funktionsuntersuchung von Symptom 1 und Symptom 2 erfolgt also eine minimale Untersuchung. Die Intensität der Dosierung bei der Untersuchung soll so gewählt werden, dass der Schmerz des primären Symptoms in der Hüfte sowie der Schmerz des fortgeleiteten Symptoms im Oberschenkel gerade ausgelöst wird. Die Limitierung der Beweglichkeitsprüfung soll bis zum zweiten Bindegewebswiderstand erfolgen. Aufgrund der Anamnese sind keine spezifischen Tests erforderlich. Aus dem subjektiven Befund ergeben sich bereits Hinweise auf mögliche Behandlungstechniken und Behandlungsstrategien: Mögliche Ziele sind die Verbesserung der Beweglichkeit der rechten Hüfte in Extension, die Umsetzung der 15 kg-Teilbelastung rechts sowie die Förderung der Gangsicherheit und Erweiterung der Gehstrecke.

Planung und Priorisierung zu Symptom 3:

Nach einem Erfragen der momentanen Beschwerden von Symptom 3 ist eine kurze Inspektion des rechten Arms mit und ohne Gipsverband im Seitenvergleich vorgesehen. Bei der Funktionellen Demonstration der aktiven Untersuchung soll der rechte Ellenbogen in Extension und Flexion sowie das rechte Handgelenk in Dorsalextension und Palmarflexion bewegt werden. Da sich in der Anamnese keine Hinweise auf eine neurologische Beteiligung finden, ist eine neurologische Untersuchung nicht notwendig. Bei der passiven Untersuchung wird dann auch die passive Beweglichkeit des rechten Ellenbogens in Extension und Flexion sowie des rechten Handgelenks in Dorsalextension und Palmarflexion begutachtet. Eine Testung von Pro- und Supination ist nicht prioritär und bezüglich der Wundheilungsphasen auch nicht sinnvoll, da bei den Umwendbewegungen des Unterarms ein zu hoher mechanischer Stress auf die Fraktur ausgeübt wird. Das Testen akzessorischer Bewegungen kann später erfolgen und ist zu diesem Zeitpunkt noch kontraindiziert. Palpiert werden müssen die Gewebsspannung sowie die Schwellung und Erwärmung des rechten Unterarms im Seitenvergleich. Muskellängentests und Stabilitätstests sind in der ersten Sitzung ebenfalls nicht von Vorrang und zudem noch kontraindiziert.

Bzgl. des Ausmaßes der Funktionsuntersuchung von Symptom 3 erfolgt auch hier lediglich eine minimale Untersuchung. Die Intensität der Dosierung bei der Untersuchung muss so gewählt werden, dass der Schmerz noch nicht auftritt. Die Limitierung der Beweglichkeitsprüfung soll bis zum zweiten Bindegewebswiderstand erfolgen. Aufgrund der Anamnese können spezifische Tests sinnvoll sein – evtl. sollte eine Messung des Umfangs der geschwollenen Stelle am Unterarm erfolgen. Aus dem subjektiven Befund ergeben sich auch hier erste Hinweise auf denkbare Behandlungstechniken und Behandlungsstrategien: Erdenkliche Ziele sind die Förderung entstauender Maßnahmen, eine Kontaktaufnahme mit dem behandelnden Arzt bzgl. einer Gipsanpassung, eine leichte Mobilitätsverbesserung im schmerzfreien Bereich und vielleicht auch neue Transferstrategien, falls die Patientin hierbei ihren rechten Arm im Gipsverband zu stark einsetzt.

2.2.8 Objektive Untersuchung

In der objektiven Untersuchung werden relevante Befunde in Bezug auf das Hauptproblem des Patienten und die aktuell wahrscheinlichste Hypothese erhoben. Im Maitland-Konzept wird für die objektive Untersuchung die Abbreviation „P/E“ verwendet im Sinne von „Physical Examination“ (dt.: „Körperliche Untersuchung“). Ziel ist die Reproduktion der Symptome oder das Aufspüren vergleichbarer Zeichen unter Berücksichtigung von Kontraindikationen und Vorsichtsmaßnahmen. Mit der Reproduktion der Symptome und dem Wissen, welche Struktur mit den entsprechenden Tests untersucht wird, können aufgestellte Hypothesen bestätigt und weiter verfolgt oder verworfen werden. Dabei können auch Informationen generiert werden, die sich klinischen Mustern zuordnen lassen – diese werden mit höheren Erfahrungsgrad des Therapeuten auch früher erkannt.

Maxime der objektiven Untersuchung

Inspektion, Bewegungstests, Palpation, passive Untersuchungen etc. führen nur mit Sichtkontakt auf die Haut bzw. direktem Handkontakt zu qualitativ guten Informationen. Folglich müssen sich die Patienten der Situation bzw. ihrer Symptomatik entsprechend soweit entkleiden, dass der Therapeut angemessen arbeiten kann. Um das Therapeuten-Patienten-Verhältnis nicht zu gefährden, ist dabei immer mit Rücksicht auf das ethische Wohl und die ethnische Herkunft des Patienten zu handeln.

Momentane Beschwerden

Das Ermitteln der momentanen Beschwerden (Abk. im Maitland-Konzept „present pain“ bzw. „pp“) ist fundamentaler Bestandteil der objektiven Untersuchung. Auf diesem Weg werden die Irritierbarkeit der Symptomatik bzgl. der anstehenden Untersuchungen sowie die Dosierung der Tests evaluiert. In der Regel werden die momentanen Beschwerden bereits im Rahmen der Anamnese als Verlaufssymptome definiert (Kap. 2.2.6).

Funktionelle Demonstration

Die Funktionelle Demonstration soll das Hauptproblem des Patienten wiederspiegeln und dem Therapeuten die klinisch relevante Fragestellung vor Augen führen. Hierzu führt der Patient jene Aktivität vor, die im Alltag am deutlichsten die Symptome reproduziert. Falls es notwendig ist, können aus dieser Stellung sofort differenzierende Bewegungen ausgeführt werden, wie im folgenden Beispiel kurz aufgezeigt.

Funktionelle Demonstration

Ein Patient berichtet über Schmerzen im zerviko-thorakalen-Übergang (CTÜ), wenn er beim Einparken seines Autos den Kopf nach rechts dreht. Im Sinne der Funktionellen Demonstration macht er dem Therapeuten diese Bewegung auf einem Stuhl sitzend vor.

Der Therapeut mutmaßt, dass die Schmerzen von der Halswirbelsäule (HWS) oder Brustwirbelsäule (BWS) generiert werden können. Er differenziert die beiden möglichen Schmerzquellen, indem er den Kopf des Patienten fixiert und die Rechts-Rotation der BWS forciert oder reduziert.

Wenn der Therapeut von der Hypothese ausgeht, dass die HWS als primäre Schmerzquelle fungiert und für die Schmerzen verantwortlich ist, so ist zu erwarten, dass sich die Schmerzen steigern, wenn die Rechts-Rotation der BWS reduziert wird, wodurch die Rechts-Rotation der HWS zwangsläufig ansteigt. Gleichfalls bedingt eine Verstärkung der Rechts-Rotation der BWS eine De-Rotation der HWS und eine Linderung der Symptomatik.

Weil ein Patient die Funktionelle Demonstration in der Regel spontan ausführen wird, erhält der Therapeut bereits zu Beginn der aktiven Untersuchung wertvolle Informationen bzgl. des Bewegungsverhaltens oder evtl. vorliegender Ausweichmechanismen. Muss sich der Patient zur Funktionellen Demonstration entkleiden, kann das Beobachten dieses Vorgangs bereits wesentliche Hinweise in Bezug auf die aktuell wahrscheinlichste Hypothese geben. Bei den anschließenden aktiven Bewegungstests wird sich der Patient dagegen höchstwahrscheinlich weniger ungezwungen verhalten, was dann zu anderen Ergebnissen führen kann.

Die Funktionelle Demonstration soll letzten Endes spezifische Anhaltspunkte zur geplanten Untersuchungen geben. Wenn der Patient im subjektiven Untersuchungsgespräch von einer haltungs- oder belastungsabhängigen Symptomatik berichtet und man bei den spontanen Bewegungen des Patienten keine einschränkende Auffälligkeit bemerkt, ist dies ein Hinweis auf eine muskuläre Problematik. Demgemäß sollte man dann entsprechende Muskeltests einer segmentalen oder artikulären Untersuchung vorziehen – dies weil bei einer nahezu freien und harmonischen Beweglichkeit des Patienten die Wahrscheinlichkeit einer therapiewürdigen Steifigkeit oder Blockierung eher gering ist.

Inspektion

Das menschliche Auge kann Farbe und Form von ruhenden oder bewegten Objekten binnen Sekundenbruchteilen erfassen. Unmittelbar werden selbst kleinste Unterschiede im Seitenvergleich oder Abweichungen von der Norm auffällig. Zwangsläufig führt dies zu einer ungeheuren Menge an visuellen Informationen, die gefiltert werden müssen, um sich bei der Inspektion primär auf jene Abweichungen zu konzentrieren, die in Bezug zur aktuell wahrscheinlichsten Hypothese stehen.

Die Inspektion wird in mehrere Beobachtungskriterien unterteilt. Wesentlich ist, dass die Beobachtungen einerseits mit der Norm und andererseits mit den verschiedenen Körperabschnitten des Patienten verglichen werden.

Inspektion der Wirbelsäulen-Krümmungen

Wird bei einem Patienten eine deutliche Kyphose der Brustwirbelsäule erkannt, muss dies nicht zwangsläufig ein Hinweis auf eine vorliegende Pathologie sein. Selbst wenn die starke Kyphose im Thorax des Patienten außer der Norm läge, können verstärkte lordotische Krümmungen von Hals- und Lendenwirbelsäule ohne deutliche Knickbildungen am zerviko-thorakalen und thorako-lumbalen Übergang (CTÜ bzw. TLÜ) ein insgesamt harmonisches Bild der Wirbelsäule ergeben, was für die jeweilige Problematik nicht zwingend bedeutsam sein muss. Relevant sind in diesem Fall die hohen biomechanischen Schubbelastungen, die sich à la longue auf die tonische Haltearbeit der Muskulatur ungünstig auswirken. Bestenfalls handelt es sich bei der verstärkten Kyphosierung der Brustwirbelsäule also um einen beteiligten Faktor.

Wegweisend im Rahmen der Inspektion ist nicht allein die Feststellung von Norm-Abweichungen. Zentral ist die Ermittlung der möglichen Gründe, die zu auffälligen Abweichungen führen können. Infolgedessen müssen permanent Hypothesen generiert werden, die erstens mit den Daten aus der Anamnese verglichen werden, und zweitens kontinuierlich bzgl. ihrer Relevanz in Bezug zum Hauptproblem aus Sicht des Patienten sowie der aktuell wahrscheinlichsten Hypothese beurteilt werden.

Beobachtungskriterien

Haut

Bei der Inspektion der Haut können sich Schwellungen oder Abhebungen der Hautfältelung zeigen, die auf ein Ödem und somit auf einen akuten oder subakuten Prozess hinweisen. Präsentieren sich diese Auffälligkeiten in Verbindung mit einer Rötung, so liegt offenbar eine Hyperämie vor, was den Verdacht auf eine Entzündung erhärtet. Ist dagegen eine Extremität bei leichter Schwellung distal livide verfärbt, ist an eine vaskuläre Problematik zu denken. Die Erwärmung einer Hautregion, die mit Schweiß auf der Haut imponiert, kann einerseits von einer sportlichen Anstrengung herrühren, andrerseits aber auch bei Stress, Schmerz oder vegetativen Dysfunktionen apparent werden. Eine schuppige, glänzende, marmorierte oder pergamentartige Haut deutet auf eine Grunderkrankung hin.

Zeigt der Patient Narben, so wird deren Aktivität beurteilt: Je stärker die Rotfärbung, desto aktiver ist das Narbengewebe; weist eine Narbe stattdessen weiße Stellen oder Einziehungen auf, liegt eine Minderdurchblutung aufgrund gesteigerter Gewebespannung im Sinne einer funktionelle Dysfunktion vor.

Konstitution

Unter dem Aspekt der Konstitution werden die Längen, Breiten, Tiefen sowie die Gewichtsverteilung des Patienten sowie deren Einfluss auf das Bewegungsverhalten beurteilt. Abweichungen von der hypothetischen konstitutionellen Norm geben Aufschluss über günstige oder ungünstige Hebelarme des Patienten. Die daraus entstehenden Drehmomente verändern das Bewegungsverhalten eines Menschen (Suppé 2007).

- Längen:
  - Verhältnis von Ober- und Unterlänge
  - Verhältnis von Oberschenkel- und Unterschenkellänge
  - Verhältnis der Länge der Körperabschnitte Becken, Brustkorb und Kopf
  - Verhältnis der Armlänge in Bezug auf die Oberlänge
- Breiten:
  - Abstand der Trochanter-Punkte
  - fronto-transversaler Brustkorbdurchmesser
  - Hüftgelenk-Abstand
  - Schultergelenk-Abstand
- Tiefen:
  - Fußlänge
  - sagitto-transversaler Brustkorbdurchmesser
  - sagitto-transversaler Kopfdurchmesser
- Gewichtsverteilung:
  - Beurteilung der aus der Gewichtsverteilung resultierenden Drehmomente

Konstitution und Bewegungsverhalten

Die Konstitution eines Menschen kann nicht verändert werden. Sie beeinflusst das Bewegungsverhalten und beansprucht eine individuelle Anpassung therapeutischer Übungen an die gegebenen Längen, Breiten und Tiefen (Suppé 2007).

Konstitutionelle Abweichungen müssen nicht zwangsläufig die Ursachen von Schmerzen darstellen. Sie kommen allein im Zusammenhang mit einer schlechten Statik und Beweglichkeitsdefiziten zum Tragen und führen zu Problemen mit einer auf Normgrößen konfektionierten Umwelt.

Statik

Unter dem Gesichtspunkt der Statik werden die Haltung des Patienten und deren Einfluss auf das Bewegungssystem beurteilt. Um die funktionelle Bedeutung des Begriffs „Haltung“ zu verstehen, sollte sich der Therapeut folgende Fragen stellen (Suppé 2007):

- Welcher Körperteil bzw. -abschnitt muss von welchem Körperteil bzw. -abschnitt gehalten werden?
- Was geschieht, wenn passive, die Körperteile verbindende Strukturen, ihre Aufgabe nicht erfüllen können?
- Was geschieht, wenn Muskeln, die Körperteile gegen die Schwerkraft bewegen, ihre Aufgabe nicht erfüllen können?

Statik in der Sagittalebene

Bei der Inspektion der Statik des Patienten von lateral, d. h. in der Sagittalebene, werden folgende Körperabschnitte inspiziert:

- Längsgewölbe der Füße
- Gelenkstellung der oberen Sprunggelenke
- Gelenkstellung der Kniegelenke
- Gelenkstellung der Hüftgelenke
- Stellung des Beckens
- Krümmungen der Wirbelsäule
- Gelenkstellung des Schultergürtels
- Position des Kopfs

Zeigen sich Abweichungen wie z. B. eine vermehrte Lordose der LWS oder eine Protraktion des Kopfs, resultieren hieraus Schubbelastungen und erhöhte Drehmomente, die durch vermehrte Muskelaktivität fallverhindernd gehalten werden müssen.

Statik in der Frontalebene und Transversalebene

Bei der Inspektion der Statik von ventral und dorsal werden Abweichungen in der Frontalebene (Abduktion, Adduktion und Lateralflexion) sowie der Transversalebene (Rotation) begutachtet.

Es werden folgende Körperabschnitte inspiziert:

- Quergewölbe der Füße
- Gelenkstellung der unteren Sprunggelenke
- Gelenkstellung der Kniegelenke
- Gelenkstellung der Hüftgelenke
- Stellung des Beckens
- Krümmungen der Wirbelsäule
- Gelenkstellung des Schultergürtels
- Position des Kopfs

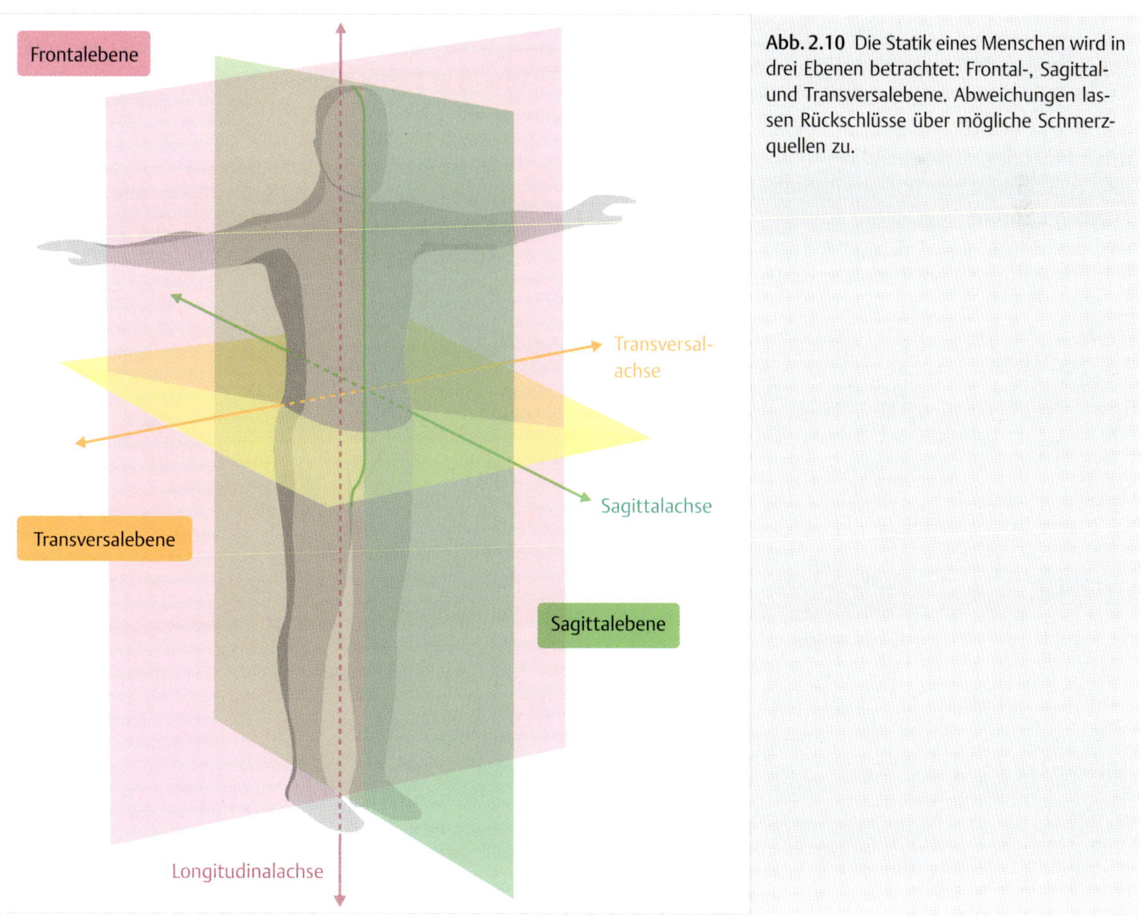

Abb. 2.10 Die Statik eines Menschen wird in drei Ebenen betrachtet: Frontal-, Sagittal- und Transversalebene. Abweichungen lassen Rückschlüsse über mögliche Schmerzquellen zu.

Ganganalyse

Der menschliche Gang erfordert ein Höchstmaß an Kontrolle und Koordination bei der wiederholten Abfolge von Bein- und Fußbewegungen. Die Funktion des Gehens besteht darin, den Körper mit minimalem Energieaufwand sicher von einem Ort zum anderen zu transportieren (Mayer 2003).

Beobachtungen des Gangbilds stellen eine große Herausforderung für den Therapeuten dar. Dieser muss binnen kürzester Zeit minimalste Abweichungen verschiedener Parameter während der einzelnen Phasen des Gehens erkennen können. Voraussetzung für eine befriedigende Ganganalyse ist das Wissen über die Normbewegungen in den einzelnen Gelenken und Körperabschnitten. Zur Strukturierung der Gangbeobachtung haben sich die acht Beobachtungskriterien von Klein-Vogelbach oder die acht Gangphasen von Perry bewährt (Suppé 2007, Perry 2010, Götz-Neumann 2006). Werden bei der Ganganalyse Abweichungen von der Norm festgestellt, müssen Überlegungen über mögliche Ursachen angestellt und Hypothesen aufgestellt werden, warum das Gangbild diese Auffälligkeiten zeigt.

Gangphasen

Die acht Gangphasen nach Perry gestalten sich wie in ▸ Tab. 2.2 dargestellt:

Beim normalen Gangtempo werden gemeinhin 108 bis 120 Schritte pro Minute zurückgelegt. Hierbei sollte das Verhältnis von der Standphase zur Schwungphase ungefähr 60:40 betragen. Jeder Zyklus beinhaltet die erforderlichen Muskelaktivitäten und Bewegungsfreiheiten in den unteren Extremitäten und im Rumpf. Die Kunst bei der Gangbeobachtung liegt darin, etwaige Defizite zu erkennen, um im Anschluss geeignete Tests zur Überprüfung der aufgestellten Hypothesen auswählen zu können.

Zur Veranschaulichung dient ▸ Abb. 2.11. In den Abbildungen wurde der Mid-Stance in eine frühe und späte Phase (▸ Abb. 2.11c bzw. ▸ Abb. 2.11d) differenziert.

Beobachtungskriterien

Mittels der acht Beobachtungskriterien nach Klein-Vogelbach (Suppé 2007) und Götz-Neumann (2006) kann das abweichende Gangbild eines Patienten erkannt, beurteilt und analysiert werden. Die Beobachtungskriterien sind keine Durchschnittswerte, die anhand des Gangbilds verschiedener Menschen ermittelt wurden, sondern charakteristische Merkmale des normalen Gangs:

1. Gangtempo
2. Vorwärtstransport der Körperabschnitte Brustkorb und Kopf
3. Erhaltung der Körperlängsachse
4. Gehbewegungen der Körperabschnitte Becken und Beine
5. Einstellung der Flexions-Extensions-Achsen des Standbeins sowie Abrollweg
6. Spurbreite
7. Schrittlänge
8. Armbewegungen

Aktive Untersuchung

Die aktive Untersuchung soll in erster Linie wichtige Informationen zur aktuell wahrscheinlichsten Hypothese liefern. Basis hierfür ist die im Vorfeld bei der Planung der objektiven Untersuchung getroffene Auswahl geeigneter Tests sowie deren korrekte Ausführung und adäquate Dosierung. Bereits bei der Selektion der Tests soll sich der Therapeut nicht allein auf Informationen fokussieren, die seine Hypothese verifizieren, sondern stattdessen kritisch jene Hinweise beachten, die seine aktuellen Überlegun-

Tab. 2.2 Gangphasen nach Perry (2010).

Englischer Begriff	Deutscher Begriff	Bedeutung	Zeitspanne des Gangzyklus
Initial Contact	Initialer Kontakt	Vorbereitung auf die Stoßdämpfung	0 %
Loading Response	Stoßdämpfungsphase	Stoßdämpfung Beinstabilität Erhalt der Vorwärtsbewegung	0–12 %
Mid Stance	Mittlere Standphase	Abrollen bis über den Vorfuß Bein- und Rumpfstabilität	12–31 %
Terminal Stance	Terminale Standphase	Vorwärtsbewegung über das stützende Bein	31–50 %
Pre-Swing	Vorschwungphase	vorbereitende Positionierung für die Schwungbeinphase	50–62 %
Initial Swing	Initiale Schwungphase	Abheben des Fußes	62–75 %
Mid Swing	Mittlere Schwungphase	Nach-vorne-Bringen des Beins Fuß-Boden-Abstand	75–87 %
Terminal Swing	Terminale Schwungphase	Ende der Schwungphase Vorbereitung auf Initial Contact	87–100 %

gen widerlegen können. De facto existieren zahlreiche klinische Muster, die zwar eine große Schnittmenge gleicher Symptome und Befunde aufweisen, sich voneinander jedoch durch diverse klare Charakteristika unterscheiden.

Die ausgewählten Tests sollen möglichst einfach reproduzierbar, spezifisch, sensitiv und valide sein. In der physiotherapeutischen Praxis stellt dies allerdings eine Schwierigkeit dar: Je komplexer der Test, desto schwieriger dessen Reproduzierbarkeit; zum zweiten bedingt eine hohe Spezifität oftmals eine reduzierte Sensitivität und et vice versa. Im Allgemeinen liegt der Fokus bei der physiotherapeutischen Befunderhebung auf der Sensitivität geeigneter Testverfahren, um so die Gesundheit des Patienten zu erkennen (Kap. 2.2.7).

Die aktive Untersuchung wird in verschiedene Abschnitte unterteilt. Je nach Konzept sind die Inhalte anders verteilt oder in anderer Reihenfolge aufgelistet. Im Folgenden wird das in der Praxis bewährte Procedere des Maitland-Konzepts vorgestellt.

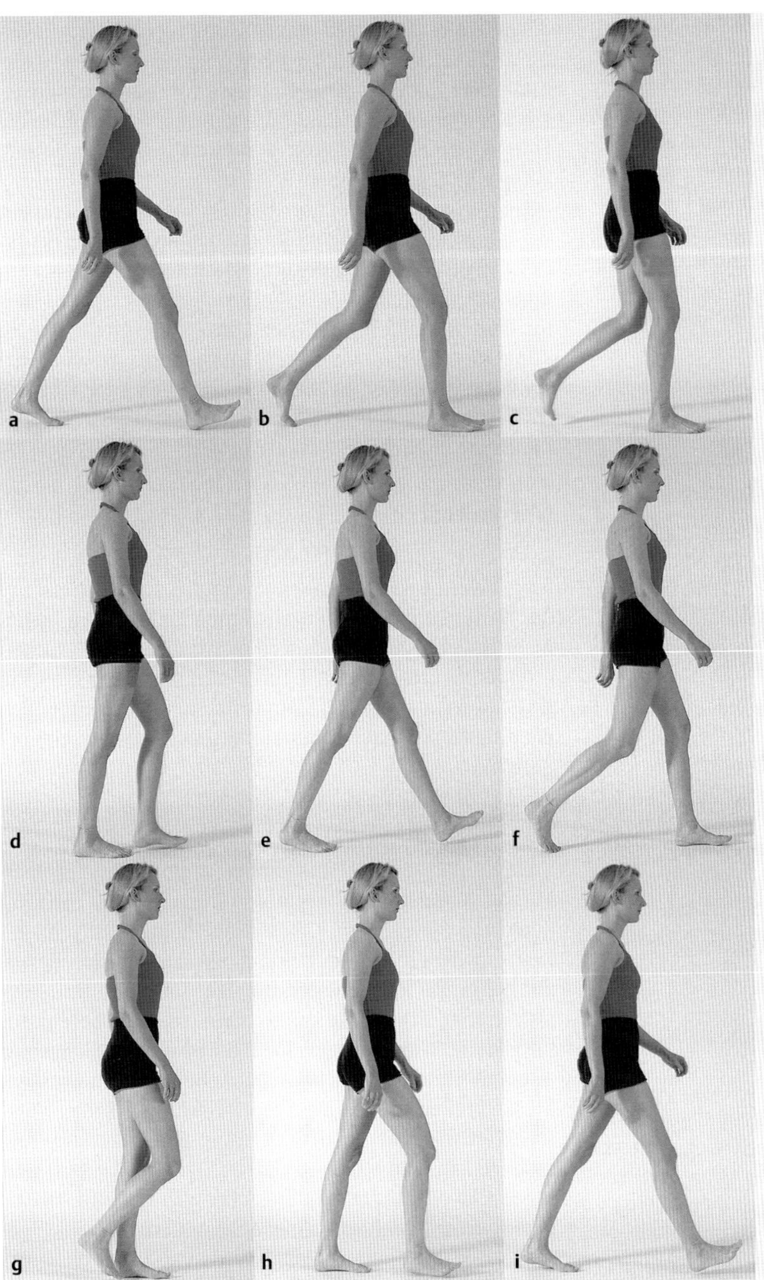

Abb. 2.11 Grafische Darstellung der acht Gangphasen nach Perry. Die gezeigten Gangphasen beziehen sich auf das rechte Referenz-Bein (Götz-Neumann 2011).
a Initial Contact.
b Loading Response.
c Mid Stance. Frühe Phase.
d Mid Stance. Späte Phase.
e Terminal Stance.
f Pre-Swing.
g Initial Swing.
h Mid Swing.
i Terminal Swing.

Alltagsspezifische Bewegungen und Funktionen

Alltagsspezifische Bewegungen und Funktionen sind üblicherweise an die Funktionelle Demonstration gekoppelt, in welcher der Patient eben jene Aktivität oder Funktion vorführt, die ihn im Alltag am meisten einschränkt. Im nächsten Schritt können jetzt vom Patienten ähnliche Bewegungen oder Funktionen demonstrativ abverlangt werden, die weitere Auskunft über mögliche Dysfunktionen geben. Zumeist handelt es sich hierbei um kombinierte Bewegungen, welche der Patient in den aktiven standardisierten Bewegungstests unter Umständen symptomfrei ausführen kann.

An diesem Punkt der aktiven Untersuchung kann bereits differenzierend eingegriffen werden: Entlastet man eine Extremität bzw. nimmt dessen Gewicht bei einer Bewegungsausführung ab, lassen sich die Symptome möglicherweise beeinflussen. Mittels repetierenden Aktivitäten des Patienten können relevante Hinweise für eine eher artikulär bedingte „On-Off"-Symptomatik oder eine sich verschlimmernde diskogen bedingte Symptomatik gewonnen werden (Kap. Einteilung in klinische Gruppen).

Aktive Bewegungstests

Bei aktiven Bewegungstests werden das aktive quantitative Bewegungsausmaß und der qualitative Bewegungsverlauf der einzelnen Gelenke oder Körperabschnitte beurteilt. Bei der Prüfung von Bewegungsquantität und Bewegungsqualität werden folglich die Zusammenhänge zwischen aktiver Bewegung und Symptom-Verhalten erfasst.

Die Rekrutierung einzelner Muskelgruppen kann bei aktiven Bewegungstests ebenfalls beobachtet werden. Ist das Rekrutierungsmuster inkorrekt, kann dies auf eine verminderte Bewegungswahrnehmung oder auf ein falsch rekrutiertes Muster hindeuten. Erkennt man kompensatorische Bewegungen, können eine veränderte Schmerzhemmung oder strukturelle Innervationsprobleme zugrunde liegen.

Bezüglich der Qualität der Bewegung ist zu untersuchen, ob die Bewegung in der vorgegebenen Achse ausgeführt werden kann, oder ob der Patient aus irgendeinem Grund Ausweichbewegungen macht. Der Therapeut beobachtet des Weiteren, ob die Bewegungen und Rückbewegungen flüssig, zäh, zahnradartig oder unter Schmerzen ausgeführt werden.

Lässt sich bei einer schmerzhaften Problematik keine Symptom-Reproduktion in den aktiven Bewegungstests erreichen, kann dies mehrere Ursachen haben. Wurde bspw. bei der subjektiven Untersuchung die Problematik des Patienten in die klinische Gruppe MOM („Momentary Pain") eingeteilt (Kap. Einteilung in klinische Gruppen), so können beim aktiven Bewegungstest die Schmerzen zumeist nicht stante pede reproduziert werden. In besagtem Fall kann der Therapeut seinen Patienten anweisen, entweder repetitiv zu bewegen oder ihn eine kombinierte Bewegung ausführen lassen, bis die Symptomatik ausgelöst wird. Falls auch dies nicht gelingt, soll der Patient vor der nächsten Behandlungseinheit die symptomauslösende Aktivität so lange ausführen, dass er zu Beginn der Therapie die Symptome bzw. die Schmerzen hat. Organisatorisch ist dieses Vorgehen freilich nur selten umzusetzen. Sollte es dem Therapeuten tatsächlich nicht gelingen, die Symptome zu reproduzieren, bleibt noch die Untersuchung mit Überdruck. Hierzu lässt man den Patienten die aktive Bewegung oder auch kombinierte Bewegungen bis an deren aktuelles Bewegungsende ausführen, übernimmt am Ende die Bewegung und führt endgradig passiv einen Überdruck aus. Falls sich auch hier nicht die vom Patienten bekannten Symptome auslösen lassen, können evtl. vergleichbare Zeichen weiterhelfen.

Liegt eine EOR-Symptomatik vor, kann der Therapeut bei der aktiven Bewegungsuntersuchung differenzieren: Der Patient führt aktiv die Bewegung aus und hält sie am Ende aktiv. Verstärkt sich die Symptomatik, spricht dies für eine muskuläre Insuffizienz oder eine intraartikuläre Komponente im Sinne eines Impingements. Nehmen die Symptome dagegen ab, ist wahrscheinlich eher eine extraartikuläre passive Struktur wie der Kapsel-Band-Apparat für die Problematik verantwortlich.

Muskeltests

Bei Muskeltests beurteilt der Therapeut die Kraftentwicklung, das Ansprechverhalten sowie die Ausdauerleistung der Muskulatur. In der Regel werden die Muskeln hierzu nicht isoliert getestet, sondern es werden ganze Muskelgruppen beurteilt wie z. B. die BWS-Extensoren oder die Hüftextensoren etc. Bei den Tests stehen grundsätzlich eher die Funktionalität und die Ausdauerleistung im Vordergrund.

Muskelfunktionstest

Muskelfunktionstests sind isoliert auf einen einzelnen Muskel ausgelegt. Die Testanordnung minimiert die Wirkung von Synergisten. Getestet werden die allgemeine Kraft sowie die Kraftentfaltung über das ganze Bewegungsausmaß des entsprechenden Gelenks. Um aussagekräftige Ergebnisse zu erhalten, müssen bereits im Vorfeld die Gelenkbeweglichkeit und die Muskellänge der Antagonisten als nicht einschränkend beurteilt werden. Muskelfunktionstests besitzen allerdings keine Aussagekraft über die Ausdauerleistung eines Muskels. Tatsächlich kann ein Muskel trotz 100 %iger Muskelkraft und regelrechter Kraftentwicklung über das gesamte Bewegungsausmaß dennoch schneller ermüden.

Die Muskelfunktionstests werden i. A. nach Janda (1994) eingeteilt (► Tab. 2.3):

Tab. 2.3 Muskelfunktionstests nach Janda.

Stufe	Bedeutung	Aussagekraft	Testung
5	N = „normal“	100 %ige Muskelkraft	Ausführung der Bewegung in vollem Bewegungsausmaß gegen großen Widerstand
4	G = „good“	ca. 75 %ige Muskelkraft	Ausführung der Bewegung in vollem Bewegungsausmaß gegen mittelgroßen Widerstand
3	F = „fair“	ca. 50 %ige Muskelkraft	Ausführung der Bewegung in vollem Bewegungsausmaß gegen die Schwerkraft
2	P = „poor“	ca. 25 %ige Muskelkraft	Ausführung der Bewegung in vollem Bewegungsausmaß ohne Wirkung der Schwerkraft
1	T = „trace“	ca. 10 %ige Muskelkraft	minimale Muskelkontraktion
0	Z = „zero“	0 % der normalen Muskelkraft	keine Muskelkontraktion

Spezielle Tests zur Evaluation von muskulären Dysfunktionen

Zur Evaluation von muskulären Dysfunktionen dienen Testbatterien, die Informationen über eine Haltungsinsuffizienz, eine Bewegungskontrolldysfunktion oder ein muskuläres Ungleichgewicht geben. Aktuell werden zunehmend Untersuchungen zusammengestellt, die möglichst einfach anzuwenden sind und trotzdem sehr spezifisch und aussagekräftig sind. In zahlreichen wissenschaftlichen Artikeln wurden bereits Screening-Verfahren zum Erkennen klinischer Muster vorgestellt (Lüdtke 2015, Cook et al. 2006, Hodges 1996, Luomajoki et al. 2007, 2008, 2010, 2011, Mannion et al. 2008, O'Sullivan 2005, van Dillen 1998, van Trijffel 2005).

Neurologische Untersuchung

Die neurologische Untersuchung besteht prinzipiell aus drei Teilen:

- Testung der Sensibilität
- Testung der Kraft
- Testung der Reflexe

In zunehmendem Maß wird in diesem Kontext auch die Neurodynamik untersucht.
Bei allen Untersuchungsschritten ist ein Seitenvergleich elementar und kann die Aussagekraft der Befunde deutlich verstärken.

Die neurologische Untersuchung genießt im klinischen Untersuchungsablauf eine besondere Stellung: Liegt etwa eine Symptomatik mit neurologischer Beteiligung vor, so hat dieser Untersuchungsschritt absoluten Vorrang und wird bereits zu Beginn der objektiven Untersuchung durchgeführt. Dabei ist es unerheblich, ob die neurologische Komponente auf der ärztlichen Diagnose vermerkt ist oder ob sich während der Anamnese deutliche Hinweise auf ebensolche ergeben. Das Abweichen vom normalen Procedere – d. h. das Vorziehen der neurologischen vor der aktiven Untersuchung – ist unumgänglich, weil sich aus neurologischen Befunden schlimmstenfalls absolute Kontraindikationen für eine weitere physiotherapeutische Untersuchung oder Behandlung ergeben können (Kap. 3.10.1).

Gleichfalls kann sich im Rahmen der Anamnese eine Tendenz des Schweregrads einer neurologischen Beteiligung abzeichnen. Berichtet ein Patient bspw. über Rückenschmerzen, die anfangs bis ins Bein ausstrahlten, nunmehr aber bis zum Großzehen reichen und er nun den Vorfuß nicht mehr anheben kann, so dass er permanent stolpert, zeigt dies deutlich eine sich verschlimmernde Symptomatik mit neurologischen Ausfällen. Folglich ist eine provozierende physiotherapeutische Untersuchung kontraindiziert und stattdessen unbedingt eine Kontaktaufnahme mit dem behandelnden Arzt erforderlich. Zum anderen können sich leichte neurologische Zeichen, die Arzt und Patient bekannt sind, auch über einen längeren Zeitraum stabil verhalten, was dann lediglich eine relative Kontraindikation oder eine Vorsichtsmaßnahme darstellt. Jedoch hat auch hier die neurologische Testung von Sensibilität, Kraft und Reflexen den Vorrang vor allen Untersuchungsschritten der objektiven Untersuchung.

Sensibilität

Eine Verminderung oder Verstärkung der Oberflächensensibilität kann verschiedene Ursachen haben. Eine Verminderung kann durch Kompression eines Nervs oder durch Ischämie der den Nerv versorgenden Gefäße entstehen (Polyneuropathie, Diabetes mellitus, mechanisches Interface). Die daraus resultierenden Sensibilitätsausfälle können Dermatom-bezogen imponieren und den Wirbelsäulensegmenten entsprechen oder sich entlang des Verlaufs des peripheren Nervs zeigen und demzufolge dessen Innervationsgebiet entsprechen. Anhand dieser anatomischen Gegebenheiten gestalten sich die Befunde der Sensibilitätsprüfung unterschiedlich (▶ Abb. 2.12)

Auch eine erhöhte oder schmerzhafte Sensibilität kann unterschiedliche Gründe haben. Bei einer akuten Verletzung kommt es zunächst distal des Traumas zur primären Hyperalgesie. Dieser Berührungsschmerz ist physiologisch und klingt in der Regel binnen Stunden oder Tagen

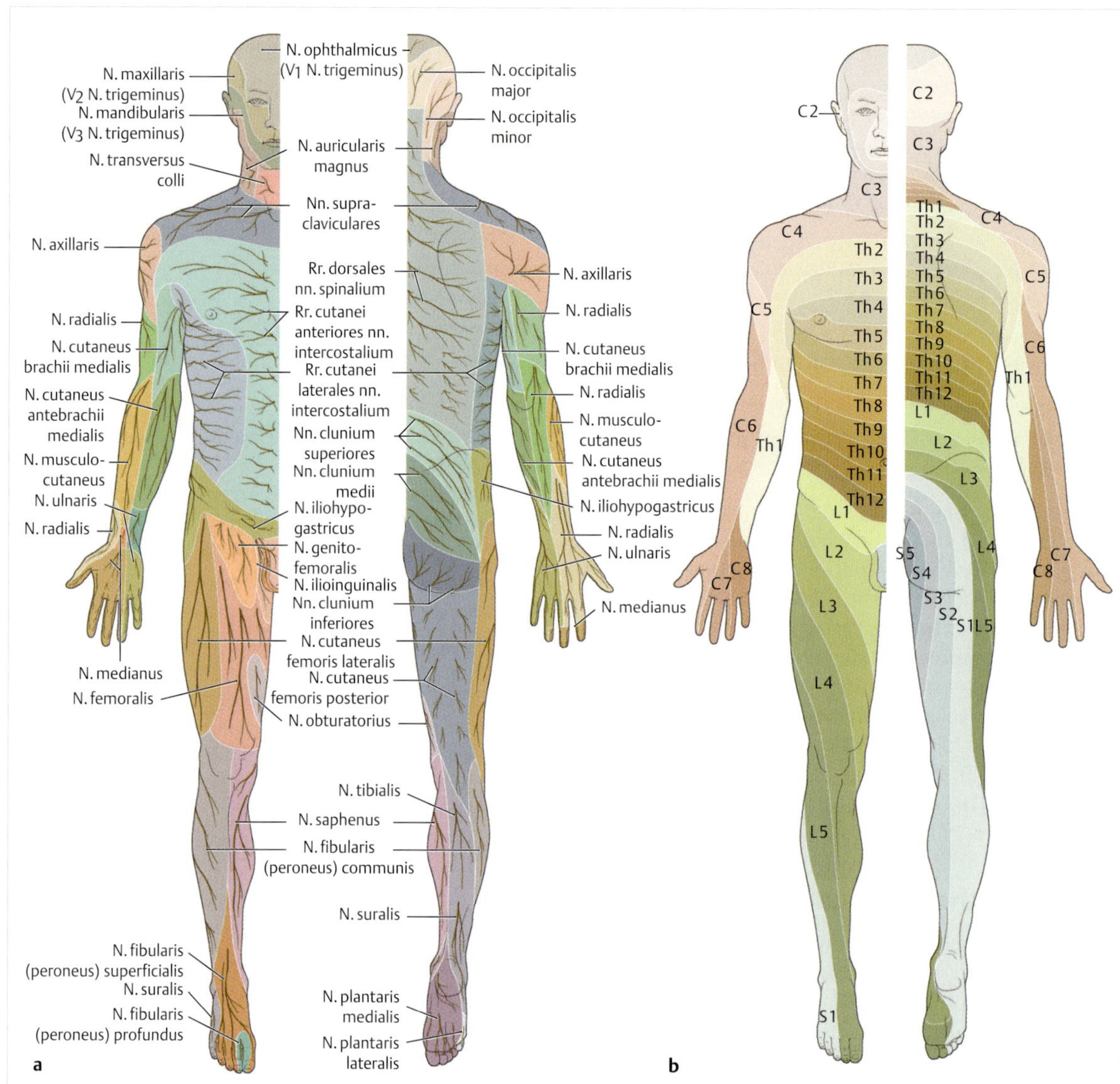

Abb. 2.12 Gegenüberstellung der radikulären (segmentalen) sensiblen Innervation sowie der peripheren sensiblen Innervation.
a Schema der peripheren sensiblen Innervation. Bei Läsion eines peripheren Nervs treten Sensibilitätsausfälle nach diesem Muster auf.
b Schema der radikulären sensiblen Innervation von ventral und dorsal. Das von einer hinteren Spinalnervenwurzel versorgte Hautareal wird als Dermatom bezeichnet. Wird bei einem Bandscheibenvorfall die hintere Wurzel komprimiert, kommt es zu Sensibilitätsausfällen im entsprechenden Dermatom.

ab (Kap. 3.1). Bleibt diese Überempfindlichkeit jedoch über längere Zeit bestehen, kann dies auf einen maladaptiven Prozess hinweisen.

Defizite der Tiefensensibilität sind zumeist bei neurologischen Krankheitsbildern zu beobachten und werden mit speziellen Untersuchungen wie dem „Mirroring-Test" bestätigt.

Kraft

Im Folgenden werden primär die Kennmuskeln der oberen sowie der unteren Extremität getestet (▸ Tab. 2.4). Für eine kursorische Prüfung eignen sich einfachere Tests wie das Gehen auf Zehenspitzen oder Fersen, das Beugen in die Hocke bzw. das Aufstehen aus der Hocke, das Heben eines Gegenstands über den Kopf mit beiden Armen oder auch das einhändige Tragen einer Einkaufstasche.

Für eine segmentale Prüfung der Kennmuskeln gilt die Einteilung nach Janda (Kap. Muskelfunktionstest).

Tab. 2.4 Kennmuskeln der oberen und unteren Extremität.

Segment	Kennmuskel	Muskeltest
C 5	M. deltoideus	Abduktion des Arms ab 90°
C 5 (C 6)	M. biceps brachii	Flexion des Ellenbogens
C 6	M. supinator M. pronator teres	Supination des Unterarms Pronation des Unterarms
C 7	M. triceps brachii	Extension des Ellenbogens
C 8	M. flexor digitorum M. extensor digitorum	Flexion der Finger Extension der Finger
Th 1	Mm. interossei	Abduktion der Finger
L 2 und L 3	M. iliopsoas	Flexion der Hüfte
L 3 und L 4	M. quadriceps femoris	Extension des Knies
L 4 und L 5	M. tibialis anterior	Dorsalextension des Fußes
L 5	M. extensor hallucis	Extension des Großzehs
S 1	M. gastrocnemius	Plantarflexion des Fußes

Tab. 2.5 Muskeleigenreflexe der oberen und unteren Extremität.

Segment	Name des Reflexes	Abkürzung	Muskel
C 5	Bizeps-Sehnen-Reflex	BSR	M. biceps brachii
C 6	Radius-Periost-Reflex	RPR	M. brachioradialis
C 7	Trizeps-Sehnen- Reflex	TSR	M. triceps brachii
L 4	Patellar-Sehnen-Reflex	PSR	M. quadriceps femoris
L 5	Tibialis-Posterior-Reflex	TPR	M. tibialis posterior
S 1	Achilles-Sehnen-Reflex	ASR	M. gastrocnemius

Reflexe

Jegliche Veränderungen der Reflexantwort deuten auf eine Irritation der segmentalen Innervation hin. Die Reflexreaktionen reichen dabei von einer Areflexie mit vollständigem Fehlen eines Eigenreflexes bis hin zur Hyperreflexie mit ungewöhnlich starker Reflexantwort bzw. leichterer Auslösbarkeit des Reflexes.

Entscheidend bei der Untersuchung monosynaptischer Reflexe ist der Seitenvergleich oder der Vergleich mit der ipsilateralen oberen bzw. unteren Extremität. Imponieren nur minimale Unterschiede, können die Reflexe bis zu 10mal nacheinander provoziert werden, da die Möglichkeit besteht, dass nach ersten normalen Reflexreaktionen eine Ermüdung des Reflexes auftritt – dies kann dann als Zeichen für eine geringgradige Pathologie gewertet werden.

Neurodynamik

Mit der abschließenden Testung der Neurodynamik werden die Länge sowie die Gleitfähigkeit der Nerven beurteilt (Butler 2005). Dieser Untersuchungsschritt wird mit äußerster Vorsicht durchgeführt, und es sollen möglichst wenig bis keine Symptome reproduziert werden. Ein langdauerndes Verweilen des Patienten in schmerzhaften neuralen Dehnstellungen wird unbedingt vermieden. Die Differenzierung erfolgt nur aus Dehnstellungen, die gerade noch keine bzw. nur leichte Symptome auslösen.

Generell besteht bei neurodynamischen Tests eine große Gefahr für neurale Mikroläsionen, die Entzündungsreaktionen auslösen und Entzündungsödeme hervorrufen können. Weil die Nervenhülle eine relativ starre Struktur darstellt, gibt sie bei intraneuralen Ödemen wenig bis gar nicht nach. Resultierend entstehen nach einer Latenz unangenehme Nervenschmerzen.

Die Neurodynamik wird mit standardisierten Tests untersucht. Für die Testung der oberen Extremität dienen die „Upper-Limb-Neural-Tension-Tests" (ULNT 1–3), für die Befundung der Neurodynamik der unteren Extremität fungiert u. a. der „Straight-Leg-Raise" (SLR) und der „Prone Knee Bend" (PKB). Für eine generalisierte Testung der unteren Extremität mit simultan ausgeübtem hohem neuralen Stress auf den Rumpf wird der „Slump-Test" verwendet. Sämtliche Untersuchungen können in verschiedenen Bewegungsreihenfolgen und mit spezifischer Betonung auf gewisse Nervenanteile ausgeführt werden. Detaillierte Ausführungen zu den Tests samt deren praktischer Durchführung würden den Rahmen des vorliegenden Buches sprengen und sind demgemäß der Fachliteratur zu entnehmen (Butler 2005).

Um einen eindeutig positiven Befund für eine neurodynamische Komponente zu erhalten, müssen drei Bedingungen erfüllt werden:

- Die bekannten Symptome müssen reproduziert werden.
- Die bekannten Symptome müssen differenzierbar sein.
- Es muss ein relevanter Seitenunterschied bestehen.

Passive Untersuchung

In der passiven Untersuchung wird geprüft, wie sich der Bewegungswiderstand und das Endgefühl eines Gelenks verhalten. Die Palpation gehört ebenfalls zur passiven Untersuchung.

Quantität und Qualität der Bewegung

Grundsätzlich wird die Bewegungsquantität, d. h. das physikalisch objektiv messbare Ausmaß der Bewegung, unterschieden von der Bewegungsqualität, d. h. die während der Bewegung subjektiv spürbaren Qualitäten wie Bewegungsfluss, Dynamik, Rhythmus, Bewegungsharmonie etc. Um die Quantität und die Qualität einer Bewegung einwandfrei beurteilen zu können, benötigt man einerseits das theoretische Wissen, was bei einem normalen Gelenk in puncto Quantität und Qualität zu erwarten ist, andererseits auch viel praktische Erfahrung und Fingerspitzengefühl.

Im Allgemeinen verhält sich ein gesundes Gelenk immer gleich: Es besitzt im Bewegungsausmaß eine kleinere oder größere „neutrale Zone", am Ende des Bewegungsausschlags zunächst einen „physiologischen Raum" sowie einen sich anschließenden „paraphysiologischen Raum". Die neutrale Zone liegt gewöhnlich in der Mitte des ganzen Bewegungsausmaßes und zeichnet sich durch einen sehr geringen Widerstand aus. Wird das Gelenk aus der neutralen Zone heraus passiv in eine Bewegungsrichtung bewegt, lässt sich ab einem bestimmten Punkt ein Anstieg des Widerstands feststellen. An diesem Punkt begeben sich die Gelenkpartner in den „ersten Widerstand" (im Maitland-Konzept: „R1"). Im Normalfall erhöht sich der Widerstand bei weiterer Bewegung in dieselbe Richtung und endet mit dem „zweiten Widerstand" am Ende des „physiologischen Raums" (im Maitland-Konzept: „R2"). An dieser Stelle kann das „Endgefühl" des Gelenks am Bewegungsanschlag beurteilt werden. Den durch die anatomischen Gegebenheiten limitierten „paraphysiologischen Raum" erreicht man ausschließlich mit einer Manipulation, d. h. mit einer impulsiven Mobilisation – ein solches Vorgehen bedarf allerdings einer speziellen postgraduierten Ausbildung.

Pathologische Gelenke imponieren durch Veränderungen im Bereich der neutralen Zone sowie Abweichungen im Widerstandsanstieg (R1) und im Endgefühl (R2) auf. Derartige Veränderungen treten in zahlreichen Variationen auf. Eine Interpretation des Endgefühls (R2) kann Hinweise auf die aktuell wahrscheinlichste Hypothese liefern – dies nur mit dem Wissen, welche Strukturen des Gelenks am Bewegungsende die Bewegung limitieren und folglich beansprucht werden.

Im Folgenden eine Auswahl möglicher Endgefühle:

- hartes und festes Endgefühl:
  - artikuläre oder ossäre Strukturen limitieren das Bewegungsausmaß
  - ligamentäre oder kapsuläre Komponenten bedingen evtl. einen elastischen Anteil eines harten Endgefühls
- weiches Endgefühl:
  - muskuläre Strukturen limitieren das Bewegungsausmaß
- weich-elastisches Endgefühl:
  - muskuläre oder ligamentäre Strukturen limitieren das Bewegungsausmaß

Zur Dokumentation der Bewegungsquantität und -qualität eignet sich ein Bewegungsdiagramm (▶ Abb. 2.14). Dieses aus dem Maitland-Konzept stammende Hilfsmittel erlaubt die anschauliche grafische Darstellung der bei der Untersuchung festgestellten Bewegungswiderstände und Bewegungsgrenzen sowie evtl. bei der Bewegung auftretender Symptome und Schutzspasmen. Ein Bewegungsdiagramm erlaubt dem Therapeuten, schnell und sehr anschaulich eine passive oder akzessorische Bewegung und den Zusammenhang mit den Symptomen zu dokumentieren. Es hilft auch in der Kommunikation mit anderen Therapeuten und stellt somit einen gewissen Schutz gegen eine Überdosierung dar.

Im angeführten Bewegungsdiagramm (▶ Abb. 2.14) wird auf der A-B-Achse der physikalisch messbare Umfang der untersuchten Bewegung dargestellt. Im Bewegungsverlauf werden dabei der Beginn der Symptome (P1, rote Linie) sowie der Beginn des Widerstandsanstiegs (R1, blaue Linie) dokumentiert. Die C-D-Achse beschreibt die Limitierungen. Beim vorliegenden Beispiel liegt die Bewegungsgrenze bei ca. ¾ des physiologisch zu erwar-

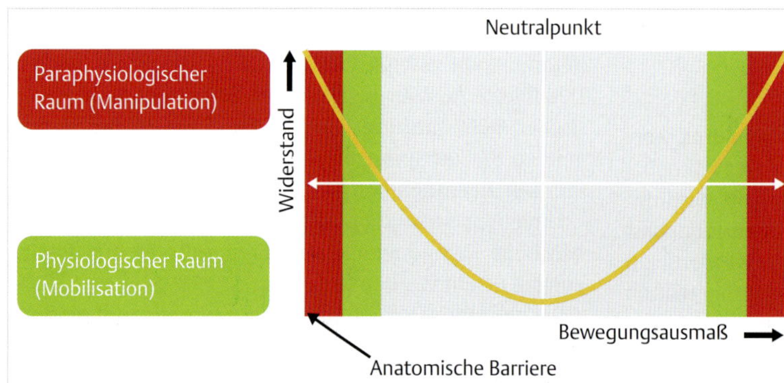

Abb. 2.13 Physiologisches Bewegungsausmaß eines Gelenks: In der neutralen Zone, zumeist in der Mitte des Bewegungsausmaßes, zeigt sich ein minimaler Widerstand, der bei fortschreitender Bewegung in eine Richtung stetig bis zum „physiologischen Raum" (grün) ansteigt. Dieser bestimmt das „Endgefühl" des Gelenks. Demgegenüber ist der „paraphysiologische Raum" (rot) allein durch impulsive Manipulation passiv zu erreichen.

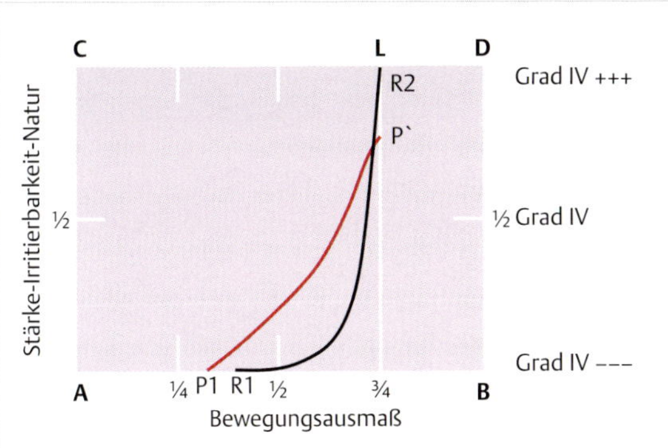

Abb. 2.14 Bewegungsdiagramm nach Maitland: Die rote Linie beschreibt die Quantität der Symptome, während die blaue Linie die Bewegungswiderstände und -grenzen dokumentiert. Zudem lassen sich die Grade der vom Therapeuten applizierten Bewegungstests ablesen.

tenden Bewegungsausmaßes. Dieses Bewegungslimit wird durch ein großes „L" (Limit) gekennzeichnet. Die Limitierung ist in diesem Fall durch den Endwiderstand (R2, blaue Linie) gegeben.

Im Maitland-Konzept werden passive Bewegungen sowohl in der Untersuchung als auch in der Behandlung in kleinen und großen Amplituden rhythmisch und in verschiedenen Geschwindigkeiten durchgeführt (▶ Tab. 2.6). Im gesamten Bewegungsweg werden vier Grade unterschieden: Grad I ist eine sehr kleine und Grad II eine große Amplitude, beide nahe am Beginn der Bewegung. Sie sind definiert als Bewegungen, die keine Weichteilstrukturen unter Zug setzen und damit vor dem Endpunkt der völlig freien Beweglichkeit lokalisiert. Grad III ist eine große und Grad IV eine kleine Amplitude, beide nah am Ende des Bewegungswegs. Diese Bewegungen beinhalten Zug oder Druck im bewegten Gelenk oder im gelenknahen Gewebe und reichen bis in den Teil des Bewegungswegs ohne völlig freie Beweglichkeit. Die Grunddosierung der einzelnen Bewegungsgrade kann weiter verfeinert werden. Die Abstufungen werden mit „Plus" (intensiver) und „Minus" (schwächer) gekennzeichnet. So beschreibt eine Dosierung mit Grad IV– – –, dass der Therapeut zwar in die Nähe des zweiten Widerstands R2 geht, diesen aber nicht berührt; eine Berührung von R2 käme einem Grad IV nahe. Eine Dosierung mit Grad IV+++ beschreibt hingegen, dass der Therapeut mit seiner Intervention am intensivsten in den zweiten Widerstand R2 geht. Eine solche Dosierung ist einer Anwendung mit Überdruck gleichzusetzen.

Anhand der angeführten Tabelle (▶ Tab. 2.6) wird deutlich, dass der Therapeut im vorliegenden Beispiel (▶ Abb. 2.14) das untersuchte Gelenk mit einer Intensität von Grad IV+++ bis ans Ende der aktuell möglichen Bewegung passiv bewegt hat. Wie aus dem Bewegungsdiagramm schnell ersichtlich wird, waren die Symptome bzw. die Schmerzen nicht limitierend, obwohl sie mit zunehmender Untersuchungsintensität (rote Linie) anstiegen. Folglich wurde der Schmerz am Bewegungsende entsprechend dem Maitland-Konzept mit „P´" gekennzeichnet.

Wird die A-C-Achse (Stärke-Irritierbarkeit-Natur) in zehn gleichgroße Abschnitte unterteilt und als NRS-Skala (Numerische Rating-Skala, vgl. Kap. Bodychart) interpretiert, so läge der aktuelle Schmerzwert des Patienten am Ende der eingeschränkten Bewegung bei ca. 7,5/10 (NRS) – dies etwa bei einer Dosierung mit Grad IV++.

Bei neurologischen Erkrankungen oder sehr schmerzhaften Zuständen kann der Patient eine willkürliche oder unwillkürliche Gegenspannung initiieren. Eine solche Gegenspannung bzw. ein Schutzspasmus würde dann mit einem großen „S" gekennzeichnet.

Akzessorische Bewegungen

Akzessorische Bewegungen sind unphysiologische Bewegungen, die ein Mensch nicht aktiv durchführen kann. Diese bei jedem Gelenk vorhandenen Bewegungstoleranzen können dagegen vom Therapeuten mittels Zusatzbewegungen passiv provoziert werden. Dadurch werden gezielt symptomrelevante, d. h. „verdächtige" Strukturen ent- oder belastet und dadurch das Symptom-Verhalten beurteilt. Derartige Befunde geben wertvolle Hinweise auf die aktuell wahrscheinlichste Hypothese.

Palpation

Durch das Ertasten von Körperstrukturen mit einem oder mehreren Fingern bzw. Händen erhält der Therapeut sehr viele Eindrücke über die Beschaffenheit der Gewebe sowie die Bewegungsqualität. Anatomisches Wissen, räumliches Vorstellungsvermögen und nicht zuletzt das Feingefühl des Untersuchers sind elementare Voraussetzungen für eine qualitativ gute und aussagekräftige Palpation.

Mittels des Tastbefunds können verschiedene Qualitäten der Gewebe beurteilt werden. Palpierbar sind neben Haut, Unterhaut, Muskeln, Sehnen, Knochen, Gelenken auch Nerven und Gefäße. Auffälligkeiten lassen Rückschlüsse über evtl. vorliegende Pathologien zu (▶ Tab. 2.7).

Tab. 2.6 Bewegungsgrade bei Untersuchung und Behandlung entsprechend dem Maitland-Konzept.

Bewegungsgrad entsprechend dem Maitland-Konzept	Durchführung
I	kleine Amplitude ohne Widerstand nahe der Ausgangsstellung
II	große Amplitude über den gesamten widerstandsfreien Bereich
III	große Amplitude bis in den Gewebs-/Muskel-Widerstand
IV	kleine Amplitude bis in den Gewebs-/Muskel-Widerstand
V	Manipulation Impulstechnik ohne Kontrolle des Patienten (Grad IV mit hoher Geschwindigkeit)

Tab. 2.7 Übersicht über Veränderungen der Gewebequalität und dementsprechende Pathologien.

Qualität des Gewebes	Veränderung	Potentielle Pathologie
Temperatur	erhöhte Temperatur	Entzündungsprozesse Hyperämie
	reduzierte Temperatur	Ischämie
Feuchtigkeit	erhöhte Transpiration	lokale Irritation der Thermoregulation (Th 4-Syndrom, CRPS) vegetative Störungen (Sympathikotonus)
	reduzierte Transpiration	Grunderkrankung Medikamente vegetative Störungen (Parasympathikotonus) Wirkung von Toxinen oder Noxen
Verschiebbarkeit	reduzierte Verschiebbarkeit	Verklebungen der Haut mit subkutanem Gewebe oder Faszien gestörte Wund- bzw. Narbenheilung trophische Störungen Nicht-Gebrauch der Strukturen
Tonus	erhöhter Tonus	Schwellungen oder Ödeme hypertone Muskulatur erhöhte Spannung des Bindegewebes Dysfunktionen anliegender oder entfernter Strukturen
Elastizität	reduzierte Elastizität im Sinne Steifheit und Härte	Quellungen Dysfunktionen anliegender oder entfernter Strukturen Vernarbungen

Spezielle Tests

Zur weiteren Befundung können Muskellängen-Tests, Stabilitäts-Tests, Kraft- und Ausdauer-Tests sowie Atemfunktions-Prüfungen rekrutiert werden. Im Folgenden werden exemplarisch die Muskellängen-Tests sowie die Stabilitäts-Untersuchungen vorgestellt.

Muskellängen-Tests

Charakter und Verhalten der Symptome geben mögliche Hinweise auf eine verkürzte Muskulatur. So kann ein ziehender Schmerz bei einer endgradigen Bewegungsposition, der mit einem „On-Off"- Verhalten imponiert und sich eher oberflächlich im Muskelverlauf lokalisieren lässt, auf eine verkürzte Muskulatur hindeuten.

Grundsätzlich gibt es standardisierte Ausgangstellungen für die Testung der Länge nahezu jeden Muskels. Wichtig hierbei ist die Differenzierung in Bezug auf die Mitbeteiligung artikulärer oder neurodynamischer Komponenten. Artikuläre Symptome sind eher punktuell, stechend und über eine Testung der Muskellänge nicht beeinflussbar, während neurodynamische Symptome mit einer Differenzierung möglichst weit weg vom entsprechenden Muskel ausgeschlossen werden müssen.

Bei eingelenkiger Muskulatur empfiehlt sich meist eine kurze Dehnintervention, um bei eingeschränktem Bewegungsausmaß Klarheit über das Verhalten der Muskellänge zu erhalten. Die passive Dehnung wird unter Umständen jedoch auch den Kapsel-Band-Apparat mitdehnen und so zur Erweiterung des Bewegungsausmaßes führen. Um einen Dehnreiz auf periartikuläre Strukturen zu vermeiden und sich gewissermaßen „auf den Muskel zu konzentrieren", sollte der Therapeut hierzu eine „Hold-Relax"-Technik benutzen. Zeigt sich anschließend ein verbessertes Bewegungsausmaß, kann dies zweifelsfrei einer verkürzten Muskulatur zugeschrieben werden.

Bei zweigelenkigen Muskeln ist die Differenzierung relativ einfach. Hierzu bringt der Untersucher den Muskel unter Spannung, bis die bekannten Symptome auftreten, und differenziert im Folgenden über das Bewegen eines der beiden Gelenke.

Stabilitäts-Tests

Stabilitäts-Tests werden in passive und aktive Untersuchungen eingeteilt.

Bei passiven bzw. klassischen Stabilitäts-Tests wird exklusiv die Stabilität der passiven Strukturen von Kapsel-Band-Apparat und Sehnen überprüft.

Demgegenüber versteht man unter der aktiven Stabilitäts-Fähigkeit das Stabilisationsvermögen der gelenknahen Muskulatur. Die aktive Stabilisation unterteilt sich weiter in eine statische und eine dynamische Stabilität. Unter der statischen Stabilität versteht man die muskuläre Stabilisationsfähigkeit in einer gehaltenen oder stehenden Position. Hierbei kann die Muskulatur die passive Instabilität des Kapsel-Band-Apparats kompensieren. Dagegen zeigt sich die dynamische Stabilisationsfähigkeit erst in der Dynamik der Bewegung. Hierzu ist es notwendig, die Aktivitäten des täglichen Lebens bzw. die symptomatische Tätigkeit zu untersuchen. Weil wegen der zur Untersuchung ausgeführten tendenziell schnellen Bewegungen des Patienten eine Beurteilung schwierig ist, kann die Zuhilfenahme einer Videokamera dienlich sein. Das Zurückgreifen auf Kamera, Laptop & Co. soll freilich nicht zum Standard erhoben werden, da ein geschultes Auge ebenso in der Lage ist, binnen weniger Augenblicke Defizite der Bewegung oder Ausweichbewegungen zu erkennen und zu klassifizieren.

Basis der muskulären Stabilisation ist neben einer suffizienten Muskulatur eine ausreichende Wahrnehmung. Zum einen müssen Mechanorezeptoren (Aβ-Fasern) in Gelenkkapsel und Haut genügend Input liefern, damit die Muskulatur stabilisierend arbeiten kann. Zum anderen dienen Oberflächensensibilität und Propriozeption der situationsgerechten Rekrutierung der Muskeln. Wichtig ist in diesem Zusammenhang der Gleichgewichtssinn, der neben der Perzeption der Sensoren von Auge und Innenohr auch auf der Funktionalität der oberen Kopfgelenke basiert.

Gleichfalls sind Bewegungsmuster und die Reihenfolge der Rekrutierung von Muskelgruppen wichtige Faktoren. Bewegungskontrolldysfunktionen können dynamische Instabilitäten hervorrufen und à la longue in einer strukturellen Instabilität enden.

Entscheidungsbox – Objektive Untersuchung

- Zeigen die gewählten Tests nicht das anhand der aktuell wahrscheinlichsten Hypothese erwartete Resultat, werden die klinisch relevante Fragestellung (Kap. 2.2.4) bzw. die aktuell wahrscheinlichste Hypothese (Kap. 2.2.5) und entsprechende Hypothesenkategorien (Kap. 3.5) hinterfragt.
- Bei problematischer Priorisierung von Testverfahren bzw. von Assessments, muss die Planung der objektiven Untersuchung (Kap. 2.2.7) geprüft werden.
- Bei fehlender oder nicht ausreichender Aussagekraft der gewählten Testverfahren wird die Richtig- und Vollständigkeit der Anamnese (Kap. 2.2.3) begutachtet und die Dosierung der Tests im Befund und in der Behandlung (Kap. 3.3) überdacht.
- Bei weiter bestehender Unklarheit zur Durchführung der objektiven Untersuchung muss die Wissensbasis (Kap. 3.7) hinzugezogen und im Bedarfsfall weitere Daten beschafft werden.
- Bei der objektiven Befundung kann und soll der Therapeut von seinen Erfahrungen und ihm bereits bekannten klinischen Mustern (Kap. 3.7.2) profitieren.
- Klassische Wundheilungsphasen (Kap. 3.9) sowie die ICF-Ebenen (Kap. 3.5.1) sind bei der objektiven Befundung stets zu beachten.
- Grafische Darstellung s. ▶ Abb. 2.15

Zeigen die von Ihnen gewählten Tests nicht das anhand der aktuell wahrscheinlichsten Hypothese erwartete Resultat?
Ist Ihre klinische relevante Fragestellung tatsächlich korrekt?
Bekommen Sie nur wenige oder gar keine Hinweise zur Überprüfung Ihrer Hypothese mittels der von Ihnen für die objektive Untersuchung gewählten Tests?

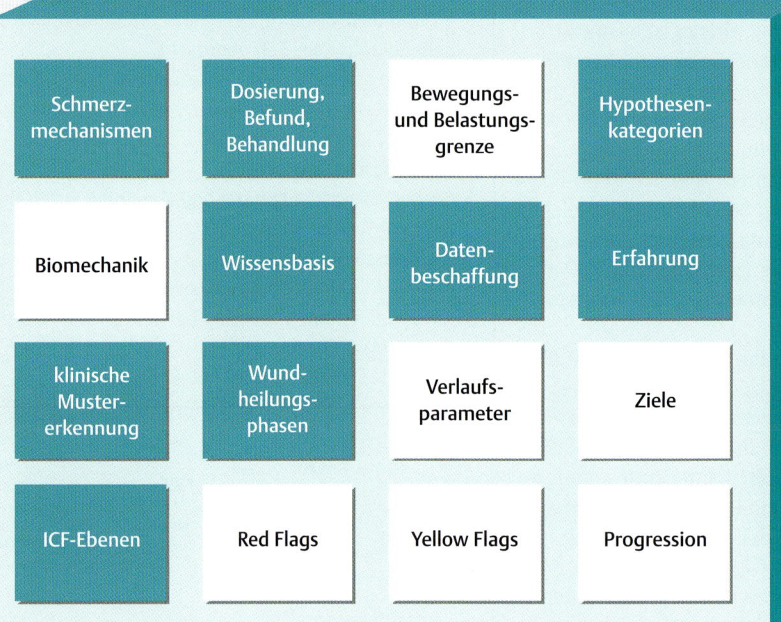

War Ihre Anamnese unvollständig? s. Kap. 1.2.3.

Haben Sie die richtige klinisch relevante Fragestellung erkannt? s. Kap. 1.2.4.

Wurden von Ihnen ausreichend Informationen für eine geeignete objektive Untersuchung eingeholt? s. Kap. 2.5.1. sowie 2.7.2 bis 2.9

Erfolgte eine adäquate Dosierungen bei den Tests? s. Kap. 2.3.

Abb. 2.15 Grafische Darstellung zur Entscheidungsbox „Objektive Untersuchung“.

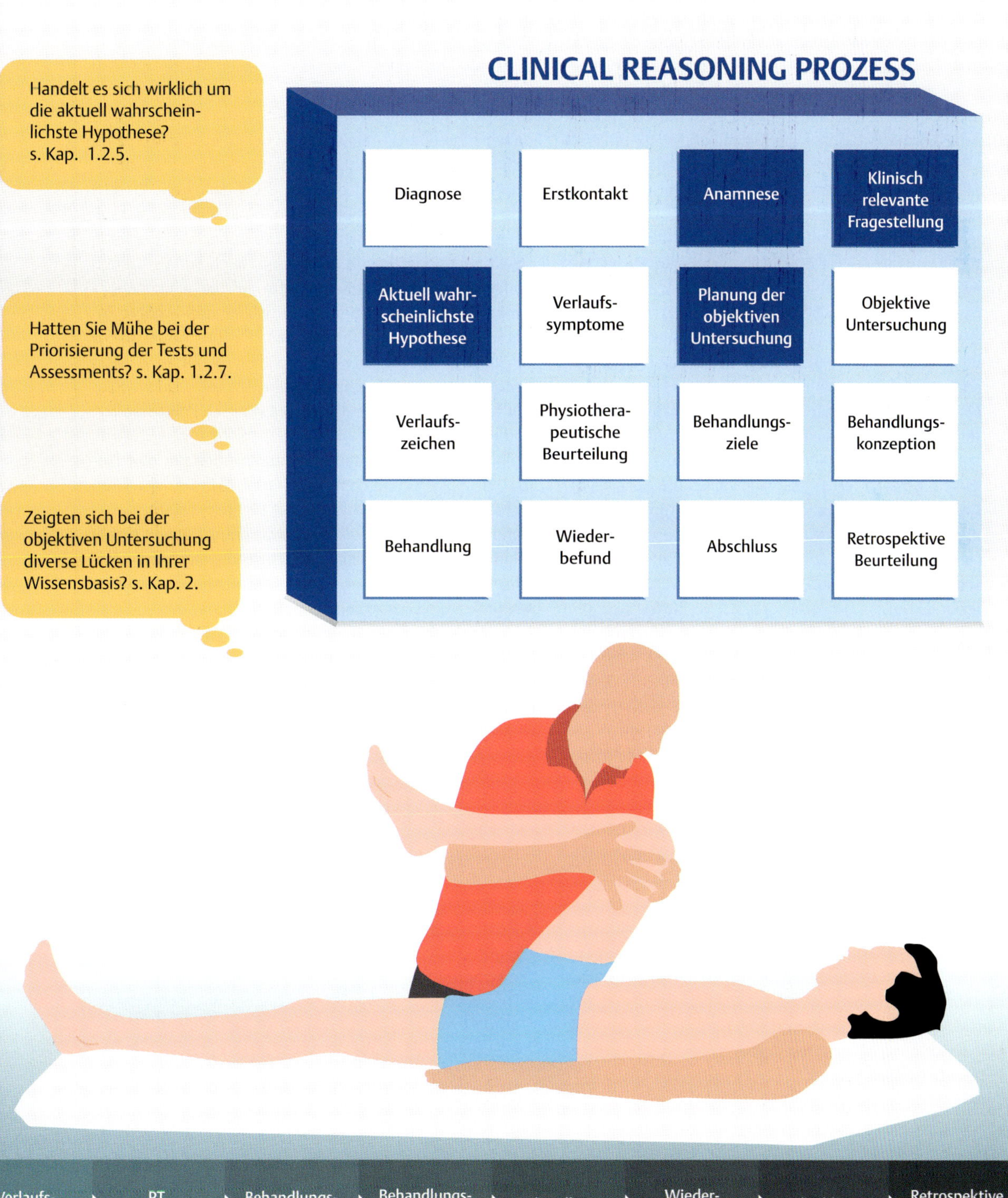

Begleitendes Fallbeispiel – Objektive Untersuchung

In der objektiven Untersuchung gibt Frau Kasuppke eingangs als momentane Beschwerden keine Schmerzen in rechter Hüfte und Oberschenkel an (0/10 NRS). Die Witwe kann sich dann mit geringer therapeutischer Hilfestellung vom Rollstuhl auf ihr linkes Bein stellen. Für die Standsicherheit benötigt sie links eine Achselstütze. Das rechte Bein ist leicht flektiert, abduziert und außenrotiert. Die Vorfußspitze berührt den Boden, wobei bereits Symptom 1 (3/10 NRS) ausgelöst wird.

Zur Realisierung der geplanten Funktionellen Demonstration sieht sich die Patientin zum derzeitigen Zeitpunkt noch außerstande, ein paar Schritte an den Stützen zu gehen und möchte sich stattdessen wieder setzen. Im Sitzen lindert sich der Hüftschmerz rechts (1/10 NRS). Den tiefen Transfer vom Rollstuhl auf die Behandlungsbank realisiert die 82-Jährige in kleinen Schritten etwas unsicher, aber selbständig. Dabei benützt sie immer wieder spontan ihre rechte Hand zum Abstützen. In Rückenlage versucht die Patientin alsdann eine Streckhebung beider Beine, um eine Knierolle zu platzieren. Die Streckhebung wird seitens des Therapeuten sofort unterbrochen und das Beingewicht rechts abgenommen. In bequemer Lage ist das rechte Bein der Patientin in Flexion, Abduktion und Außenrotation auf der Knierolle gelagert, während ein Kissen den rechten Unterarm unterstützt.

Bei der neurologischen Untersuchung fällt eine leicht verminderte Sensibilität der Füße v. a. im Sohlenbereich auf. Je proximaler die Sensibilität des Fußes und Unterschenkels getestet wird, desto normaler die Sensibilität. Das aktive Ansteuern von Zehen- und Fußmuskulatur ist unauffällig. Bei der Untersuchung der passiven Beweglichkeit der rechten Hüfte zeigen sich entsprechend der Neutral-Null-Methode folgende Werte im Seitenvergleich:

- Flexion/Extension Hüftgelenk rechts: 90/20/0
  - Symptom 1 und Symptom 2 limitieren die Extension
  - bei Flexion mit 25° Abduktion: 90/5/0
- Flexion/Extension Hüftgelenk links: 100/5/0
  - symptomfrei
- Abduktion/Adduktion Hüftgelenk rechts: 30/15/0
  - Symptom 1 und Symptom 2 limitieren die Adduktion
- Abduktion/Adduktion Hüftgelenk links: 30/0/10
  - symptomfrei
- Innenrotation/Außenrotation Hüftgelenk rechts: 0/10/20
  - Symptom 1 und Symptom 2 limitieren die Innenrotation
- Innenrotation/Außenrotation Hüftgelenk links: 10/0/25
  - symptomfrei

Bei der Palpation der rechten Hüfte ist der Muskeltonus der Mm. gluteus medius und quadriceps femoris erhöht. Der M. quadriceps femoris ist zudem leicht druckdolent. Eine Erwärmung ist nicht feststellbar. Die Palpation der linken Hüfte ist ohne Befund.

Die Frage, ob mit geeigneten Untersuchungen und Tests die aktuell wahrscheinlichste Hypothese bestätigt oder verworfen werden kann, kann nahezu bejaht werden, da immerhin gute Hinweise für ein mechanisches Geschehen vorliegen. Kombiniert mit den anatomischen und pathophysiologischen Gegebenheiten können folgende Gedankenspiele angestellt werden: Durch die Abduktionskomponente der rechten Hüfte bei einer Extensionsbewegung, werden Symptom 1 und Symptom 2 deutlich später ausgelöst. Aus Sicht der Biomechanik befindet sich ein leicht abduziertes Hüftgelenk in einer entlastenden Position; d. h. es wirken bei einer Extension weniger Kräfte auf den Schenkelhals, und es kommen weniger nozizeptiv versorgte Strukturen unter Bedrängnis – dies ungeachtet der Tatsache, dass das Lig. Iliofemorale bei Extension gespannt wird und somit für Symptom 1 verantwortlich sein kann.

Dementsprechend ist die Hypothese dahingehend, dass eine vermehrte Adduktionsbewegung in Richtung normaler Beinachse, kombiniert mit Extension, die besagten Strukturen in Bedrängnis bringt und durch den verfrühten Widerstandsanstieg größere Kräfte auf die schmerzempfindliche Knochenhaut der Fraktur wirken. Der erhöhte Tonus im M. quadriceps femoris samt leichter Druckdolenz sprechen für die Verantwortlichkeit für Symptom 2. Nach der objektiven Untersuchung ergibt sich keine Notwendigkeit für eine Anpassung der aktuell wahrscheinlichsten Hypothese.

Zu den Befindlichkeiten im Unterarm befragt, gibt Emma Kasuppke Schmerzen an (3/10 NRS). Sie hält ihren rechten Arm in Schonhaltung mit leichtem Schulterhochstand rechts. Der Gips scheint etwas eng zu sitzen: rechte Hand und Finger sind leicht geschwollen. Nach der Gipsabnahme sind im distalen Drittel des Unterarmes deutliche Abdrücke vom Gips zu sehen.

Zur Funktionellen Demonstration zeigt die Patientin die Verstärkung der Schmerzen durch leichte Wackelbewegungen der rechten Hand (5/10 NRS). Im Anschluss hält sie den Arm nach oben auf Kopfhöhe und bestätigt, dass dieses Hochheben den Schmerz lindert.

Bei der Untersuchung der aktiven und passiven Beweglichkeit des rechten Handgelenks sowie des Ellenbogens zeigen sich entsprechend der Neutral-Null-Methode folgende Werte im Seitenvergleich:

- Dorsalextension/Palmarflexion Handgelenk rechts aktiv: 10/0/5
  - Symptom 3 limitiert die Bewegungen
- Dorsalextension/Palmarflexion Handgelenk links aktiv: 60/0/50
  - symptomfrei
- Dorsalextension/Palmarflexion Handgelenk rechts passiv: 15/0/10
  - Symptom 3 limitiert die Bewegungen

- Dorsalextension/Palmarflexion Handgelenk links passiv: 65/0/60
  - symptomfrei
- Flexion/Extension Ellenbogen rechts: 150/20/0
  - Symptom 3 limitiert die Extension
- Flexion/Extension Ellenbogen links: 160/0/5
  - symptomfrei

Bei der Palpation des rechten Unterarms ist die Gewebsspannung allgemein erhöht und druckdolent. Das Gewebe ist erwärmt, und es lassen sich leichte Dellen in die Haut eindrücken. Im Bereich des Gipses imponiert eine leicht erhöhte Sudation. Die Palpation des linken Unterarms ist ohne Befund. Bei der Messung des Umfangs beider Unterarme im Seitenvergleich jeweils 18 cm distal vom Epicondylus lateralis humeri zeigt sich rechts ein Umfang von 19 cm, links ein Umfang von 16,5 cm.

Die auch hier zu stellende Frage, ob mit geeigneten Untersuchungen und Tests die aktuell wahrscheinlichste Hypothese bestätigt oder verworfen werden kann, kann erneut nahezu bejaht werden, da zumindest gute Hinweise für ein entzündliches Geschehen sprechen. Kombiniert mit den anatomischen und pathophysiologischen Gegebenheiten können auch hier Überlegungen angestellt werden: Die aktuelle Hypothese zu Symptom 3 ist auf zwei maßgebende Faktoren zurückzuführen. Zum ersten setzt die Patientin ihren rechten Arm offensichtlich zu stark und zu oft ein. Falls die 82-Jährige ihren Arm in der Proliferationsphase deutlich überbeansprucht, besteht die Gefahr einer Gewebeschädigung auf zellulärer Ebene ein, wodurch die entzündliche Komponente jeweils wiederkehrend eingeleitet und die Entzündungsphase entsprechend verlängert würde. Zum zweiten sind die Ruhigstellung im Gipsverband und die daraus resultierende Inaktivitätsschwellung für den Unterhalt der Symptomatik verantwortlich. Durch das immer wieder ausgelöste Anschwellen des Unterarms wird der Gips zusehends zu eng. Erzwungene Inaktivität und physiologische Entzündungsödeme führen zur aktuellen Schmerzsymptomatik. Nach der objektiven Untersuchung ergibt sich auch hier kein Grund, die aktuell wahrscheinlichste Hypothese zu modifizieren.

2.2.9 Verlaufszeichen

Zum Abschluss der objektiven Untersuchung muss der Untersucher zwei bis drei Verlaufszeichen auswählen. Wie die Verlaufssymptome (Kap. 2.2.6) sollen diese angelehnt an das Hauptproblem des Patienten einen adäquaten Verlauf über die gesamte physiotherapeutische Intervention abbilden. Gegebenenfalls müssen im Fortschritt der Therapie auch andere Verlaufszeichen ausgewählt werden, wenn sich die Symptomatik des Patienten anders als erwartet entwickelt.

Das klassische objektive Verlaufszeichen ist die Neutral-Null-Methode zur Dokumentation der Bewegungsquantität. Mittels dieses Parameters wird der Erfolg der Therapieintervention festgehalten und der Behandlungsfortschritt in der Verlaufs- und Erfolgskontrolle beurteilt.

Entscheidungsbox – Verlaufszeichen

- Basis der richtigen Auswahl adäquater Verlaufszeichen ist eine korrekte Planung der objektiven Untersuchung (Kap. 2.2.7) sowie die diesbezügliche Wahl geeigneter spezifischer bzw. sensitiver Tests.
- Der Nutzen von Verlaufszeichen ist von der richtigen Dosierung im Befund und in der Behandlung (Kap. 3.3) abhängig.
- Ergeben sich Schwierigkeiten bei Auswahl und Gebrauch der Verlaufszeichen werden die Bewegungs- und Belastungsgrenzen (Kap. 3.4) sowie die Biomechanik (Kap. 3.6) und die Wissensbasis (Kap. 3.7) hinterfragt.
- Grafische Darstellung s. ▶ Abb. 2.16

Begleitendes Fallbeispiel – Verlaufszeichen

Als Verlaufszeichen im Fall Kasuppke bieten sich passend zu Symptom 1 folgende drei Parameter an:

- spontaner Stand mit Augenmerk auf die Position des rechten Beins
- passive Hüftextension mit Abduktionskomponente
- später evtl. Gehen mit Achselstützen

Zu Symptom 2 passen folgende Verlaufszeichen:

- Muskeltonus M. quadriceps femoris
- Druckdolenz M. quadriceps femoris
- später evtl. Gehen mit Achselstützen

Zur Dokumentation des Verlaufs von Symptom 3 eignen sich diese Parameter:

- aktive und passive Beweglichkeit des rechten Handgelenks
- Umfangmessung der Schwellung des rechten Unterarms
- Palpation von Gewebespannung, Druckdolenz und Erwärmung

Bereitet Ihnen das Definieren geeigneter Verlaufszeichen Schwierigkeiten?
Waren die von Ihnen gewählten Tests genügend spezifisch und sensitiv, um einen objektiven Verlauf abbilden zu können?

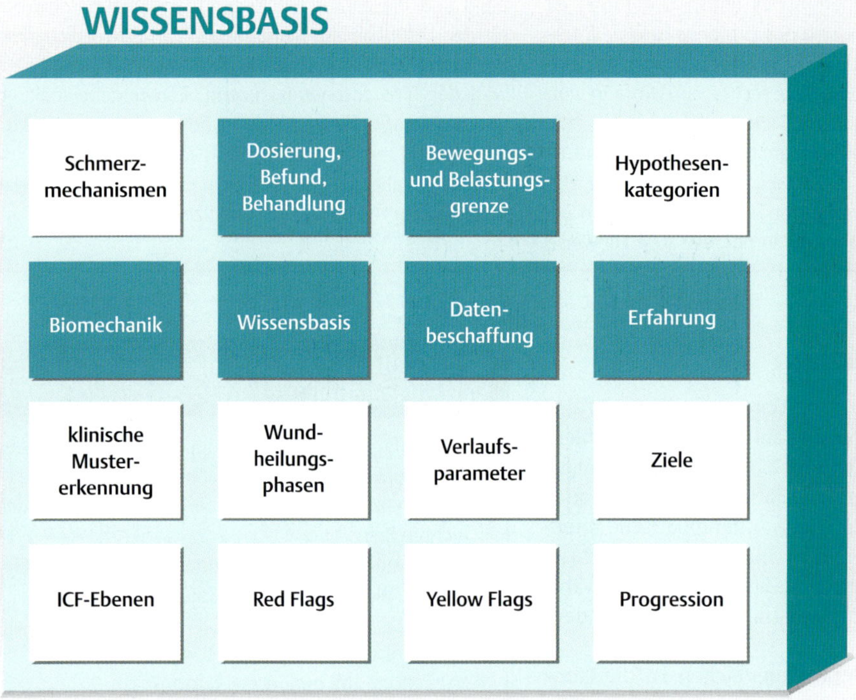

WISSENSBASIS

Schmerz-mechanismen	Dosierung, Befund, Behandlung	Bewegungs- und Belastungs-grenze	Hypothesen-kategorien
Biomechanik	Wissensbasis	Daten-beschaffung	Erfahrung
klinische Muster-erkennung	Wund-heilungs-phasen	Verlaufs-parameter	Ziele
ICF-Ebenen	Red Flags	Yellow Flags	Progression

Wurden von Ihnen die richtigen Tests oder Assessments bzgl. des Hauptproblems des Patienten gewählt? s. Kap. 1.2.7.

Abb. 2.16 Grafische Darstellung zur Entscheidungsbox „Verlaufszeichen“.

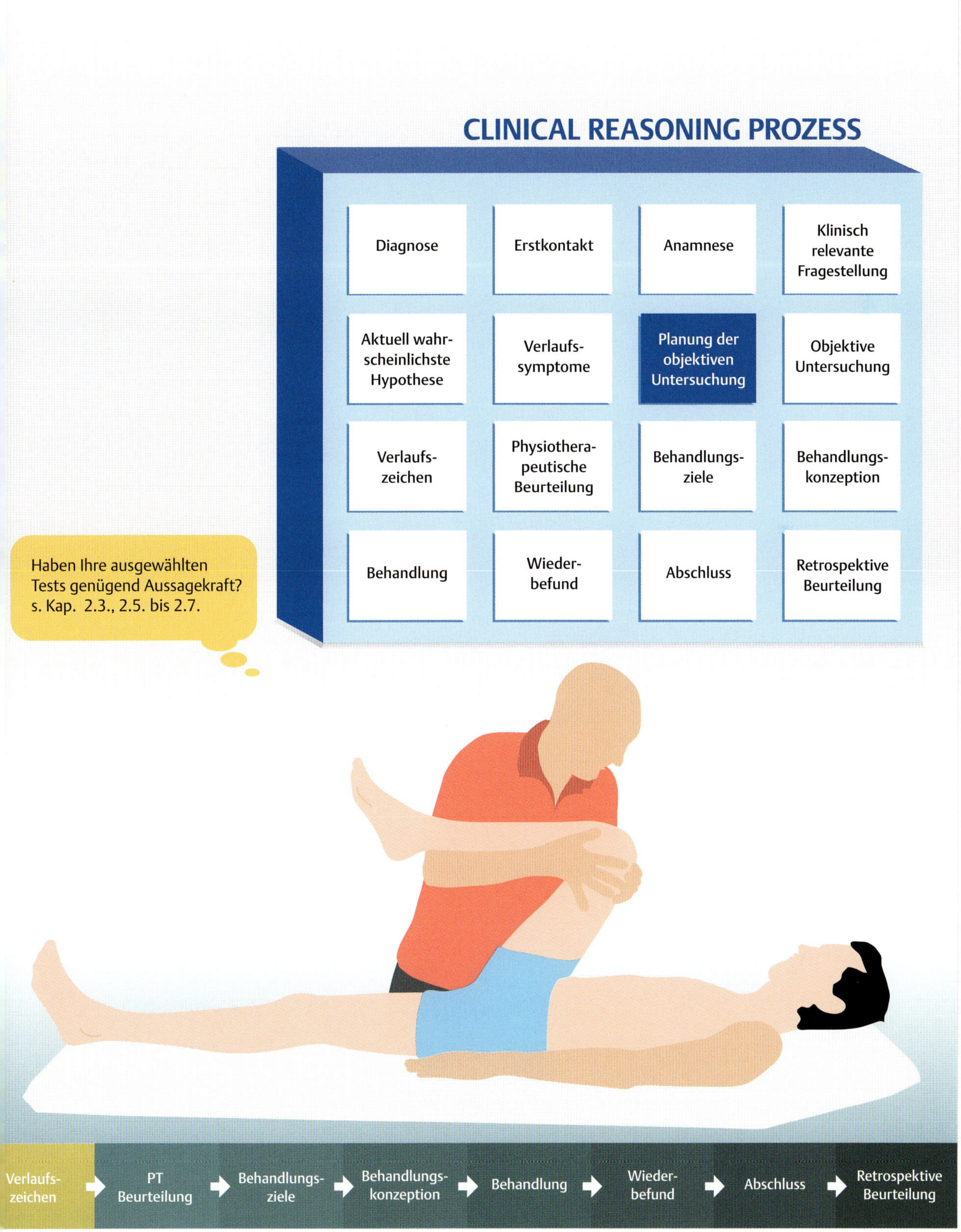

Haben Sie noch Schwierigkeiten, ausreichend Fakten für Ihre physiotherapeutische Beurteilung zu finden?
Haben Sie die ärztliche Diagnose wirklich verstanden?

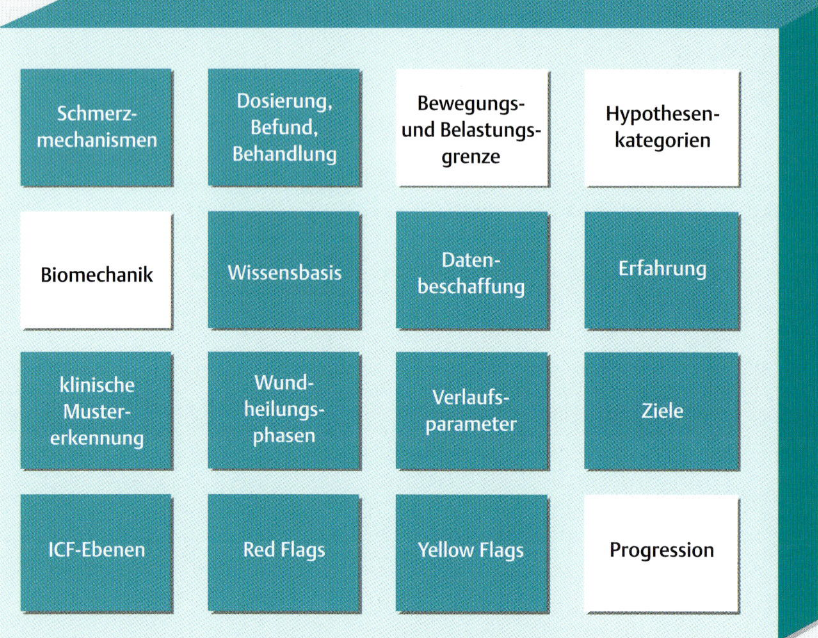

Wurden von Ihnen ausreichend Informationen für das Erstellen einer physiotherapeutischen Beurteilung eingeholt? s. Kap. 1.2.1, und Kap. 2.

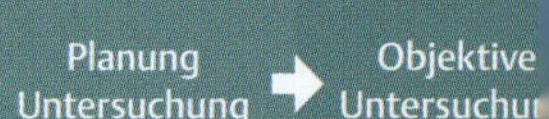

Abb. 2.17 Grafische Darstellung zur Entscheidungsbox „Physiotherapeutische Beurteilung“.

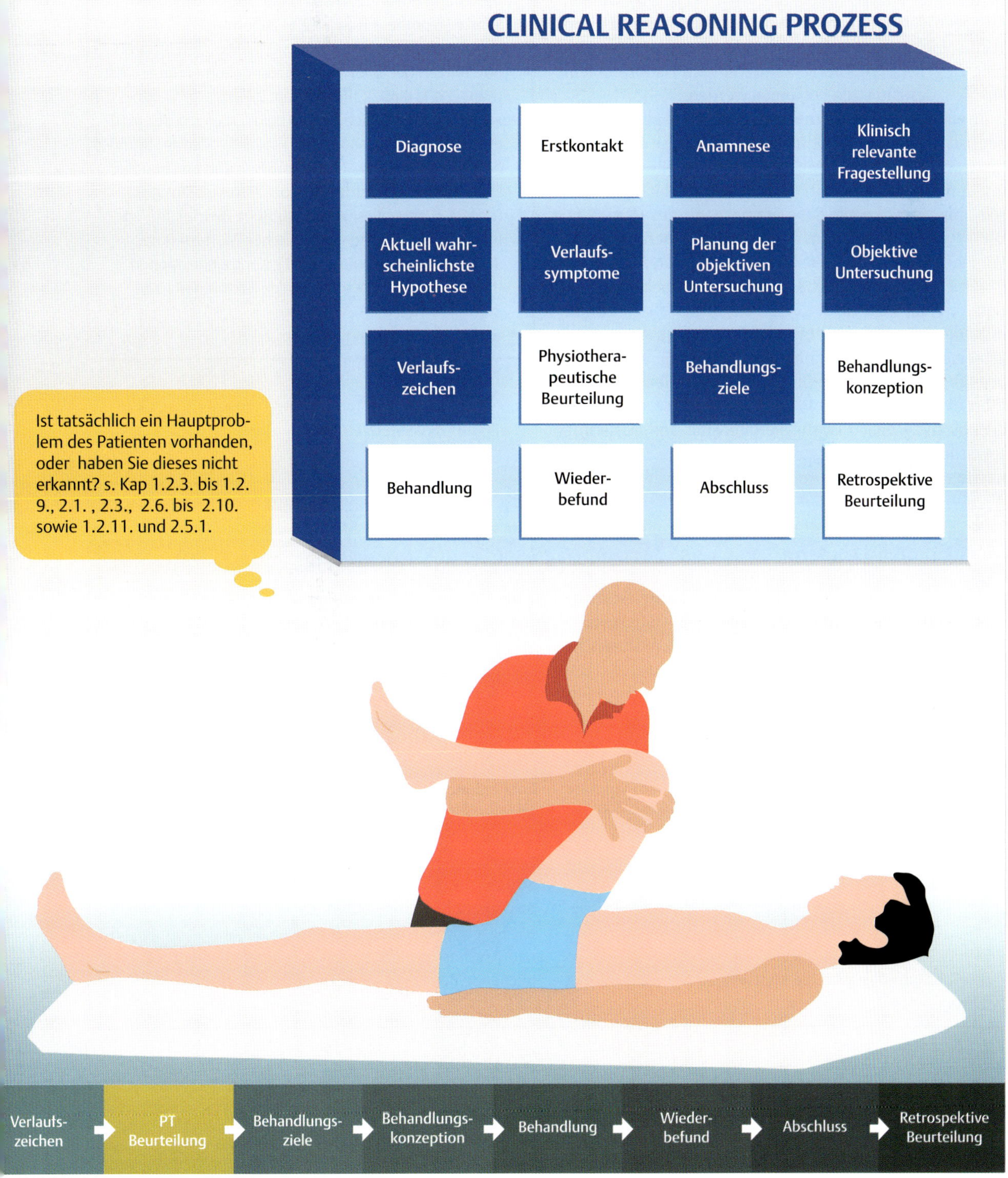

2.2.10 Physiotherapeutische Beurteilung

Eine physiotherapeutische Beurteilung muss kompakt, aussagekräftig und auf das aktuelle Hauptproblem ausgerichtet sein. Sie soll beteiligte Faktoren miteinbeziehen, die physiotherapeutische Indikationsfragen beleuchten und prognostischen Charakter besitzen.

Obwohl in verschiedenen Studienlehrgängen die Gewichtung einzelner Themen im Rahmen der physiotherapeutischen Beurteilung unterschiedlich gehandhabt wird, so bleiben die Inhalte grundsätzlich stets gleich. Anhand verschiedener Hypothesenkategorien (Kap. 3.5) werden Aussagen getroffen, um so auf relativ einfache Art und Weise eine aussagekräftige physiotherapeutische Beurteilung zu generieren. Hierzu kann mit dem Hauptproblem aus Sicht des Patienten begonnen werden.

In einer Beurteilung muss zunächst die physiotherapeutische Diagnose angeführt werden. Diese nennt potentielle Quellen und Mechanismen der Beschwerden und hinterfragt deren Entstehung. Ebenso klar erkennbar sein muss der aktuelle Schmerzmechanismus (Kap. 3.1). Dieser entscheidet, ob das übergeordnete therapeutische Vorgehen eher konkret die Struktur- und Aktivitätsebene fokussiert oder ob die Behandlung eher unspezifische Tätigkeiten mit Tagesstrukturelementen ins Visier nimmt und dem Betroffenen Informationen gibt, um seine Schmerzen zu verstehen und auf diesem Weg auch selbst beeinflussen zu können (Butler 2005). Desgleichen angeführt wird die aktuelle Wundheilungsphase (Kap. 3.9), die ausschlaggebend ist für die Intensität und Dosierung sowie für die Auswahl geeigneter statischer oder dynamischer, hubarmer oder hubreicher Übungen.

Entscheidungsbox – Physiotherapeutische Beurteilung

- Lässt sich keine physiotherapeutische Beurteilung auf Grund mangelnder Fakten oder fehlenden Fachwissens bzgl. der Diagnose formulieren, müssen Informationen über die Diagnose (Kap. 2.2.1) eingeholt werden und die Wissensbasis (Kap. 3.7) hinzugezogen werden.
- Wurde das Hauptproblem aus Sicht des Patienten nicht erkannt, muss dies zunächst mittels Anamnese (Kap. Hauptproblem aus Sicht des Patienten) nachgeholt werden, um so eine klinisch relevante Fragestellung (Kap. 2.2.4) sowie die aktuell wahrscheinlichste Hypothese (Kap. 2.2.5) zu formulieren, damit sich die objektive Untersuchung planen, durchführen und mittels geeigneter Parameter dokumentieren lässt (Kap. 2.2.7, Kap. 2.2.8 und Kap. 2.2.9).
- Ergeben sich Schwierigkeiten beim Erkennen des aktuellen Schmerzmechanismus (Kap. 3.1) oder der Wundheilungsphase (Kap. 3.9), so müssen entsprechende Daten beschafft werden, um bei korrekter Dosierung (Kap. 3.3) eine physiotherapeutische Beurteilung unter Berücksichtigung von klinischen Mustern (Kap. 3.7.2), ICF-Ebenen (Kap. 3.5.1), Kontraindikationen (Kap. 3.10.1) und psychosozialen Faktoren (Kap. 3.10.2) formulieren zu können.
- Grafische Darstellung s. ▶ Abb. 2.17

Begleitendes Fallbeispiel – Physiotherapeutische Beurteilung

Frau Kasuppke erkennt ihr Hauptproblem in den rechtsseitigen Hüftschmerzen, die bei zunehmender Hüftextension ausgelöst werden. Dieser peripher nozizeptiv mechanische Schmerzmechanismus entsteht vorwiegend durch das Einklemmen nozizeptiv versorgten Gewebes in der Hüftgegend. Als mögliche Quelle kommen Strukturen wie die Knochenhaut an der Frakturstelle oder das Lig. iliofemorale bei zunehmender Spannung durch Extension in Frage.

Zum zweiten leidet die Patientin unter einem konstant variablen Schmerz am rechten Unterarm, der für einen peripher nozizeptiv entzündlichen Schmerzmechanismus spricht. Für die Entstehung der Schmerzen sind einerseits die wiederkehrende Überlastung des rechten Arms und andererseits die Ruhigstellung durch den Gips sowie ein Inaktivitätsödem verantwortlich. Als mögliche Schmerzquellen kommt neben den allgemeinen Entzündungsprozessen in der Subakutphase auch die Knochenhaut im Frakturgebiet in Frage.

Als Vorsichtsmaßnahmen und Kontraindikationen gelten die ärztlichen Bewegungs- und Belastungsgrenzen (▶ Tab. 3.4 und ▶ Tab. 3.5. in Kap. 3.4). Bei der Dosierung therapeutischer Interventionen ist wegen der aktuell dominierenden Wundheilungsphasen Vorsicht geboten – während sich die Wundheilung der Oberschenkelhalsfraktur bereits in der Proliferationsphase befindet, liegt bei der Radiusfraktur zwei Wochen posttraumatisch weiterhin eine Entzündungsphase vor. Als beteiligte Faktoren sind das fortgeschrittene Alter der Patientin, deren Nebendiagnosen sowie die aktuelle psychosoziale Belastung miteinzubeziehen. Die Behandlung wird vorerst auf Funktions- und Strukturebene priorisiert; sobald als möglich sollte die Partizipationsebene miteinbezogen werden. Trotz der augenblicklich körperlich eingeschränkten Situation und der hohen psychosozialen Belastung besitzt Frau Kasuppke ausreichende Ressourcen für eine gute Prognose.

2.2.11 Behandlungsziele

Behandlungsziele müssen stets im Zusammenhang mit der physiotherapeutischen Beurteilung sowie der Hauptproblematik des Patienten stehen. Der Patient und dessen Arzt sollen dabei miteinbezogen werden. Die Ziele sollen klar formuliert und auch erreichbar sein. Sie werden stetig überprüft und gegebenenfalls angepasst.

Grundsätzlich unterscheidet man zwischen Nahzielen und Fernzielen. Nahziele werden von Sitzung zu Sitzung mittels Verlaufskontrolle überprüft, Fernziele etappenweise anhand einer Erfolgskontrolle begutachtet. Fern- und Nahziele beeinflussen die initiale Behandlungskonzeption (Kap. Initiale Behandlungskonzeption).

Fernziele

Das Fernziel muss einen Bezug zum Hauptproblem des Patienten haben. Es sollte möglichst auf Aktivitätsebene oder Partizipationsebene gewählt werden und wird für die Zeitdauer einer Verordnung oder eines Rehabilitationsaufenthalts formuliert. Als Grundlage für die Definition von Fernzielen sollen Überlegungen zur Prognose angestellt werden, deren Einschätzung reichlich therapeutische Erfahrung erfordert.

Nahziele

Das Nahziel bezieht sich auf einzelne Funktionsstörungen, welche das Hauptproblem des Patienten unterhalten. Es wird meistens auf Strukturebene oder Funktionsebene für eine geringe Zeitdauer von einigen Sitzungen gewählt. Als Basis für die Definition von Nahzielen dienen Überlegungen zur vorliegenden Funktionsstörung sowie zum Behandlungsverlauf.

Entscheidungsbox – Behandlungsziele

- Bereitet die Definition realistischer Behandlungsziele weiterhin Probleme, soll dem vorliegenden Schmerzmechanismus (Kap. 3.1), den ärztlich angeordneten Bewegungs- und Belastungsgrenzen (Kap. 3.4) sowie der Biomechanik (Kap. 3.6), der Wissensbasis (Kap. 3.7), dem Erkennen klinischer Muster (Kap. 3.7.2) und den Wundheilungsphasen (Kap. 3.9) vermehrt Aufmerksamkeit geschenkt werden.
- Ebenso fokussiert werden auch beteiligte Faktoren (Kap. Spezielle Fragen und Kontextfaktoren), die die Zielsetzung negativ beeinflussen können, sowie Kontraindikationen (Kap. 3.10.1) und psychosoziale Faktoren (Kap. 3.10.2).
- Grafische Darstellung s. ▶ Abb. 2.18

Begleitendes Fallbeispiel – Behandlungsziele

Nach der physiotherapeutischen Beurteilung von Frau Kasuppke werden nun Fern- und Nahziele formuliert. Als Fernziel gilt, dass Frau Kasuppke in ihrem Haus die alltäglichen Aktivitäten wie Anziehen, Körperhygiene, Gehen und Treppensteigen sowie Kochen selbständig und sicher ausführen kann. Als Nahziele für die Hüftproblematik werden festgehalten, dass die Patientin erstens ihre rechte Hüfte in Extension strecken und mit 15 kg belasten kann, und zweitens einige Schritte an Achselstützen unter Supervision geht. Nahziel für den rechten Unterarm ist, dass die 82-Jährige sich bzgl. des Einsatzes ihres rechten Arms soweit adäquat verhält, dass die Entzündungsphase nicht weiter unterhalten wird.

Haben Sie Probleme, realistische Ziele zu formulieren?
Wie lange wird es voraussichtlich dauern, bis der Heilungsverlauf gemäß der ärztlichen Diagnose abgeschlossen ist?

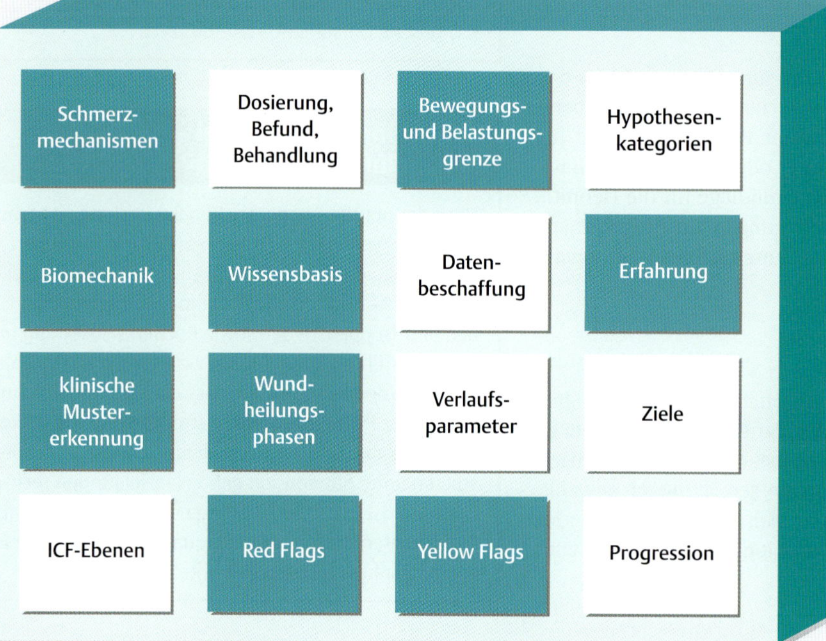

Können Sie die Dauer des Heilungsverlaufs nicht einschätzen? s. Kap. 2.4., 2.6., 2.8. bis 2.10.

Abb. 2.18 Grafische Darstellung zur Entscheidungsbox „Behandlungsziele“.

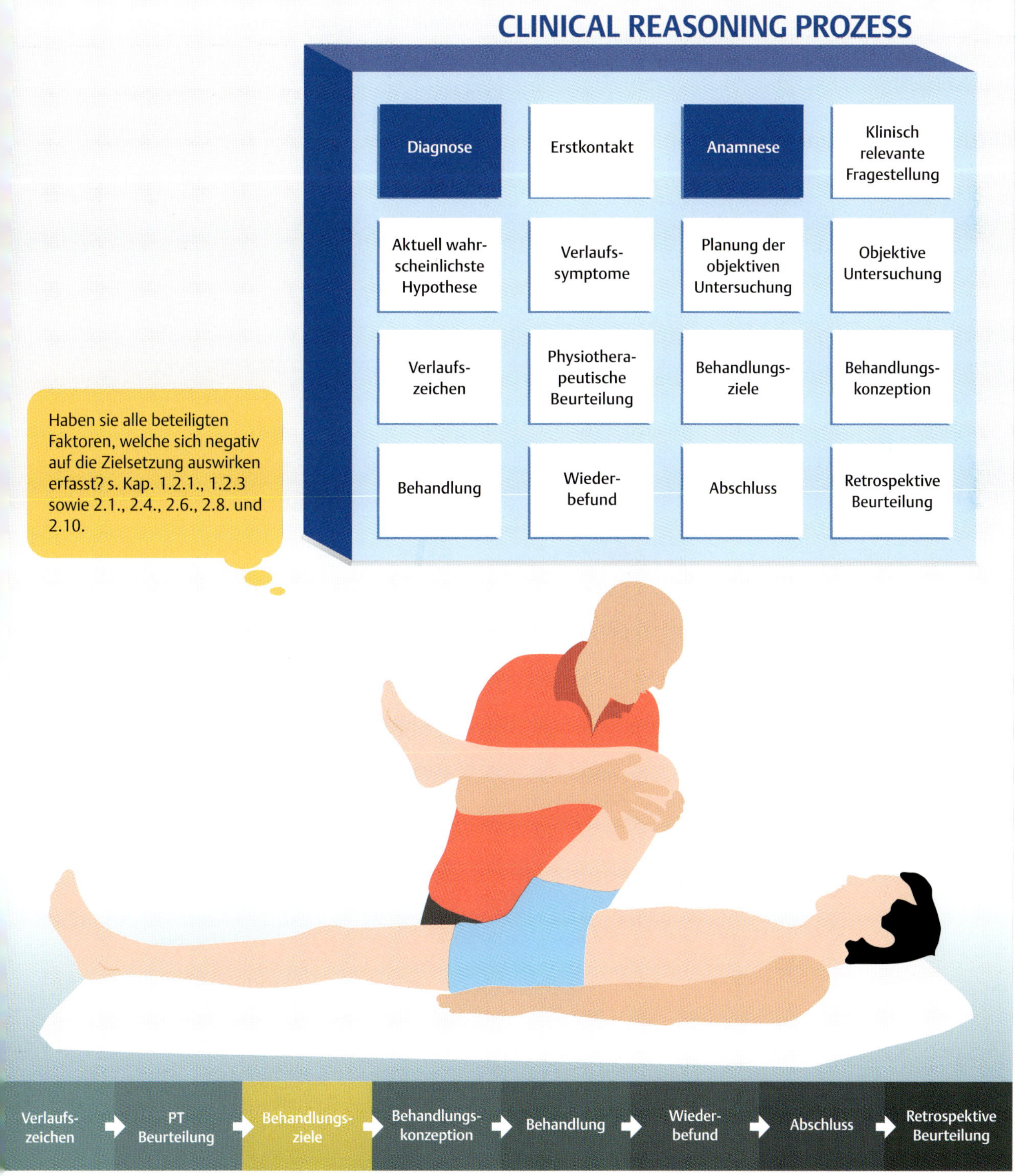

2.2.12 Behandlungskonzeption

Die Behandlungskonzeption ist die Zusammenstellung der Behandlungsziele und der daraus resultierenden Behandlungsmaßnahmen samt der dazu notwendigen Informationen und Kausalitäten für die Therapie. Sie wird in eine initiale und eine aktuelle Behandlungskonzeption eingeteilt.

Initiale Behandlungskonzeption

In der initialen Behandlungskonzeption werden Gedanken über die Grobplanung der Behandlung angestellt (▸ Tab. 2.8). Grundlagen für die Disposition der initialen Behandlungskonzeption sind die physiotherapeutische Beurteilung (Kap. 2.2.10) sowie die festgelegten Fernziele (Kap. Fernziele).

Aktuelle Behandlungskonzeption

Die aktuelle Behandlungskonzeption ergibt sich aus dem Behandlungsverlauf im Rahmen der Verlaufskontrolle. Sie umfasst mehrere Kriterien (▸ Tab. 2.9) und muss angepasst werden, wenn sich im Therapieverlauf relevante Veränderungen ergeben, die das Therapieziel gefährden.

Beispielsweise kann sich die Compliance eines chronischen Patienten als sehr schwierig gestalten, weil dieser verkennt, dass nicht allein passive physiotherapeutische Maßnahmen sein Hauptproblem lösen können, sondern dass stattdessen seine Eigeninitiative gefragt ist. Dies wird freilich Auswirkungen haben auf die „Patient Education" und möglicherweise auch auf das therapeutische Klima. Oder aber es werden im Behandlungsverlauf gravierende psychosoziale Faktoren erkennbar, welche den Therapierfolg nachhaltig negativ beeinflussen und zunächst entsprechend abgeklärt werden sollen. Im einfachsten Fall kommt es zu Terminschwierigkeiten durch Beruf, Familie oder Krankheit, wodurch der zeitliche Rahmen der therapeutischen Intervention adaptiert werden muss.

Die erste Planung der aktuellen Behandlungskonzeption kann bereits am Ende einer Therapiesitzung angestellt werden. Definitiv wird sie erst nach der obligatorischen Wiederbefundung zu Beginn der nächsten Therapiesitzung.

Tab. 2.8 Übersicht über die Gesichtspunkte der initialen Behandlungskonzeption.

Aspekte der Behandlungskonzeption	Kriterien
zeitlicher Rahmen	• Anzahl verordneter Behandlungseinheiten • Frequenz der Behandlungseinheiten/Woche • Zeit pro Behandlungseinheit
Art der therapeutischen Interventionen	• aktive oder passive Bewegungstherapie • Weichteilbehandlung • physikalische Maßnahmen • Wahrnehmungsschulung • Atemtherapie • „Patient Education" • „Explain Pain" als Informationsquelle über die Entstehung und Wahrnehmung von Schmerzen • Integration in den Alltag
Priorisierung	• Reihenfolge der Interventionen • zeitliche Gewichtung der gewählten Inhalte • Einzeltherapie vs. Gruppentherapie
Kontraindikationen und Vorsichtsmaßnahmen	• orthopädische und chirurgische Bewegungs- und Belastungsgrenzen • psychosoziale Faktoren
Verlaufsparameter zur Kontrolle der Behandlungsziele	• Verlaufssymptome • Verlaufszeichen
Erfolgskontrolle	• zeitliche Abstimmung der Erfolgskontrollen
therapeutisches Klima und Räumlichkeiten	• verbale und nonverbale Behandlungserlaubnis • spezielle Räumlichkeiten: Trainingsraum vs. ruhiger Einzelraum
interdisziplinäre Kooperation	• zielgerichtete Zusammenarbeit mit betreuendem Arzt • v. a. wichtig bei Rehabilitationsaufenthalt • Rückmeldung von therapeutischen Interventionen

Tab. 2.9 Übersicht über die Gesichtspunkte der aktuellen Behandlungskonzeption.

Aspekte der Behandlungskonzeption	Kriterien
Nahziele	• integrierter Bestandteil der aktuellen Behandlungskonzeption • Behandlungsziele • Lernziele des Patienten
Mittel zur Behandlung	• Therapiekonzepte • Übungen/Techniken/Applikationen • Art und Weise der Instruktion • Dosierung der physiotherapeutischen Reize • Informationen für den Patienten • Hilfsmittel für eine Behandlungseinheit
Gestaltung der Behandlung	• Verlaufsparameter für Wiederbefundung • Reihenfolge der geplanten Maßnahmen • Rhythmus bezüglich Notation • didaktische Überlegungen v. a. bei „Patient Education" • allgemeine Überlegungen zum Umgang mit dem Patienten • Möglichkeiten bzgl. Progression • Art und Weise des Abschlusses der aktuellen Therapiesitzung
Verlaufskontrolle	• Kontrolle der Aktualität der Verlaufsparameter • Anpassung der Verlaufsparameter bei Änderung des Hauptproblems • Rhythmus der Verlaufskontrolle

Entscheidungsbox – Behandlungskonzeption

- Da sich die Behandlungskonzeption auf das Hauptproblem des Patienten konzentriert, muss die ICF-Ebene (Kap. 3.5.1) des Behandlungsschwerpunkts sowie der zu therapierende Schmerzmechanismus (Kap. 3.1) deutlich sein.
- Desgleichen wichtig ist das Wissen über die Effektivität der gewählten Therapieform, deren adäquate Dosierung (Kap. 3.3) unter der Berücksichtigung der gegebenen klinischen Situation, der Wundheilungsphasen (Kap. 3.9), der Biomechanik (Kap. 3.6) sowie der orthopädischen und chirurgischen Bewegungs- und Belastungsgrenzen (Kap. 3.4).
- Kann keine Behandlungskonzeption erstellt werden, so ist nach Prüfung der Diagnose (Kap. 2.2.1), die Vollständigkeit von Anamnese (Kap. 2.2.3) und objektiver Untersuchung (Kap. 2.2.8), die Richtigkeit der physiotherapeutischen Beurteilung (Kap. 2.2.10) samt entsprechender Zielsetzung (Kap. 2.2.11) zu kontrollieren.
- Grafische Darstellung s. ▶ Abb. 2.19

Bereitet Ihnen die Planung der Therapie Probleme?
Die Behandlungskonzeption sollte sich in der Regel auf das Hauptproblem des Patienten konzentrieren.
Wichtig hierbei ist, dass Sie sich entscheiden, auf welcher ICF-Ebene Sie den Behandlungsschwerpunkt legen und welchen Schmerzmechanismus Sie vorwiegend behandeln wollen.
Von großer Bedeutung ist auch das Wissen über die Effektivität der von Ihnen gewählten Therapieform sowie die adäquate Dosierung unter der Berücksichtigung der gegebenen klinischen Situation und der Bewegungs- und Belastungsgrenzen.

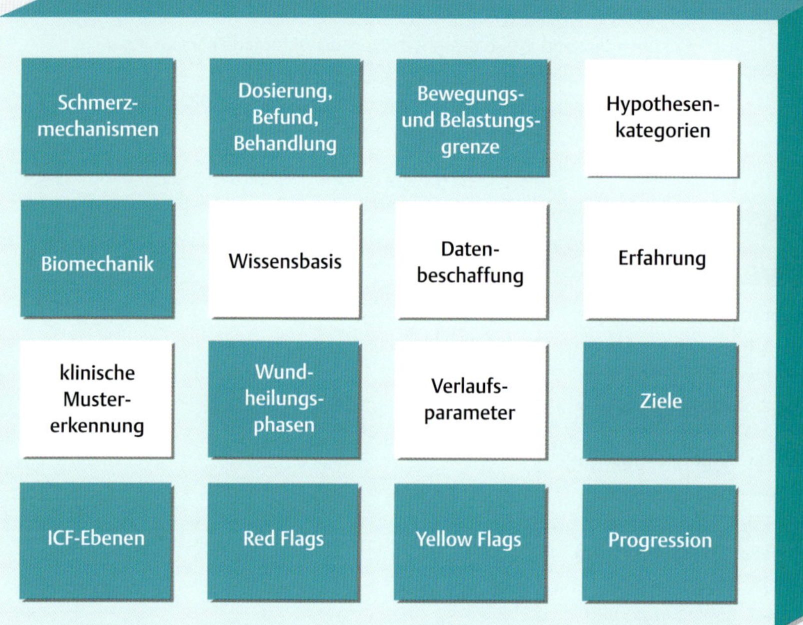

Ist Ihnen der Behandlungs-schwer-punkt bzgl. der ICF-Ebenen unklar?
s. Kap. 2.5.1

Abb. 2.19 Grafische Darstellung zur Entscheidungsbox „Behandlungskonzeption“.

CLINICAL REASONING PROZESS

Diagnose

Erstkontakt

Anamnese

Klinisch relevante Fragestellung

Aktuell wahrscheinlichste Hypothese

Verlaufssymptome

Planung der objektiven Untersuchung

Objektive Untersuchung

Verlaufszeichen

Physiotherapeutische Beurteilung

Behandlungsziele

Behandlungskonzeption

Behandlung

Wiederbefund

Abschluss

Retrospektive Beurteilung

Können Sie den vorliegenden Schmerzmechanismus nicht zweifelsfrei bestimmen? s. Kap. 2.1.

Haben Sie Probleme, die Dosierung in der Behandlung festzulegen? s. Kap. 1.2.1., 1.2.3., 1.2.8., 1.2.10., 1.2.11 sowie 2.1., 2.3., 2.4, 2.6. 2.9., 1.2.11., 2.5.1. und 2.10. bis 2.11.

Verlaufszeichen → PT Beurteilung → Behandlungsziele → Behandlungskonzeption → Behandlung → Wiederbefund → Abschluss → Retrospektive Beurteilung

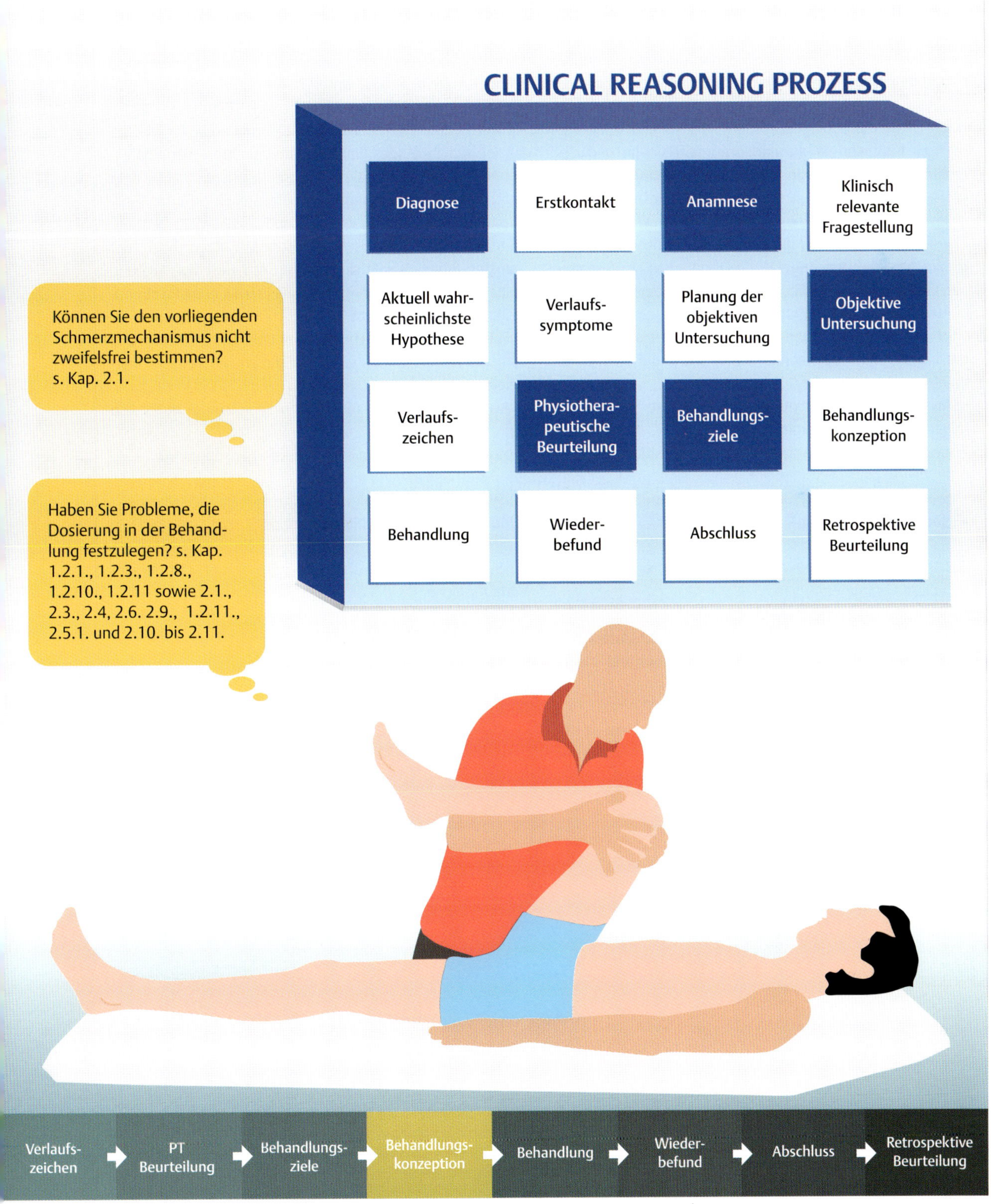

Begleitendes Fallbeispiel – Behandlungskonzeption

Nachdem die Nah- und Fernziele der Therapie von Frau Kasuppke herausgearbeitet wurden, folgen die Festlegung der initialen sowie der aktuellen Behandlungskonzeption.

Der zeitliche Aspekt der initialen Behandlungskonzeption umfasst einen für vier Wochen geplanten Rehabilitationsaufenthalt mit einmal täglich einer halben Stunde Einzeltherapie, zweimal täglich 30 Minuten Gruppentherapie sowie einer täglichen physikalische Maßnahme. Als therapeutische Interventionen dienen sollen aktive oder passive Bewegungstherapien, Weichteilbehandlungen, physikalische Maßnahmen, „Patient Education“ sowie die Integration in den Alltag. Dabei sollen anfangs die Einzeltherapie-Maßnahmen priorisiert werden, um später die Selbsteffektivität in den Gruppen zu fördern. Als Vorsichtsmaßnahmen zu beachten ist die angeordnete Teilbelastung des rechten Hüftgelenks von 15 kg; Bewegungsgrenzen sind keine gegeben. Für die Therapie der geschlossenen, nicht dislozierten distalen Radiusfraktur soll – nach konservativer Therapie mit zirkulärer Gipsschale – ab der 2. bis zur 6. Woche eine vorsichtige Mobilisation aus dem gespaltenen Gips heraus bei Bewegungsstabilität erfolgen.

Als sinnvolle Verlaufssymptome im vorliegenden Fallbeispiel sind Symptom 1 und Symptom 3 zu betrachten, d. h. die Symptome in der rechten Hüfte sowie die Symptome im rechten Unterarm.

Als Verlaufszeichen bieten sich passend zu Symptom 1 folgende drei Parameter an:
- spontaner Stand mit Augenmerk auf die Position des rechten Beins
- passive Hüftextension mit Abduktionskomponente
- später evtl. Gehen mit Achselstützen

Zur Dokumentation des Verlaufs von Symptom 3 eignen sich diese Parameter:
- aktive und passive Beweglichkeit des rechten Handgelenks
- Umfangmessung der Schwellung des rechten Unterarms
- Palpation von Gewebespannung, Druckdolenz und Erwärmung

Die Erfolgskontrollen sollen im 14-tägigen Rhythmus stattfinden. Bzgl. des therapeutischen Klimas hat die Patientin ihre verbale und nonverbale Behandlungserlaubnis gegeben. Vorteilhaft für die Therapie wäre ein Einzelraum. Während der gesamten Rehabilitation soll eine interdisziplinäre Zusammenarbeit mit behandelndem Arzt, Gruppentherapeuten und Masseuren erfolgen.

Die aktuelle Behandlungskonzeption berücksichtigt die Nahziele der Therapie. Diesbezüglich wurde mit Blick auf die Hüftproblematik festgehalten, dass Frau Kasuppke erstens ihre rechte Hüfte in Extension strecken und mit 15 kg belasten kann, und zweitens einige Schritte an Achselstützen unter Supervision geht. Als Therapiemaßnahme für die Hüftproblematik eignet sich die Manuelle Therapie. Die Dosierung soll hierbei bis zum zweiten Bindegewebewiderstand erfolgen – dies unter Berücksichtigung von biomechanischen Kräften und Hebelwirkungen. Als Nahziel für den rechten Unterarm wurde formuliert, dass die 82-Jährige sich bzgl. des Einsatzes ihres rechten Arms dahingehend verhält, dass die Entzündungsphase nicht weiter gefördert wird. Therapeutisch sollte – nach prioritär Gipsanpassung durch Arzt oder Fachpersonal – die „Patient Education“ mit praktischen Lösungsansätzen bzgl. der Transfers ohne Einsatz des rechten Arms im Vordergrund stehen. Die Progression wird an die jeweils aktuelle Wundheilungsphase angepasst.

Für die ersten drei Therapieeinheiten wird für alle drei Symptome nun jeweils ein einzelnes Verlaufszeichen festgelegt.

Als einzelnes Verlaufszeichen zu Symptom 1 bietet sich an:
- passive Hüftextension mit Abduktionskomponente

Zu Symptom 2 passt folgendes einzelnes Verlaufszeichen:
- Muskeltonus M. quadriceps femoris

Zu Symptom 3 passen folgende miteinander verbundene Verlaufszeichen:
- Umfangmessung der Schwellung des rechten Unterarms
- Palpation von Gewebespannung, Druckdolenz und Erwärmung

Nach drei Behandlungen erfolgt im Rahmen einer Verlaufskontrolle die erneute Überprüfung aller Verlaufsparameter in Bezug auf das Hauptproblem von Frau Kasuppke und in Bezug auf die aktuellen Hypothesen.

2.2.13 Behandlung

Grundsätzlich muss jede physiotherapeutische Behandlung logisch aufgebaut sein – beginnend mit einem Einstieg über den Interventionsteil bis hin zum Abschluss.

Zum Einstieg soll die aktuelle physische und psychische Konstitution des Patienten erfasst werden. Hierfür werden Verlaufssymptome (Kap. 2.2.6) hinterfragt und Verlaufszeichen (Kap. 2.2.9) festgelegt. Desweitern muss die aktuelle Schmerzsituation ermittelt werden und welche Veränderungen die letzte Behandlungseinheit bezüglich des Hauptproblems des Patienten hervorgerufen hat. Diese Informationen dienen als Basis für die anschließende Therapieeinheit. Zum Start einer Behandlungsserie können zum Einstieg evtl. noch Fragen bzw. Tests nachgeholt werden, die beim Erstkontakt noch nicht gestellt bzw. durchgeführt wurden.

Der Interventionsteil stellt die eigentliche Behandlung dar. Diese kann sich unterschiedlich gestalten – das Spektrum umfasst alle Spielarten der Physiotherapie und reicht von aktiven, kräftigenden, manualtherapeutischen sowie entspannenden bis hin zu passiven oder auch informativen Techniken im Sinne der „Patient Education". Primär muss ein dem Hauptproblem entsprechender manueller oder kognitiv wirksamer Reiz gesetzt werden, welcher das Hauptproblem des Patienten möglichst positiv beeinflusst.

Der Sitzungsabschluss beinhaltet den Wiederbefund (Kap. 2.2.14) sowie evtl. Informationen oder Instruktionen zum Heimprogramm.

Für die Dokumentation gibt es verschiedene Möglichkeiten bzw. Formulare. Grundsätzlich festgehalten werden müssen neben den Informationen aus Anamnese und objektiver Untersuchung auch das Vorgehen in der Therapie einschließlich deren Wirkung auf das Hauptproblem des Patienten (▸ Tab. 2.10).

Entscheidungsbox – Behandlung

- Stellt sich kein Behandlungserfolg ein oder gerät der Therapiefortschritt ins Stocken, muss die Vollständigkeit der Anamnese überprüft werden (Kap. 2.2.3) und die aktuell wahrscheinlichste Hypothese (Kap. 2.2.5) überdacht werden.
- Zeigt sich bei Richtigkeit der Hypothese trotzdem kein Behandlungserfolg, ist die Dosierung bei Befund und Behandlung (Kap. 3.3), die Einteilung des Patienten in die klinischen Gruppen (Kap. Einteilung in klinische Gruppen) sowie das Symptomverhalten (Kap. Symptom-Verhalten) zu hinterfragen.
- Grafische Darstellung s. ▸ Abb. 2.20

Begleitendes Fallbeispiel – Behandlung

Nach Erstellen der aktuellen Behandlungskonzeption werden die Therapiemaßnahmen nun auch realisiert. Zur Therapie der Oberschenkelhalsfraktur von Frau Kasuppke dient eine leichte Mobilisation des Hüftgelenks in Extension und Abduktion aus Rückenlage. Das gewonnene Bewegungsausmaß soll über leichte aktiv-assistive Extension stabilisiert werden. Im Anschluss erfolgt die Umsetzung im Hochsitz; hierbei soll die Patientin versuchen, ihren rechten Fuß auf dem Boden besser zu positionieren. Zur Behandlung der distalen Radiusfraktur eignen sich entstauende Maßnahmen gegen die Schwellung. Das Hauptaugenmerk gilt allerdings dem Erarbeiten von Lösungsansätzen bezüglich der Transfers und der Mobilität ohne Einsatz des rechten Arms.

Tab. 2.10 Notwendige Bestandteile einer Therapie-Dokumentation entsprechend dem Maitland-Konzept.

Aspekte	Abkürzung	Dokumentation
Therapieeinheit	„Rx" 2, 3, 4 etc.	Aufzeichnung einer bestimmten Behandlungseinheit
Informationen aus der Anamnese	„C/O" („Patient complains of...")	zwei bis drei Verlaufssymptome werden mit einem Asterix („*") gekennzeichnet
		fehlende anamnestische Angaben werden eingeholt
Informationen aus der objektiven Untersuchung	„P/E" („Physical Examination")	zwei bis drei Verlaufszeichen werden mit einem Asterix („*") gekennzeichnet
		fehlende Tests werden nachgeholt
Behandlungsfortschritt bzgl. des Hauptproblems des Patienten	„Rx"	bei Verschlechterung der Symptomatik
		bei Konstanz der Symptomatik
		bei Verbesserung der Symptomatik

Erzielen Sie mit Ihrer Therapie keine Fortschritte ?

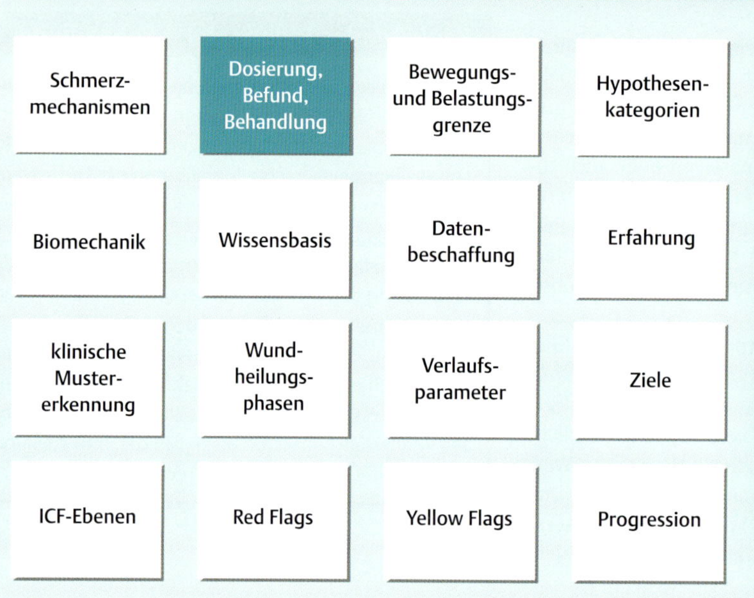

Ist die von Ihnen aufgestellte aktuell wahrscheinlichste Hypothese immer noch aktuell? s. Kap. 1.2.5.

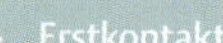

Abb. 2.20 Grafische Darstellung zur Entscheidungsbox „Behandlung“.

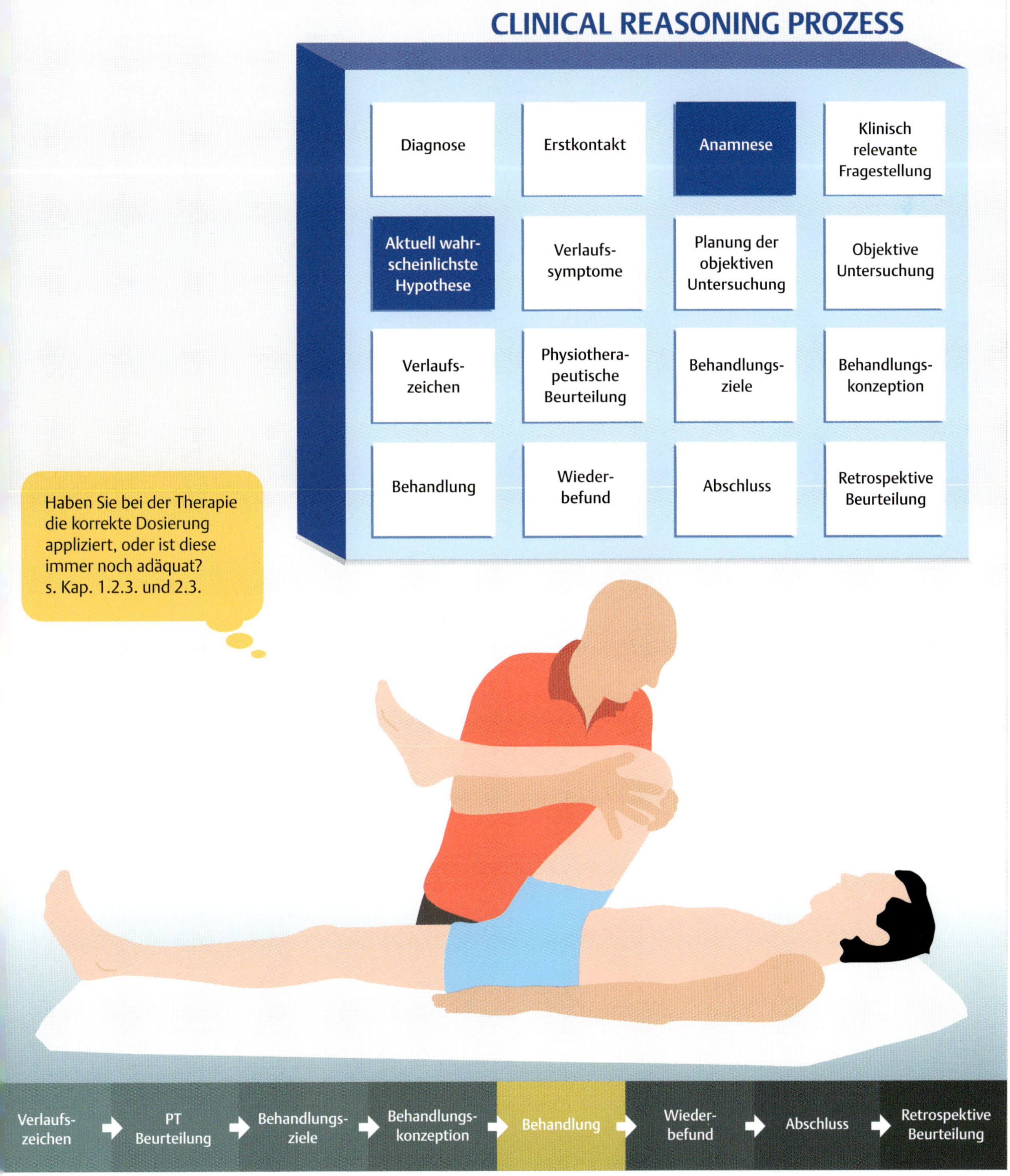

CLINICAL REASONING PROZESS

Diagnose	Erstkontakt	Anamnese	Klinisch relevante Fragestellung
Aktuell wahrscheinlichste Hypothese	Verlaufssymptome	Planung der objektiven Untersuchung	Objektive Untersuchung
Verlaufszeichen	Physiotherapeutische Beurteilung	Behandlungsziele	Behandlungskonzeption
Behandlung	Wiederbefund	Abschluss	Retrospektive Beurteilung

Haben Sie bei der Therapie die korrekte Dosierung appliziert, oder ist diese immer noch adäquat?
s. Kap. 1.2.3. und 2.3.

Verlaufszeichen → PT Beurteilung → Behandlungsziele → Behandlungskonzeption → Behandlung → Wiederbefund → Abschluss → Retrospektive Beurteilung

Zeigen sich in der Verlaufs- oder Erfolgskontrolle keine Fortschritte?
Sind Ihre gewählten Verlaufsparameter immer noch valide und gemäß der aktuellen Situation weiterhin korrekt dosiert?
Hat sich die Situation grundsätzlich verändert?

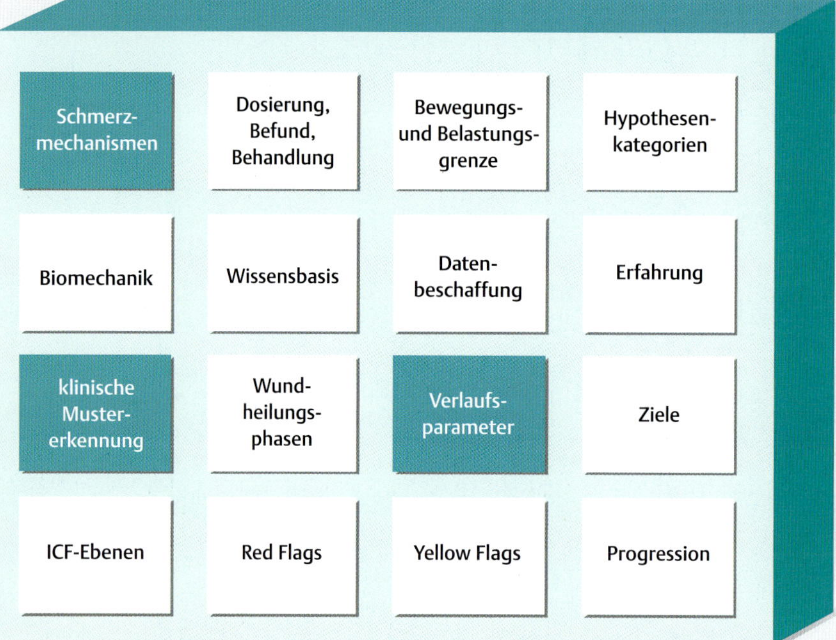

Sind Ihre Verlaufsparameter weiterhin valide?
s. Kap. 1.2.6. und 1.2.9.

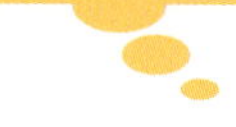

Abb. 2.21 Grafische Darstellung zur Entscheidungsbox „Wiederbefund“.

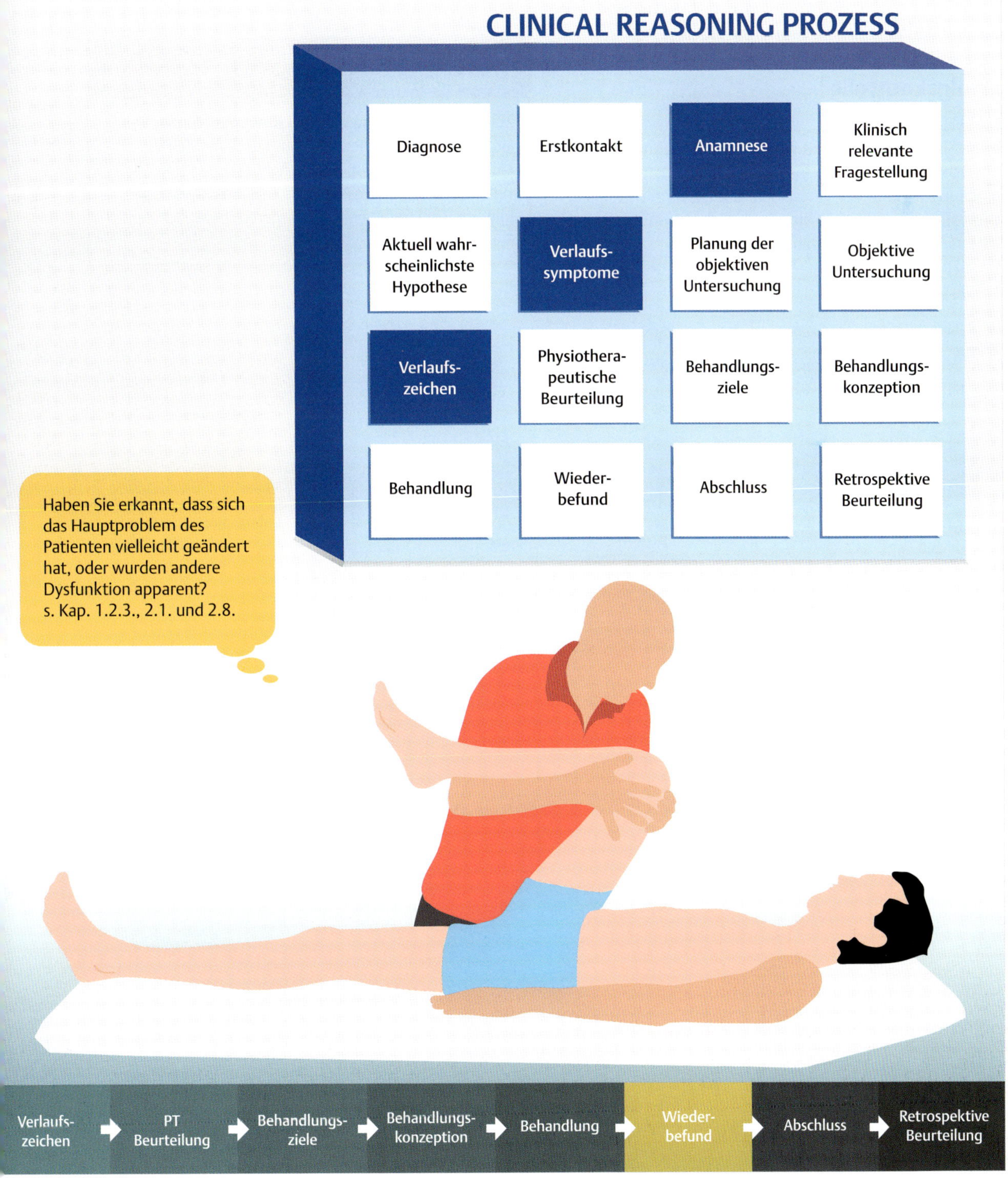

CLINICAL REASONING PROZESS

Diagnose	Erstkontakt	Anamnese	Klinisch relevante Fragestellung
Aktuell wahrscheinlichste Hypothese	Verlaufssymptome	Planung der objektiven Untersuchung	Objektive Untersuchung
Verlaufszeichen	Physiotherapeutische Beurteilung	Behandlungsziele	Behandlungskonzeption
Behandlung	Wiederbefund	Abschluss	Retrospektive Beurteilung

Haben Sie erkannt, dass sich das Hauptproblem des Patienten vielleicht geändert hat, oder wurden andere Dysfunktion apparent?
s. Kap. 1.2.3., 2.1. und 2.8.

Verlaufszeichen → PT Beurteilung → Behandlungsziele → Behandlungskonzeption → Behandlung → Wiederbefund → Abschluss → Retrospektive Beurteilung

2.2.14 Wiederbefund

Der Wiederbefund beinhaltet die Verlaufskontrolle und die Erfolgskontrolle.

Verlaufskontrolle

Die Verlaufskontrolle ist die kontinuierliche Überprüfung des Behandlungsfortschritts sowie der Wirkung der physiotherapeutischen Interventionen. Sie dient dazu, die festgelegten Nahziele effizient zu erreichen. Im Normalfall werden jeweils am Anfang und am Ende der Therapiesitzung zwei Verlaufskontrollen durchgeführt, welche anhand der Verlaufsparameter, d. h. der Verlaufssymptome und Verlaufszeichen, beurteilt werden.

Erfolgskontrolle

Die Erfolgskontrolle ist eine geplante Standortbestimmung innerhalb und am Ende einer Behandlungsserie, die sich auf die Fernziele bezieht. Auch hier erfolgt die Beurteilung anhand der Verlaufsparameter. In der Praxis als sinnvoll erwiesen haben sich zusätzliche Verlaufsparameter auf Aktivitäts- und Partizipationsebene.

Entscheidungsbox – Wiederbefund

- Bei nicht positiver Verlaufs- und Erfolgskontrolle müssen die Validität von Verlaufssymptomen (Kap. 2.2.6) und Verlaufszeichen (Kap. 2.2.9) beleuchtet werden.
- Fall ein neues Hauptproblem des Patienten während der Therapie apparent wird, so ist eine diesbezügliche Anamnese (Kap. 2.2.3) notwendig. Gleichfalls müssen auch die Schmerzmechanismen (Kap. 3.1) sowie potentielle klinische Muster (Kap. 3.7.2) berücksichtigt werden.
- Grafische Darstellung s. ► Abb. 2.21

Begleitendes Fallbeispiel – Wiederbefund

Zur Wiederbefundung von Frau Kasuppke werden Verlaufskontrollen nach jeder Einzelsitzung mit den Verlaufsparametern bezüglich der festgesetzten Nahziele vereinbart. Eine Erfolgskontrolle soll im zweiwöchigen Rhythmus mit den Verlaufsparametern bezüglich der Fernziele erfolgen.

2.2.15 Abschluss der Therapie

Der Abschluss der Therapie ist für den Patienten ein elementarer Punkt auf dem Weg zu seiner Genesung – dies gerät bei vielen Therapeuten im beruflichen Alltag leider oftmals in Vergessenheit. Der Behandlungsabschluss beginnt bereits mehrere Therapieeinheiten vor der letzten Sitzung. Das langsame und schrittweise Lösen der therapeutischen Begleitung braucht Zeit und muss in die vorangehenden Therapiesitzungen bewusst eingebaut und bereits hier thematisiert werden. Inhalte dieses vorbereitenden Prozesses sind Selbstwirksamkeit, ein Repertoire von adäquaten Übungen, Verhaltensschulung, das Vermitteln von Sicherheit für den therapiefreien Alltag sowie die „Patient Education". Sind mehr als zwei Drittel der Fernziele erreicht, kann mit dieser Vorbereitung des Patienten in puncto Selbständigkeit, Selbstverantwortung und Selbstmanagement begonnen werden. In der Regel stehen dann noch zwei bis drei Therapiesitzungen zur Verfügung, um die erwähnten Inhalte weiter zu thematisieren und im Gedächtnis des Patienten zu konsolidieren.

Entscheidungsbox – Abschluss der Therapie

- Zeigt sich der Patient über den Abschluss der Therapie überrascht und möchte weiter behandelt werden, sollen die Behandlungsziele (Kap. 2.2.11) mit Blick die ICF-Ebenen (Kap. 3.5.1) begutachtet werden.
- Offenbart sich während der Behandlung eine regelrechte Therapieresistenz des Patienten ist unbedingt eine Kontaktaufnahme mit dem behandelnden Arzt bzgl. der Diagnose (Kap. 2.2.1) erforderlich. Ebenso notwendig ist eine Überprüfung von Anamnese (Kap. 2.2.3), aktuell wahrscheinlichster Hypothese (Kap. 2.2.5) sowie der Hypothesenkategorie (Kap. 3.5) der Schmerzmechanismen (Kap. 3.1) samt möglicher klinischer Muster (Kap. 3.7.2) – all dies unter Beachtung von „Red Flags" (Kap. 3.10.1) und „Yellow-Flags" (Kap. 3.10.2).
- Grafische Darstellung s. ▶ Abb. 2.22

Begleitendes Fallbeispiel – Abschluss der Therapie

Die 82-jährige Witwe Emma Kasuppke konnte innerhalb des vierwöchigen Rehabilitationsaufenthalts sehr gute Fortschritte erzielen. Die orthopädischen Belastungsgrenzen sind unverändert, aber die Umsetzung von Bewegungen innerhalb dieser Grenzen gelingt der Patientin nun deutlich besser. So geht Frau Kasuppke sicher an den Achselstützen und beherrscht die Transfers selbstständig ohne Verwendung ihres rechten Arms. Lediglich beim Treppensteigen zeigen sich Unsicherheiten, so dass die 82-Jährige auf supervisorische Begleitung angewiesen ist. Die aktive Hüftextension im Stand hat sich ebenfalls deutlich verbessert, und das Ausweichen über die Abduktion ist nicht mehr nötig.

Zum Positiven gewendet hat sich auch die Schmerzsituation im Bereich der rechten Hüfte und des Oberschenkels. Symptom 1 wird erst ab einer Hüftextension in Neutral-Null-Stellung apparent (2/10 NRS), das fortgeleitete Symptom 2 ist komplett verschwunden.

Auch die Genesung der distalen Radiusfraktur geht voran. Die Schwellung am rechten Unterarm ist zurückgegangen und im Seitenvergleich nun unauffällig. Die aktive Beweglichkeit des Handgelenks in Dorsalextension und Palmarflexion ist im Seitenvergleich noch jeweils zu einem Drittel eingeschränkt. Die Ellenbogenbeweglichkeit zeigt im Seitenvergleich jetzt keine Auffälligkeiten. Das Symptom 3 ist zwar noch an der gleichen Stelle lokalisiert, jedoch hat sich dessen Qualität verändert: im Vordergrund steht nunmehr ein peripher nozizeptiv mechanischer Schmerzcharakter.

Letzten Endes ist Emma Kasuppke noch nicht fähig, alleine in ihr Haus zurückzugehen und sich dort ohne Hilfe zu versorgen. Die rüstige Witwe wird daher zur Kurzzeitpflege in ein Altersheim gehen und dort mit ambulanter Physiotherapie weitere Fortschritte in Richtung der gesetzten Fernziele anstreben.

Ist Ihr Patient ist über den Abschluss der Therapie überrascht, oder möchte dieser noch gerne weiter behandelt werden? Falls sich eine „Therapieresistenz“ des Patienten im Verlauf der Behandlung offenbart, müssen Sie mit dem behandelndem Arzt Kontakt aufnehmen.

WISSENSBASIS

Schmerz-mechanismen	Dosierung, Befund, Behandlung	Bewegungs- und Belastungs-grenze	Hypothesen-kategorien
Biomechanik	Wissensbasis	Daten-beschaffung	Erfahrung
klinische Muster-erkennung	Wund-heilungs-phasen	Verlaufs-parameter	Ziele
ICF-Ebenen	Red Flags	Yellow Flags	Progression

Kommt es für den Patienten zum überraschenden Abschluss der Therapie?
s. Kap. 1.2.11. sowie 2.5.1.

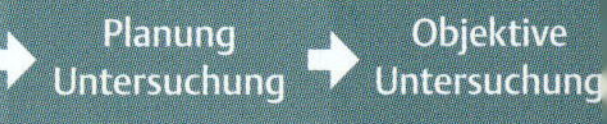

Abb. 2.22 Grafische Darstellung zur Entscheidungsbox „Abschluss der Therapie".

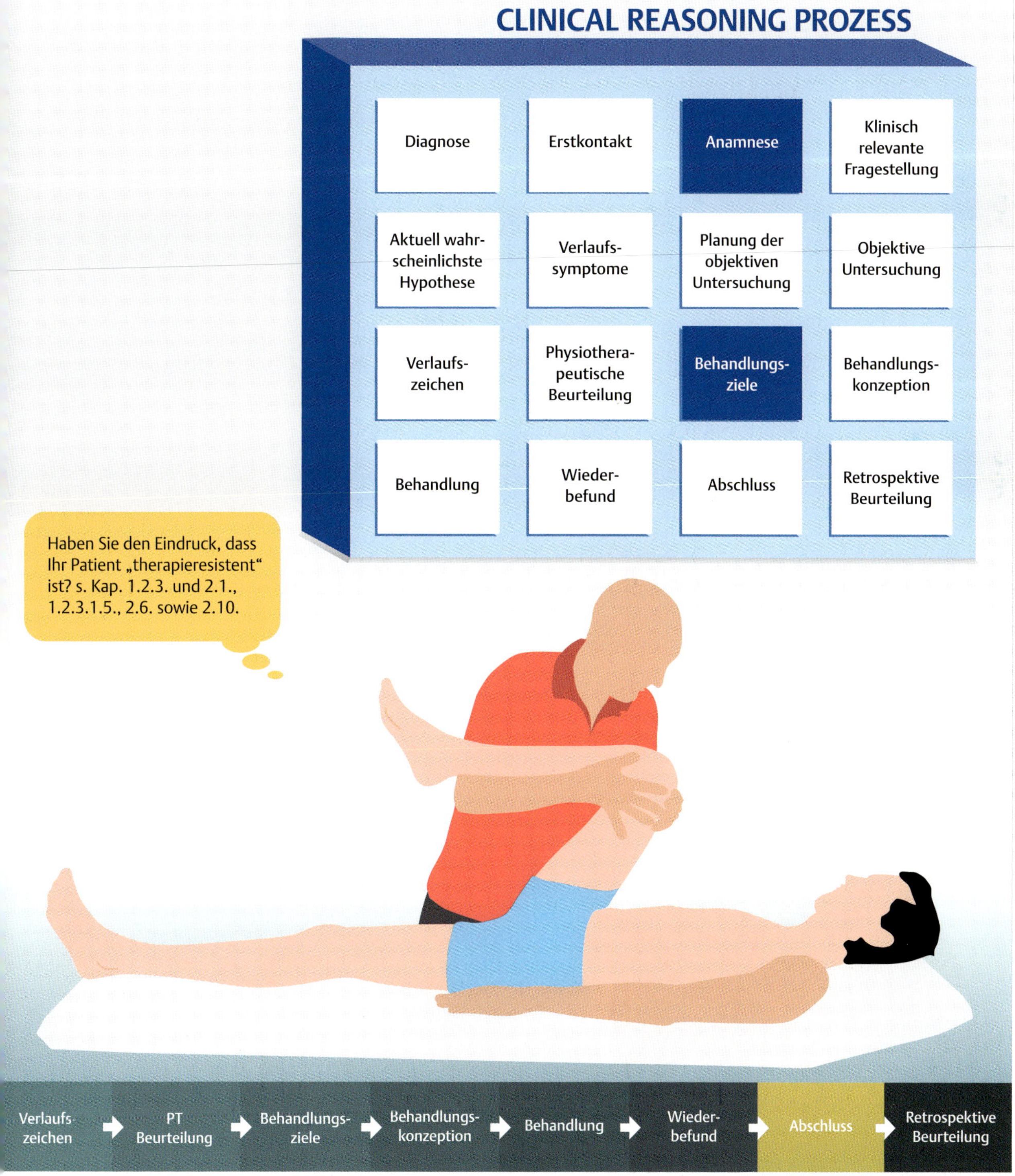

Zum Behandlungsresultat sollten Sie sich v.a. folgende Fragen stellen:

- Wurden die von Ihnen und dem Patienten formulierten Fernziele erreicht?
- Warum wurden die Fernziele erreicht ,oder warum konnten die Ziele nicht realisiert werden?
- Wie und mit welchen Mitteln sind Sie zu diesem Ergebnis gekommen?
- Wurde das Hauptproblem aus Sicht des Patienten zu seiner Zufriedenheit gelöst?
- Welche Konsequenzen ziehen Sie aus Ihrer Therapie bzgl. Ihrer Wissensbasis und Ihrer Erfahrung, den klinischen Denk- und Entscheidungsprozessen, Ihres klinischen Vorgehens und Ihrer individuellen praktische Fähigkeiten sowie in Bezug auf das therapeutische Klima sowie die Rahmenbedingungen?

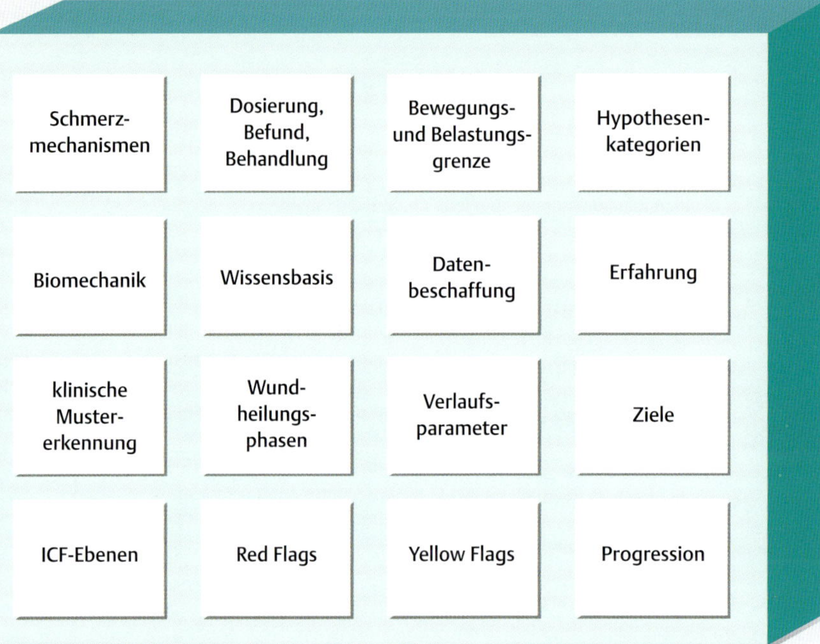

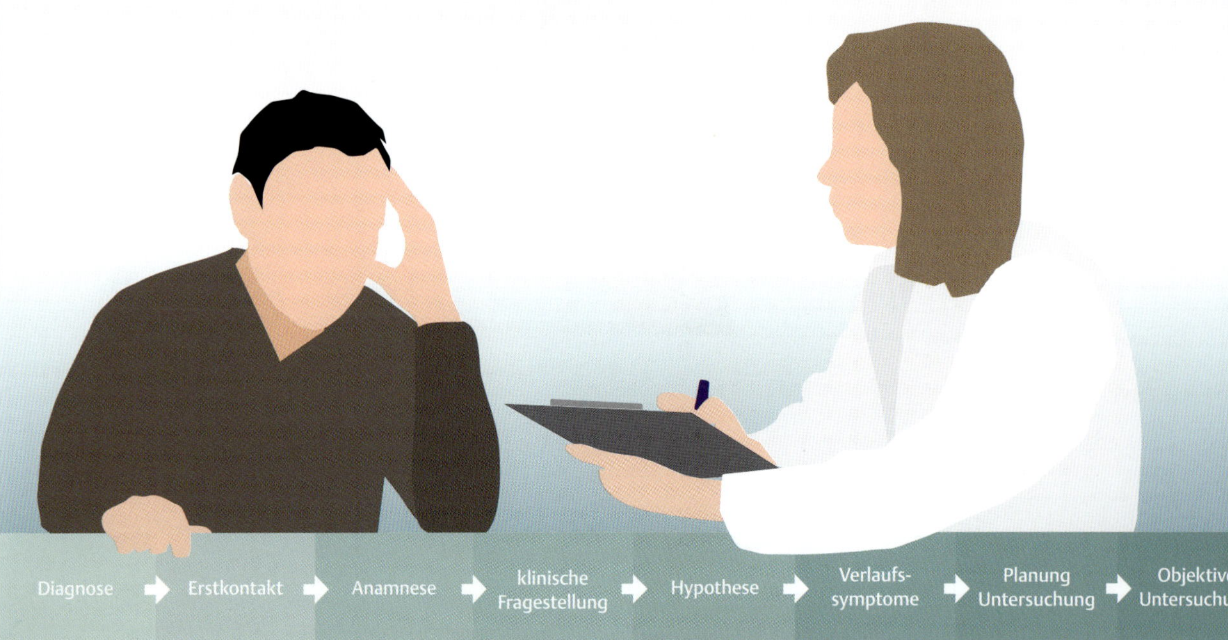

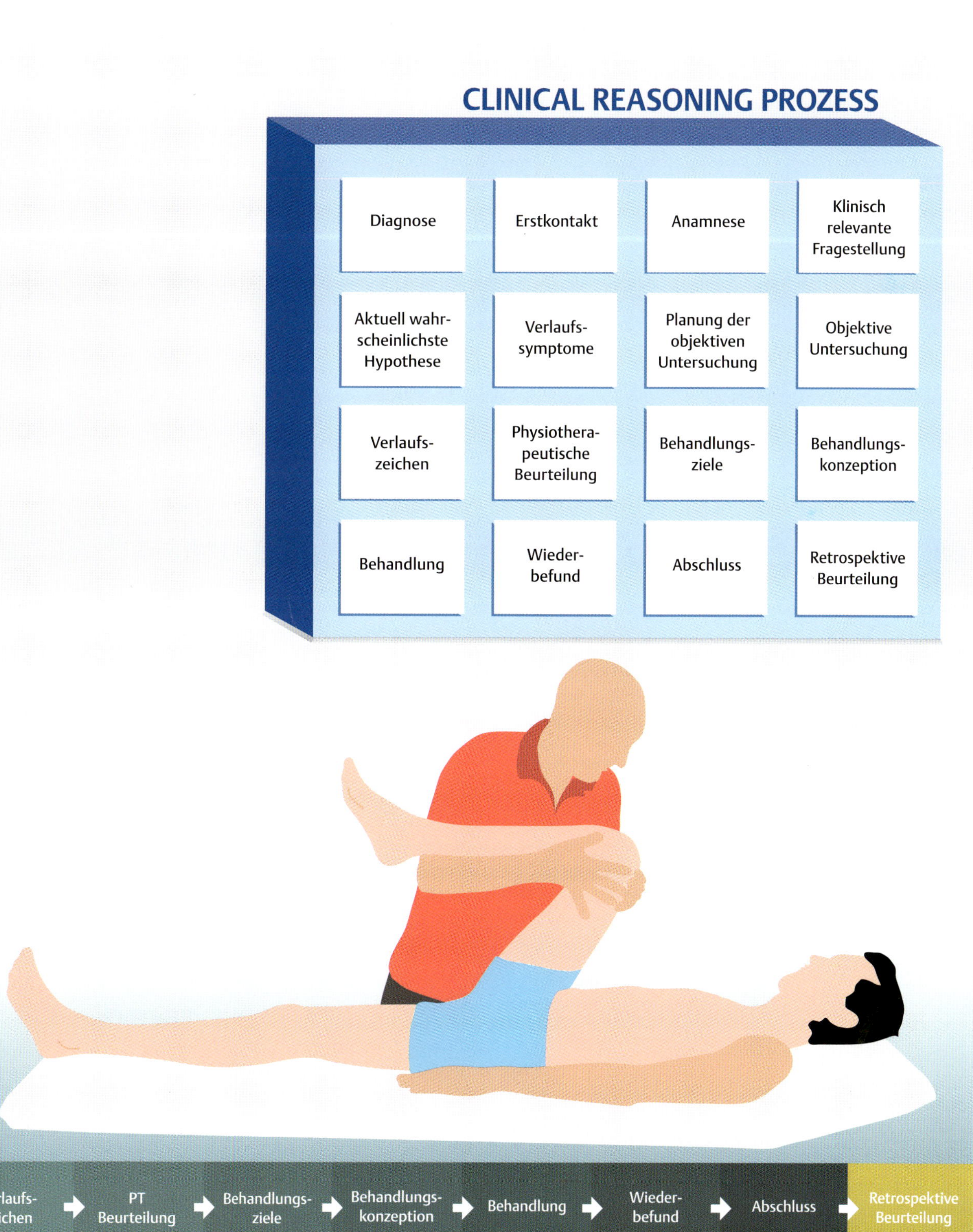

Abb. 2.23 Grafische Darstellung zur retrospektiven therapeutischen Beurteilung.

2.2.16 Retrospektive therapeutische Beurteilung

Die retrospektive therapeutische Beurteilung ist ein wesentlicher Punkt im Clinical-Reasoning-Prozess. In einer Rückschau reflektiert der Therapeut nochmals den gesamten Behandlungsverlauf und sinniert über die unterschiedlichen Stationen der Therapie, um ggf. Konsequenzen für weitere Therapiesituationen zu ziehen. Zudem werden mittels der bei der Therapie gesammelten Informationen die Wissensbasis sowie das Erfahrungspotenzial angereichert.

Im Einzelnen kann der Therapeut verschiedenste Punkte hinterfragen (▶ Tab. 2.11).

Aus all diesen Unterpunkten kann und soll der Therapeut nun bestenfalls seine Konsequenzen ziehen, um so zusehends mit dem komplexen Clinical-Reasoning-Prozess vertraut zu werden. Mit gesammelten Informationen zu jedem einzelnen Behandlungsfall wird die Wissensbasis angereichert und der Erfahrungsschatz vergrößert. Folglich werden sich so im Lauf der Zeit auch das klinische Vorgehen sowie die individuellen praktischen Fähigkeiten verbessern, um so letzten Endes ein professionelles Arbeiten mit angenehmen therapeutischem Klima und geeigneten Rahmenbedingungen zu ermöglichen (▶ Abb. 2.23).

Tab. 2.11 Potentielle Fragen zur retrospektiven therapeutischen Selbstreflexion entsprechend der einzelnen Stationen im Clinical-Reasoning-Prozess.

Stationen der Therapie	Mögliche Fragestellungen zur therapeutischen Selbstreflexion
Ärztliche Diagnose	• War die Diagnose bekannt? • Wurde Neues aus der Diagnose gelernt? • Stimmte die Diagnose mit dem Patienten-Problem über den ganzen Therapieverlauf überein?
Hauptproblem aus Sicht des Patienten	• Passte das Hauptproblem zur ärztlichen Diagnose? • Wurde das Hauptproblem exakt formuliert? • Veränderte sich das Hauptproblem im Therapieverlauf?
Subjektive und objektive Untersuchung	• Fokussierte die Untersuchung das Hauptproblem? • Liefen die Untersuchungsschritte routiniert ab? • Waren die Untersuchungsschritte hypothesengesteuert? • Haben sich Denkfehler eingeschlichen? • Wurden in Anamnese oder objektiver Untersuchung außergewöhnliche Informationen eingeholt? • Wurde in der Anamnese oder in der objektiven Untersuchung etwas vergessen?
Physiotherapeutische Beurteilung	• Wurden Informationen zum Hauptproblem des Patienten richtig gewertet, gewichtet und interpretiert? • War die physiotherapeutische Beurteilung vollständig? • Wurde die physiotherapeutische Beurteilung im Therapieverlauf adaptiert? • War die physiotherapeutische Beurteilung kongruent mit dem Ergebnis der Therapie? • War eine physiotherapeutische Intervention indiziert? • War die physiotherapeutischen Beurteilung falsch?
Nah- und Fernziele	• Waren Nah- und Fernziele initial vorhanden, konkret formuliert, realistisch und auf das Hauptproblem bezogen? • Veränderten sich die Ziele im Therapieverlauf? • Stimmten die Nah- und Fernziele überein mit den Zielvorstellungen des Arztes oder des Reha-Teams? • Wie gut verlief die interdisziplinäre Koordination? • Wurden Lernziele für den Patienten formuliert?
Grob- und Feinplanung der Therapie	• Wie gut war die initiale Planung der Therapie? • Warum und wann waren Anpassungen an die Behandlungsplanung nötig? • Welche Konsequenzen bzgl. der Behandlungsplanung können für die Zukunft gezogen werden?
Behandlungsresultat	• Wurden die Fernziele erreicht? • Wurde das Hauptproblem des Patienten gelöst? • Ist der Patient zufrieden? • Durch welche Maßnahmen wurde das Behandlungsresultat erreicht? • Welche Faktoren beeinflussten das Behandlungsresultat?

3 Wissensbasis und Erfahrung

3.1 Schmerzmechanismen

Das Erkennen des aktuellen Schmerzmechanismus spielt bei der Ermittlung der aktuell wahrscheinlichsten Hypothese oder eines klinischen Musters eine wesentliche Rolle. Hierbei wird geklärt, auf welche Weise, wo und wann sich Schmerzen oder Symptome präsentieren. Anamnestisch wird erfragt, ob Schmerzen bei Bewegung oder aber bei bestimmten Körperhaltungen und Stellungen von Körperabschnitten oder Extremitäten auftreten. Außerdem wird differenziert, ob sich die Symptome unmittelbar bei einer Aktivität oder erst nach einer Latenzzeit präsentieren. Symptome können einen bewegungsabhängigen Charakter besitzen, oder sie sind über Bewegungen kaum bis gar nicht beeinflussbar. Das 24-Stunden-Verhalten der Symptome berücksichtigt schließlich, ob Schmerzen lediglich zu bestimmten Tageszeiten oder zeitunabhängig auftreten.

Der Charakter des Schmerzes gibt Hinweise, welche Struktur für die Problematik des Patienten verantwortlich sein könnte. So ist ein stechender, bewegungsabhängiger, tiefer Schmerz oftmals auf eine artikuläre Dysfunktion zurückzuführen, während ein eher oberflächlicher, ziehender und v. a. nachts akkumulierender Dauerschmerz eine radikuläre Problematik vermuten lässt. Aussagen über den Symptom-Charakter bestimmen die grobe Richtung der Hypothese oder des klinischen Musters.

Ebenso hat die Krankengeschichte (Abk. „Hx" im Maitland-Konzept) einen besonderen Stellenwert bei der Fahndung nach dem vorliegenden Schmerzmechanismus. Dementsprechend muss hinterfragt werden, ob der Patient einen konkreten Auslöser für seine Symptomatik benennen kann oder wie es zur aktuellen Symptomatik kam. Gleichfalls wichtig zu wissen ist, welchen alltäglichen körperlichen oder geistigen Gewohnheiten der Betroffene nachgeht, um so einen vermeintlichen Schmerzgenerator zu ermitteln. Die Frage, ob die Präsentation der Symptome noch konform mit den klassischen Wundheilungsphasen ist, gibt Hinweise auf periphere oder zentral maladaptive Schmerzmechanismen.

Mit fortschreitender Persistenz einer Problematik besteht zusehends die Möglichkeit der Entstehung einer zentralen Verarbeitungsdysfunktion im Sinne einer maladaptiven Schmerzwahrnehmung und -verarbeitung. Summa summarum handelt es in einem solchen Fall um einen „chronischen Patienten", bei dessen Testung in der objektiven Untersuchung und der daraus resultierenden Intervention andere Maßstäbe angesetzt werden müssen. Wenn bereits nach der Anamnese eine Hypothese oder im besten Fall ein klinisches Muster im Bereich eines maladaptiven Geschehens außerhalb der klassischen Wundheilungsphasen als wahrscheinlich erscheint, so ist eine primäre strukturelle Untersuchung im Rahmen der objektiven Untersuchung quasi bedeutungslos. In einem solchen Fall lassen sich vielmehr bei der Untersuchung auf Aktivitäts- und Partizipationsebene verwertbare Befunde erwarten. Eine anschließende Intervention wäre dann im Bereich der allgemeinen Aktivierung sowie der „Patient Education" ansiedeln.

In der folgenden Übersicht werden die Schmerzmechanismen, deren Unterteilung und deren Auswirkungen dargestellt (▶ Abb. 3.1). Grafisch angedeutet wird auch der Einfluss von „Red Flags" (Kap. 3.10.1) und „Yellow Flags" (Kap. 3.10.2) sowie die sich daraus ergebenden physiotherapeutischen Strategien.

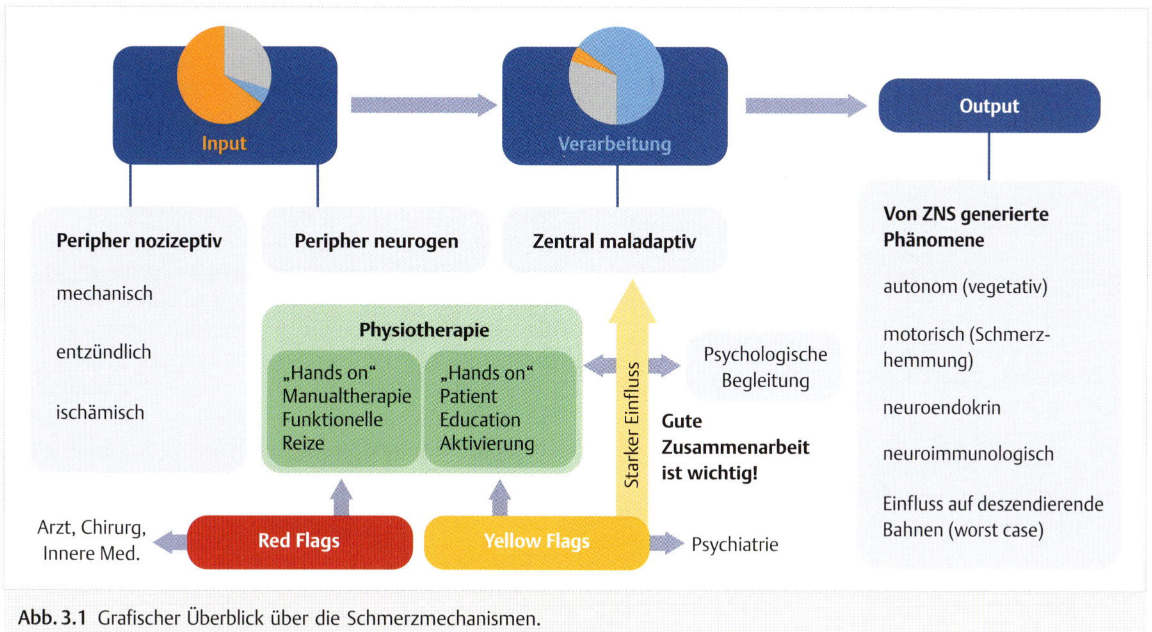

Abb. 3.1 Grafischer Überblick über die Schmerzmechanismen.

Tab. 3.1 Schmerzmechanismen und entsprechende grundsätzliche Behandlungsphilosophie.

Schmerzmechanismus	Art der Therapie	Maßnahmen
peripher nozizeptiv mechanisch	„Hands-On“	• Manuelle Therapie • Haltungsschulung • allgemeine Kräftigung
peripher nozizeptiv entzündlich	„Hands-On“	• ohne neurogenem Beitrag: ○ Entlastung ○ Immobilisation ○ Bewegen im widerstandsfreien Bereich ○ physikalische Therapie • mit neurogenem Beitrag: ○ Therapie der proximal lokalisierten mechanischen Dysfunktion
peripher nozizeptiv ischämisch	„Hands-On“	• Haltungsschulung • Wahrnehmungsschulung • Kräftigung und Stabilisation der Muskeln
peripher neurogen	„Hands-On“	• Dekomprimierung betroffener Strukturen • neurodynamische Mobilisation
zentral maladaptiv	„Hands-Off“	• „Patient Education“ • Erarbeiten einer Tagesstruktur • allgemeine körperliche Aktivierung

Der Begriff „Input“ steht für alle „peripher nozizeptiven“ und „peripher neurogenen“ Schmerzmechanismen. Die peripheren nozizeptiven Mechanismen werden in die drei Kategorien „mechanisch“, „entzündlich“ und „ischämisch“ eingeteilt. Der peripher neurogene Mechanismus ist durch ausstrahlende Symptome gekennzeichnet, welche die Nerven selbst als strukturelle und nozizeptiv aktive Struktur vermuten lassen.

Bei einer auf den „Input“ basierenden Symptomatik liegt die physiotherapeutische Interventionsrichtung im Applizieren funktioneller Reize auf Strukturebene, d. h. im „Hands-on“-Bereich. Hierbei ist besonders auf „Red Flags“ (Kap. 3.10.1) zu achten.

Der Begriff „Verarbeitung“ bezeichnet die Verarbeitung des „Inputs“ der peripher nozizeptiven Afferenzen im Zentralen Nervensystem (ZNS) unter Einbeziehung potenziell vorhandener sich negativ auswirkender psychosozialer Faktoren (Kap. 3.10.2). Kommt es zur überdimensionalen Gewichtung des Schmerzgeschehens im ZNS, liegt ein „zentral maladaptiver“ Schmerzmechanismus vor. Dieser imponiert mit einer Symptomatik, die in keiner physiologischen Relation zu den „Input“-Schmerzmechanismen steht. Derartigen chronischen klinischen Mustern wird therapeutisch mit einer „Hands-off“-Strategie, Interventionen auf Aktivitätsebene und v. a. mit „Patient Education“ begegnet.

Der Begriff „Output“ steht für die vom ZNS generierten Phänomene. Diese können in physiologischer Relation zu den durch den „Input“ erzeugten Schmerzmechanismen stehen, oder aber sie gestalten sich durch eine maladaptive Verarbeitung im ZNS als überschießend. Das ZNS wird so zur Schlüsselstelle bei der Verarbeitung der Symptome. Es kann im Idealfall hemmend eingreifen oder schlimmstenfalls zu symptom-verstärkenden Reaktionen führen.

Die fünf Schmerzmechanismen werden im Folgenden näher erläutert. Vorangestellt sei bereits jetzt eine Übersicht über die Schmerzmechanismen und den sich daraus ergebenden unterschiedlichen Konsequenzen bzgl. der therapeutischen Intervention (▸ Tab. 3.1). Anhand dieser Gegenüberstellung von Schmerzmechanismus und adäquater Physiotherapie wird die Relevanz der Differenzierung zwischen peripheren und zentralen Schmerzmechanismen deutlich.

3.1.1 Peripher nozizeptiv mechanischer Schmerz

Der peripher nozizeptiv mechanische Schmerz besitzt einen stechenden, ziehenden, punktuellen, klar lokalisierten und begrenzten Charakter. Er strahlt in der Regel nicht aus und verhält sich bewegungsabhängig. Oftmals ist ein deutliches „On-Off“-Phänomen erkennbar. Der Schmerz forciert sich bei endgradigen Bewegungen und lindert sich in Ruhe. Das 24-Stunden-Verhalten ist klar bewegungs- oder belastungsabhängig. Aus physiologischer Sicht kann man sich als auslösenden Mechanismus das „Einklemmen“ einer Struktur vorstellen, welche vornehmlich die Aδ-Nozizeption aktiviert. Die Anamnese gestaltet sich einfach und unkompliziert: zumeist ist ein akuter Auslöser in der Krankengeschichte erkennbar. Klassisches Beispiel für einen peripher nozizeptiv mechanischen Schmerz ist eine akute Rippengelenksblockade.

Der therapeutische „Hands-On“-Ansatz ist hauptsächlich mechanischer Art mit Anwendung von Manueller Therapie, Haltungsschulung und allgemeiner Kräftigung. Grundsätzlich besitzt der peripher nozizeptive mechanische Schmerz eine gute Prognose. Schmerzmedikamente helfen in der Regel nicht.

3.1.2 Peripher nozizeptiv entzündlicher Schmerz

Der peripher nozizeptiv entzündliche Schmerz wird unterteilt in den entzündlichen Schmerz ohne neurogenen Beitrag und den entzündlichen Schmerz mit neurogenem Beitrag. Beide zeigen einen ähnlichen Schmerzcharakter. Im Allgemeinen ist der peripher nozizeptiv entzündliche Schmerz eher pochend, pulsierend, dumpf, verbunden mit einem Steifigkeitsgefühl und besitzt oft den typischen „Es-tut-weh"-Charakter. Er zeichnet sich zudem durch vermehrten Ruheschmerz mit nächtlicher Akzentuierung aus. Konstante „Hintergrundschmerzen" sprechen ebenfalls für einen entzündlichen Schmerzgenerator. Genauso typisch sind die schmerzhafte Bewegungsumkehr und eine Schmerzlinderung durch leichtes Bewegen. Der entzündliche Schmerz ändert sich oft im Verlauf von 24 Stunden und tritt in der Regel zwei bis sechs Tage nach einer Gewebeschädigung auf. Die fünf Kardinalsymptome einer Entzündung – Schmerz (Dolor), Rötung (Rubor), Erwärmung (Calor), Schwellung (Tumor) und Funktionsstörung (Functio laesa) – sind normalerweise klar erkennbar. Physiologisch kann der entzündliche Schmerz allein durch eine Zellwandzerstörung entstehen. Aus der beschädigten Zellwand tritt Arachidonsäure, eine Vorstufe von Prostaglandin, aus und aktiviert die C-Fasern. Typische Beispiele für einen entzündlichen Schmerz sind frische Traumata oder Sehnenentzündungen.

Der therapeutische Ansatz liegt im „Hands-On"-Bereich. Genutzt werden Entlastungsstellungen bzw. Immobilisierung, leichtes Bewegungen im widerstandsfreien Bereich und physikalische Maßnahmen. Generell besitzt der peripher nozizeptive entzündliche Schmerz eine gute Prognose. Entzündlicher Schmerz reagiert sehr sensitiv auf nicht-steroide Antirheumatika (NSAR).

Peripher nozizeptiv entzündlicher Schmerz ohne neurogenen Beitrag

Die C-Fasern reagieren erst bei einem Gewebeschaden. Sie werden durch austretende Arachidonsäure der defekten Zellwände stimuliert und setzen im Wundgebiet das Neuropeptid Substanz P frei. Substanz P leitet den Entzündungsprozess ein und unterstützt diesen, indem die Blutgefäße stark erweitert werden (Vasodilatation) und die Durchlässigkeit der Gefäßwand ansteigt (Permeabilitätsanstieg). Zudem bewirkt sie eine Zunahme der Sensitivität – d. h. es kommt zur Senkung der Aktivierungsschwelle – der umliegenden Schmerzneurone (primäre Hyperalgesie). Es handelt sich vornehmlich um ein peripher lokales Geschehen.

Peripher nozizeptiv entzündlicher Schmerz mit neurogenen Beitrag

Peripher nozizeptiv entzündlicher Schmerz mit neurogenem Beitrag tritt eher selten auf und ist dementsprechend schwierig zu erfassen. Dieser Schmerzmechanismus ist auch unter den Begriffen „neurogene Entzündung" oder „sterile Entzündung" bekannt. Aus Sicht der Physiologie kommt es zur mechanischen Reizung eines Hinterhorn-Ganglions dies z. B. bei einer asymptomatischen segmentalen lumbalen Dysfunktion, so dass am betroffenen Nervenende Substanz P ausgeschüttet wird. Das Einwandern von Substanz P geschieht gegen die physiologische Verlaufsrichtung des Nervs, d. h. antidrom von proximal nach distal, ins Innervationsgebiet (▸ Abb. 3.2). Demgemäß entsteht eine reale Entzündung in einem nicht traumatisierten Gewebe.

Der peripher nozizeptiv entzündliche Schmerz mit neurogenem Beitrag ist mit seltsamen Symptomen verbunden. Patienten berichten über skurrile Empfindungen wie dem „Gefühl von offenem Fleisch" oder das „Ziehen von Fäden" aus dem Gewebe. Der therapeutische Ansatz liegt in der Behandlung der proximal gelegenen mechanischen Dysfunktion.

3.1.3 Peripher nozizeptiv ischämischer Schmerz

Der peripher nozizeptiv ischämische Schmerz imponiert mit ermüdenden und verspannten Empfindungen. Aussagen à la „Ich habe das Gefühl, dass mein Rücken auseinanderbricht" sind typisch. Das Verhalten des ischämischen Schmerzes ist haltungsbezogen und tritt immer mit einer gewissen Latenz auf. Gehaltene Positionen beginnen zu schmerzen, während Bewegung stets zur Linderung führt. Physiologische Ursache ist eine intramuskuläre Druckerhöhung, die über dem arteriellen Blutdruck liegt, so dass es in der entsprechenden Muskulatur zu einer latenten Ischämie kommt. Bei Bewegung wird die Durchblutung durch den Pumpeffekt der sich bewegenden Muskulatur angeregt, und die Schmerzen verschwinden. Typische Befunde sind segmentale Hypermobilitäten oder eine Haltungsinsuffizienz bei gehaltenen Positionen. Die Anamnese gestaltet sich eher langwierig, da die Symptomatik meist schleichend ohne erkennbaren Auslöser apparent wird. Im subjektiven Untersuchungsgespräch müssen das Verhalten im Alltag und die dabei auftretenden Schmerzen evaluiert werden, um so den Konnex zwischen beiden herzustellen.

Der therapeutische „Hand-On"-Ansatz nutzt die Haltungsschulung sowie die allgemeine Wahrnehmung, kräftigt und stabilisiert die Muskulatur der betroffenen Region. Die Wirkung von Schmerzmedikamenten ist als gering einzustufen.

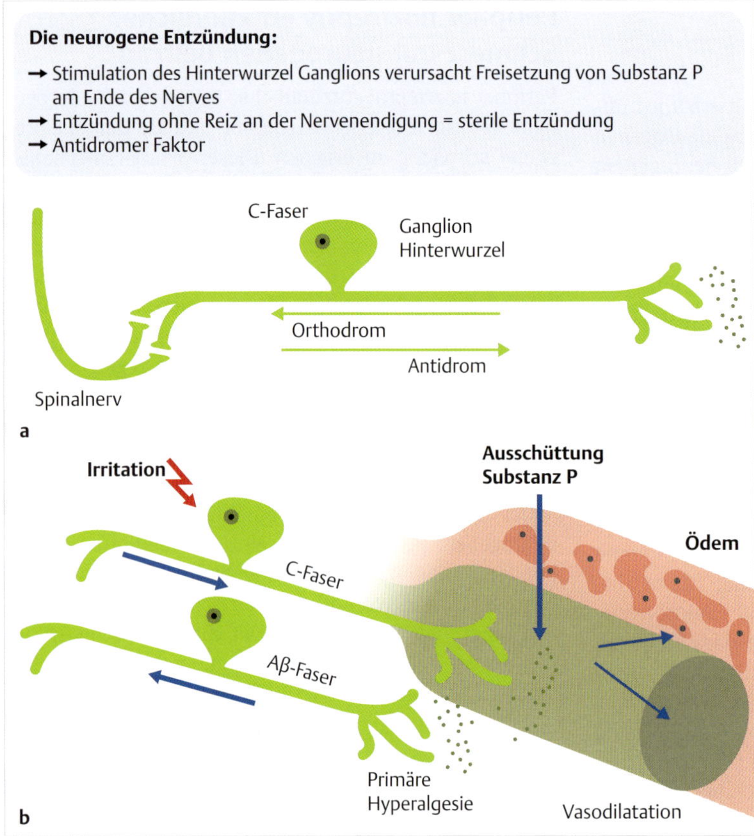

Abb. 3.2 Peripher nozizeptiv entzündlicher Schmerz mit neurogenem Beitrag.
Typ: Abbildung
a Das Neuropeptid Substanz P wandert von proximal nach distal gegen die physiologische Verlaufsrichtung des Nervs antidrom ins Innervationsgebiet (mod. nach Piekartz 2007).
b Als Folge entsteht im unverletzten Gewebe eine „sterile Entzündung".

3.1.4 Peripher neurogener Schmerz

Der peripher neurogene Schmerz darf nicht mit neuropathischem Schmerz (Kap. 3.2.1) verwechselt werden. Es liegt keine Nervenläsion vor, und die Nervenleitfähigkeit ist intakt, während beim neuropathischen Schmerz immer eine Nervenschädigung besteht.

Die Symptomatik ist charakterisiert mit brennenden Sinnesempfindungen, die an Zahnschmerzen erinnern. Sie zeigt sich in klar abgrenzbaren Arealen sowohl in Dermatomen als auch im Innervationsfeld oder direkt am Nervenverlauf. Eine motorische Beteiligung liegt sehr selten vor. Die Schmerzen werden zum Teil als extrem intensiv und einschränkend bis hin zur vollständigen Immobilisation beschrieben. Bei Kompressionen auf die irritierte Stelle verschlimmern sich die Symptome. Eine Schonhaltung und Entlastungsstellungen sind typisch. Typische Befunde sind das Karpaltunnel-Syndrom (CTS), das Thoracic-Outlet-Syndrom (TOS) sowie Irritationen der Nervenwurzeln (Radikulopathien). Da sich die Symptomatik subchronisch zeigt, ist die Anamnese zumeist kompliziert und langwierig. Auf Grund der Dauer der Beschwerden kommt es nicht selten zur Mitbeteiligung zentraler Schmerzwahrnehmungs- und Schmerzverarbeitungsmechanismen. Psychische Belastungen beeinflussen die Problematik oft zusätzlich negativ. So führt Stress zum erhöhten Muskeltonus und komprimiert das betroffene Areal zusätzlich, was wiederum den Schmerz steigert.

Der therapeutische Ansatz liegt im „Hands-On"-Bereich vorrangig in der Dekomprimierung und gegebenenfalls auch in richtig dosierter neurodynamischer Mobilisation. Prinzipiell besitzt der peripher neurogene Schmerz längerfristig eine gute Prognose. Zuweilen schafft die Gabe ZNS-hemmender Medikamente Abhilfe; liegt simultan ein mechanisch entzündlicher Mechanismus vor, helfen auch NSAR.

3.1.5 Zentral maladaptiver Schmerz

Ursache des zentralen Schmerzes sind Veränderungen in Rückenmark, Hirnstamm oder in den zerebralen Hemisphären. Dementsprechend spielen Gefühlslage, persönliche Einstellung, Vorstellung oder Überzeugung des Patienten eine entscheidende Rolle bei Entstehung und Verlauf des maladaptiven Schmerzmechanismus und beeinflussen folglich auch den Verlauf und Erfolg der Behandlung.

Beim zentralen Schmerz spricht man gleichermaßen von einer „zentralen Sensibilisierung" des Patienten. Es handelt sich hierbei um ein prinzipiell normales physiologisches Phänomen, welches bei und nach jeder Verletzung zum Tragen kommt. Demgemäß liegen bei jedem

Patienten stets Gründe oder Hinweise für eine mögliche Chronifizierung vor. In der Regel verschwindet die zentrale Sensibilisierung binnen kurzer Zeit, so dass die Schmerzsymptomatik mit den physiologischen Wundheilungsphasen korrespondiert. Bei einer Persistenz der zentralen Sensibilisierung entstehen verschiedene maladaptive Prozesse, die sich mannigfaltig präsentieren und mehr oder weniger zu einer regelrecht bizarren Symptomatik führen.

Charakteristisch sind stichartige Schmerzen in jede Bewegungsrichtung, die plötzlich und ohne ersichtlichen Grund auftreten. Zumeist wird über langanhaltende Symptome berichtet, welche sich bei körperlicher Aktivität summieren oder mit einer gewissen Latenz auftreten. Typische Aussage ist etwa: „An guten Tagen versuche ich etwas aktiver zu sein. Dies bereue ich aber schon nach zwei Stunden, weil die Schmerzen dann wieder unerträglich sind und dann mehrere Tage anhalten". Ferner klagen die Betroffenen über ein Gefühl der Hilflosigkeit und fühlen sich dem Schmerz gänzlich ausgeliefert. Falsche Überzeugungsmuster und Katastrophisieren fördern maladaptive Prozesse.

Eine maladaptive Chronifizierung ist zumeist mit einer langen Krankengesichte verbunden, welche nicht im Geringsten mit den klassischen Wundheilungsphasen in Einklang zu bringen ist. Für das Erkennen eines maladaptiven Prozesses müssen die Angaben des Patienten bei der Anamnese priorisiert und gewichtet werden – entscheidend sind die psychische Verfassung sowie die Bewältigungsstrategie eines Menschen bei Belastung. Während eine Person auf Grund einer „gesunden Einstellung" selbst starke psychische Belastungssituationen meistert, kommt ein anderer Mensch bei minimalem posttraumatisch auftretendem psychischen Stress aus der seelischen Balance, so dass maladaptive Prozesse aktiviert werden und eine Chronifizierung begünstigen. Entscheidend ist also der Umgang des Patienten mit seiner jeweiligen Situation.

Bei zentralen maladaptiven Schmerzmechanismen sind daher nicht manuelle Therapieansätze aus dem „Hands-On"-Bereich angemessen, sondern stattdessen Behandlungsstrategien aus dem „Hands-Off"-Bereich wie etwa die „Patient Education", das Erarbeiten einer Tagesstruktur sowie eine allgemeine körperliche Aktivierung.

Pathophysiologische Grundlagen

Im Folgenden werden die verschiedenen maladaptiven Prozesse in vereinfachter Form dargestellt.

Primäre und sekundäre Hyperalgesie

Bei muskuloskelettalen Verletzungen in der Peripherie kommt es zur primären Hyperalgesie am Ort des Traumas und zur lokalen Senkung der Reizschwelle der Aδ- und C-Schmerzfasern. Auf Grund dieser peripheren Sensibilisierung produzieren die Aβ-Mechanorezeptoren im Hinterhorn des Rückenmarks das Neuropeptid Substanz P. Dieses stimuliert die WDR-Neurone (Wide-Dynamic-Range-Cell) und führt so zur sekundären Hyperalgesie.

WDR-Neurone sind Nervenzellen im Hinterhorn des Rückenmarks, die verschiedene somatosensorische Informationen aus der Peripherie aufnehmen wie etwa Temperatur, mechanische Reize oder auch Schmerz. Sie besitzen eine niedrige Erregungsschwelle und große rezeptive Felder. Sie konvergieren afferente Sinnesinformationen und leiten diese zum sensorischen Kortex des ZNS.

Auf diesem Weg führen frische Verletzungen zur Sensibilisierung bzw. zur gesteigerten Schmerzempfindlichkeit des umliegenden Gewebes. Diese latente Allodynie ist reversibel und klingt normalerweise binnen sechs bis zwölf Stunden nach dem Trauma ab (▸ Abb. 3.3).

Bei einer Chronifizierung bleibt die traumatisch bedingte Alarmsituation im Gewebe unphysiologisch bestehen, und es kommt zur permanenten Erregung der Aβ-Mechanorezeptoren im Hinterhorn. Das daraus resultierende Aufschaukeln der biochemischen Prozesse wird als „Wind-Up-Phänomen" bezeichnet. Folge ist eine maladaptive Allodynie im klassischen Sinn. De facto wird im verletzten Gewebe nun die ursprünglich physiologische zentrale Sensibilisierung jetzt auch ohne peripheren Schmerzreiz unterhalten (▸ Abb. 3.4).

Modalitäten des Rückenmark-Hinterhorns

Bei peripheren Schmerzafferenzen fungiert das Rückenmarks-Hinterhorn als primäre neuronale Umschaltstelle und wird quasi zur „ersten Weiche" für die nozizeptiven Informationen. Die Gründe, ob die Weichenstellung korrekt ist und die Schmerzreize adäquat gehemmt werden, oder ob die Weichenstellung falsch ist und die Schmerzreize maladaptiv enthemmt werden, sind bis dato nicht abschließend erforscht.

Das Hinterhorn des Rückenmarks besitzt folgende drei Modalitäten:

- kontrollierte Modalität
- unterdrückte Modalität
- sensibilisierte Modalität

Kontrollierte Modalität

Im Normallfall arbeitet das Hinterhorn des Rückenmarks in einer kontrollierten Modalität (▸ Abb. 3.5). Dies bedeutet, dass ein peripher gesetzter Schmerzreiz auf das Hinterhorn trifft und dort Substanz P freisetzt. Gleichzeitig werden inhibierende Neurotransmitter angemessen ausgeschüttet, und die deszendierende Hemmung durch das ZNS lindert den Schmerzimpuls. Entsprechend fühlt sich der Patient grundsätzlich wohl und hat keine Sorgen. Auf diesem Weg wird eine stimmige Schmerzempfindung über die WDR-Neurone an das Bewusstsein übertragen.

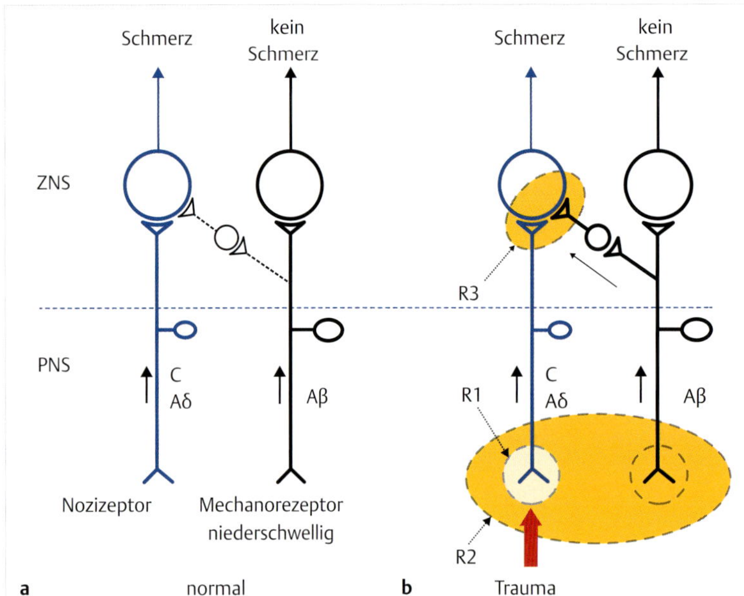

Abb. 3.3 Gegenüberstellung der Gewebsphysiologie von Mechanorezeptoren (Aβ-Fasern) und Nozizeptoren (Aδ- und C-Fasern) im Normalfall (a) sowie bei Verletzungen (b). Posttraumatisch sind primäre Hyperalgesie (R1), latente Allodynie (R2) und sekundäre Hyperalgesie (R3) normale Reaktionen im Rahmen einer peripheren Sensibilisierung.

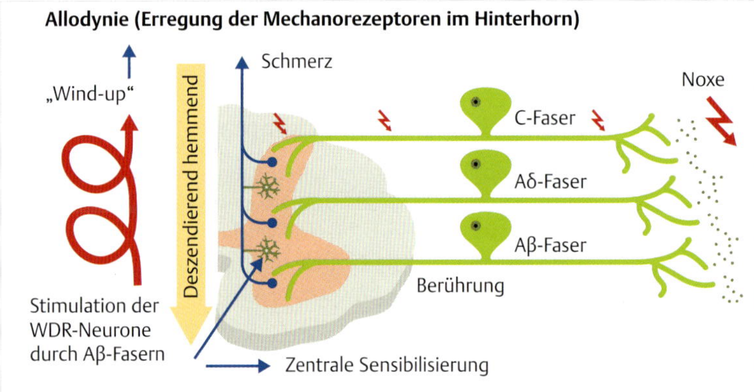

Abb. 3.4 Zentrale Sensibilisierung: Allodynie durch das „Wind-Up-Phänomen".

Unterdrückte Modalität

Die unterdrückte Modalität spielt bei akuten Verletzungen eine wichtige und sehr positive Rolle im Sinne der Schmerzunterdrückung (▶ Abb. 3.6). Die Weichenstellung am Rückenmarks-Hinterhorn ist korrekt, und die Schmerzreize werden gehemmt. Der periphere Schmerzimpuls schüttet auch hier Substanz P am Hinterhorn aus. Die inhibierenden Neurone reagieren jedoch mit einer überdurchschnittlichen Ausschüttung schmerzhemmender Neurotransmitter, und die deszendierende ZNS-Hemmung ist überaktiv. Folglich wird ein deutlich gehemmter Schmerzreiz von den WDR-Neuronen ans Bewusstsein weitergeleitet. Beispielhaft für eine unterdrückte Modalität sind Menschen in Trance oder Hypnose, die dadurch in einem gewissen Rahmen schmerzresistent werden.

Sensibilisierte Modalität

Bei einer sensibilisierten Modalität erfolgt die Weichenstellung am Rückenmarks-Hinterhorn in die falsche Richtung. Bereits ein kleiner Schmerzreiz aus der Peripherie führt zur überschießenden Ausschüttung von Substanz P. Die Neuronen reagieren kaum und setzen nur unterdurchschnittlich wenig inhibierende Neurotransmitter frei. Die deszendierende Hemmung durch das ZNS ist im Vergleich mit der kontrollierten Modalität entsprechend deutlich verringert. Verantwortlich für die Dysbalance zwischen schmerzfördernden und schmerzhemmenden Botenstoffen sind in erster Linie psychosoziale Faktoren (Kap. 3.10.2). Die Betroffenen klagen folglich über überdimensionale Schmerzreize.

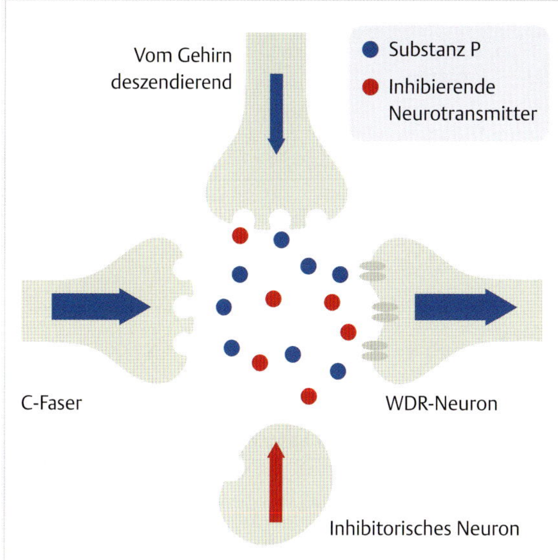

Abb. 3.5 Kontrollierte Hinterhorn-Modalität mit adäquater Ausschüttung schmerzhemmender Botenstoffe und durchschnittlicher deszendierender Schmerzinhibition durch das ZNS.

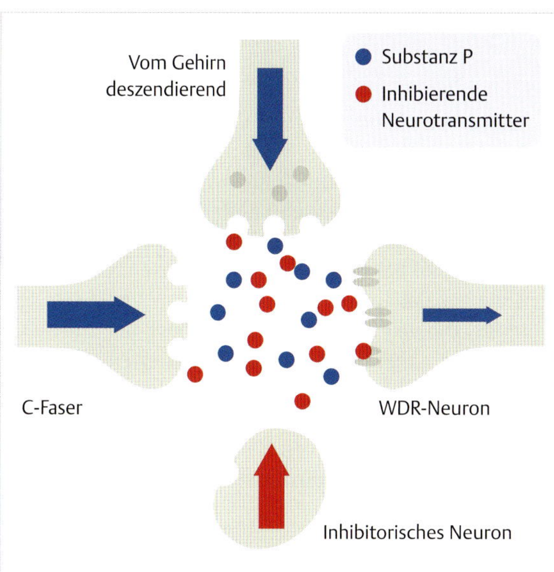

Abb. 3.6 Unterdrückte Hinterhorn-Modalität mit überdurchschnittlicher Ausschüttung schmerzhemmender Botenstoffe und hoher deszendierender Schmerzinhibition durch das ZNS.

Schmerzmodulation durch das ZNS

Das zentrale Nervensystem verfügt über verschiedene Schmerzhemmsysteme und kann in verschiedenen Hirnarealen den Schmerz modulieren. Diese physiologische Gegebenheit kann therapeutisch bei zentral maladaptiven Schmerzen genutzt werden (▶ Abb. 3.8).

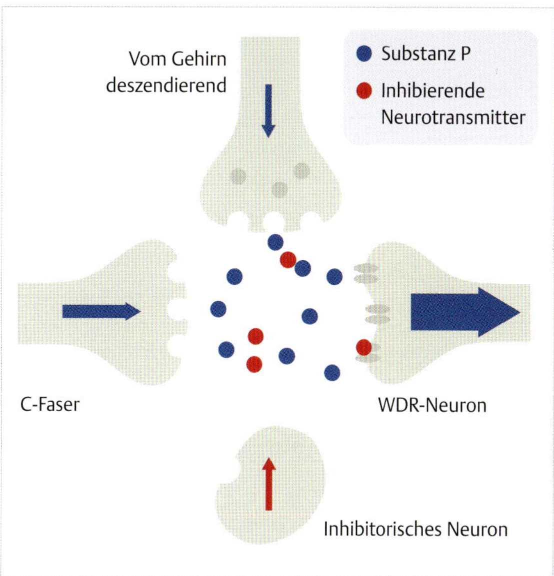

Abb. 3.7 Sensibilisierte Hinterhorn-Modalität mit abnormal hoher Freisetzung von Substanz P sowie unterdurchschnittlicher Ausschüttung schmerzhemmender Botenstoffe und reduzierter deszendierender Schmerzinhibition durch das ZNS.

Therapieansätze

Bei zentral maladaptiven Schmerzmechanismen ist die Modalität des Rückenmarks-Hinterhorns sensibilisiert. Um dieser Pathologie therapeutisch entgegenzutreten, eignet sich die Aktivierung der deszendierenden ZNS-Hemmung v. a. mittels „Patient Education“. Dieser komplexe aber wirkungsvolle Therapieansatz wird folgerichtig als „Endogene Analgesie“ bezeichnet.

Die praktische Umsetzung der endogenen Analgesie benötigt zunächst viele Gespräche mit dem Betroffenen – dies mit dem Ziel, Missverständnisse sowie Ängste bzgl. der Symptomatik abzubauen. Hierfür werden in patientengerechter Sprache wichtige Hinweise über die aktuelle Schmerzphysiologie gegeben im Sinne von „Explain Pain“ (Butler 2013). Auf diesem Weg wird der Therapeut für seinen Patienten zur Informationsquelle über die Entstehung, Wahrnehmung und Beeinflussung von Schmerzprozessen. Um ein solches Schmerzmanagement zu fördern und um Wege aus der Hilfslosigkeit aufzuzeigen, werden individuelle Lösungsansätze in Bezug auf die Selbstwirksamkeit kreiert. Hierfür eignen sich Maßnahmen wie das Erarbeiten einer Tagesstruktur mit angebrachten Belastungs- und Entlastungszeiten oder die Hinführung an gezielte trainingswirksame Aktivitäten. Wenn sich der Patient eine gewisse Selbstwirksamkeit erarbeitet hat und mit seiner Schmerzproblematik erfolgreich umgeht, können dann auch vorhandene strukturelle Dysfunktionen manualtherapeutisch behandelt werden.

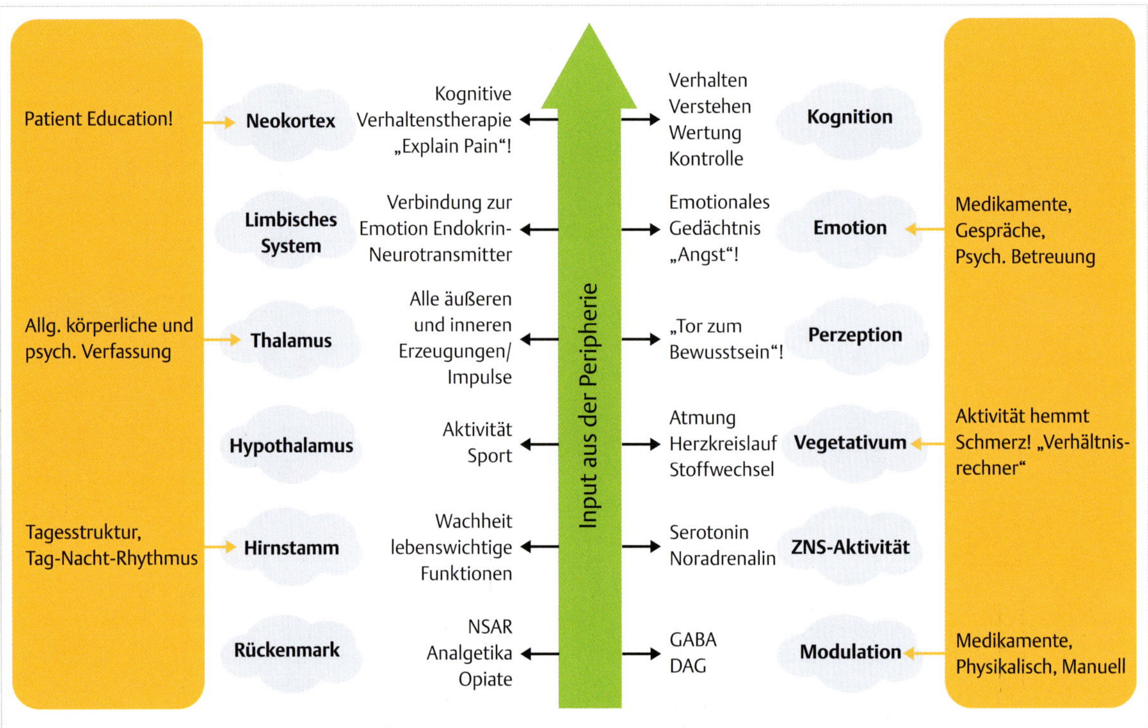

Abb. 3.8 Formen der zentralen Schmerzmodulation und adäquate Behandlungsstrategien: Die einzelnen Hirnareale (links) haben unterschiedliche Funktionen (rechts). Der Therapeut kann mit diesem Wissen unterschiedliche Therapieansätze generieren (orange).

Klinische Merkmale peripherer und zentraler Sensibilisierung

Beim Vergleich der klinischen Kennzeichen der peripheren und der zentralen Sensibilisierung wird deutlich, wie unterschiedlich die Therapieansätze gestaltet sein müssen, um beiden Schmerzmechanismen gerecht zu werden (▶ Tab. 3.2). Während bei der peripheren Sensibilisierung posttraumatisch eine physiologisch reversible primäre Hyperalgesie vorliegt, kommt es bei der zentralen Sensibilisierung zur Veränderung der deszendierenden modulierenden Schmerzsysteme mit generalisierter Hyperalgesie oder Allodynie.

Dementsprechend unterschiedlich zeigt sich das Verhalten der Betroffenen: Während beim peripheren Schmerzmechanismus ein Trauma vorliegt, die Schmerzanamnese schlüssig ist, sich bei der körperlichen Untersuchung klare Befunde ergeben und der Patient nachvollziehbare Schonhaltungen einnimmt, präsentiert sich der zentrale maladaptive Schmerzmechanismus äußerst komplex. Die gelegentlich auch vorschnell als „austherapiert" oder „therapieresistent" deklarierten Patienten können keinen konkreten Auslöser für ihre diffusen und intensiven Schmerzen nennen, weisen eine lange Krankengeschichte mit massiven Handicaps in Beruf und Alltag auf und verzweifeln ob dieser Situation.

Tab. 3.2 Überblick über klinische Merkmale peripherer und zentraler Sensibilisierung.

Subjektives Verhalten		Objektives Verhalten	
peripher	**zentral**	**peripher**	**zentral**
• mechanischer Schmerz mit nachvollziehbarem Schmerzverhalten	• nicht mechanischer Schmerz • unvorhersehbares Schmerzverhalten • ausgeweitetes Schmerzgebiet • oft konstanter Schmerz mit hoher Intensität • Spontanschmerz • Nachtschmerz mit Schlafstörung • Schmerz führt zu Behinderung im Alltag	• mechanischer Schmerz korreliert mit erstem und zweitem Bindegewebswiderstand	• diffuse Schmerzareale bei Palpation • Schmerz-ausweitung
• Krankengeschichte mit konkretem Trauma • pathologische Prozesse auf Struktur- oder Funktionsebene erkennbar	• lange Krankengeschichte mit/ohne konkretem Trauma • pathologische Prozesse auf Struktur- oder Funktionsebene nicht erkennbar	• Symptome über richtungsgebundene Bewegungen auslösbar • Provokations- und Palpationstests positiv	• keine Kongruenz zwischen Tests und den zu erwartenden Symptomen
• Schmerz-Verhalten entsprechend Wundheilungsphase	• Schmerz-Verhalten außerhalb der Wundheilungsphase	• keine Allodynie • keine Hyperalgesie	• Allodynie • Hyperalgesie
• Schmerz reagiert auf NSAR und Analgetika	• erfolglose Interventionen: ◦ Medikamente ◦ Therapien ◦ Operationen	• nachvollziehbare • Schonhaltungen und Ausweichbewegungen	• deutliches Schmerzverhalten: ◦ Seufzen ◦ Schützen ◦ Reiben ◦ Schienen ◦ Mimik ◦ Weinen
• lokalisierte Hypersensibilität • Auslöser: ◦ grelles Licht ◦ Berührung ◦ Lärm ◦ Druck ◦ Medikamente ◦ Temperatur	• generalisierte Hypersensibilität • Auslöser: ◦ grelles Licht ◦ Berührung ◦ Lärm ◦ Druck ◦ Medikamente ◦ Temperatur	• evtl. weitere Entzündungszeichen	

3.1.6 Schmerzmechanismen im Überblick

Zum besseren Verständnis und zur Differenzierung aller vorgestellten Schmerzmechanismen dient die folgende Übersicht (▸ Tab. 3.3).

Tab. 3.3 Tabellarischer Überblick über die Schmerzmechanismen.

	Schmerzmechanismen				
	peripher nozizeptiv mechanisch	**peripher nozizeptiv entzündlich**	**peripher nozizeptiv ischämisch**	**peripher neurogen**	**zentral maladaptiv**
Schmerz-Qualität bzw. diesbezügliche Aussagen der Patienten	• stechend • punktuell • klar begrenzt	• pochend • pulsierend • dumpf	• ermüdend • „Verspannung" • Gefühl des „Auseinanderbrechens"	• brennend • ausstrahlend • „Zahnschmerzen"	• diffus • „Schmerzen machen, was sie wollen" • „Alles tut weh" • ausdehnende Schmerzen • Spiegelschmerzen
Schmerz-verhalten	• „On-Off"-Phänomen • Schmerzverstärkung bei Bewegung • Schmerzlinderung bei Ruhe	• Ruheschmerz • Nachtschmerz • Schmerzlinderung bei leichter Bewegung	• Schmerzverstärkung bei gehaltenen Positionen • Schmerzlinderung bei Bewegung	• Schmerzverstärkung bei Kompression • Schmerzlinderung bei Schonhaltung	• unberechenbar • abhängig von Emotionen und „Tagesform"
Anamnese	eher kurz	eher kurz	lang	eher lang	lang
Wirkung von Medikamenten	keine Schmerz-linderung	Schmerzlinderung durch NSAR	keine Schmerzlinderung	Schmerzlinderung durch ZNS-hemmende Präparate	Schmerzlinderung durch ZNS-hemmende Präparate, Antidepressiva, Antiepileptika
Prognose	gut	gut	prinzipiell gut	prinzipiell gut	ungünstig, falls der Schmerzgenerator nicht beseitigt wird
Behandlungs-Strategie	Hands-On	Hands-On	Hands-On	Hands-On	Hands-Off
Therapie-maßnahmen	• mechanische Intervention • Manuelle Therapie	• Entlastung • Immobilisation • Physikalische Therapie	• Haltungskorrektur • Stabilisation • Ergonomie • Kräftigung	• Dekomprimierung • Neurodynamische Mobilisation	• „Patient Education" • „Explain Pain" • Beachten von „Yellow Flags"
Typische Befunde	Gelenkblockaden	• akute Traumata • Tendinitis	• Hypermobilität • Haltungsinsuffizienz	• Karpaltunnel-Syndrom • Thoracic-Outlet-Syndrom • Piriformis-Syndrom • Radikulopathie	• Fibromyalgie • Schleudertrauma • chronische muskuloskelettale Beschwerden
Atypische Befunde	Hüftarthrose	• Systemerkrankungen • Mb. Bechterew	• Arteriosklerose • PAVK	• Polyneuropathie • Amputation	chronische Organ-Probleme

3.2 Weitere relevante Schmerzarten

In der physiotherapeutischen Praxis kommen gelegentlich weitere Arten des Schmerzes zum Tragen. Diese dürfen nicht mit den vorangehend vorgestellten Schmerzmechanismen verwechselt werden, welche allein den Mechanismus, der zu den Schmerzen führt, beschreiben.

3.2.1 Neuropathischer Schmerz

Neuropathischer Schmerz ist ein Sammelbegriff für Erkrankungen, Schädigungen oder Veränderungen am peripheren oder am Zentralen Nervensystem, welche eine nozizeptive Aktivität zur Folge haben. Neuropathischer Schmerz ist nicht mit dem peripher neurogenen Schmerz gleichzustellen. Während der neurogene Schmerz mit einem intakten Neuron und einer intakten Nervenleitfähigkeit einhergeht, entsteht neuropathischer Schmerz per definitionem nur nach einer Schädigung oder Veränderung des Nervs (▶ Abb. 3.9).

Die Ursachen für neuropathische Schmerzsensationen reichen von der rein mechanischen Läsion des Nervs bis hin zu Grunderkrankungen wie der Polyneuropathie. Eine Polyneuropathie wird durch Diabetes mellitus, Alkoholmissbrauch, auto-immunologische Erkrankungen, Toxine, Infektionskrankheiten sowie im Rahmen von Krebs als paraneoplastisches Syndrom oder als Nebenwirkung bestimmter Wirkstoffe der Chemotherapie verursacht. Allen Ursachen gemein ist, dass die Funktionsfähigkeit des betroffenen Nervs schmerzhaft verändert wird.

Bezüglich ihrer Symptomatik und Lokalisation ähneln neuropathische Schmerzen den peripher neurogenen Schmerzen (Kap. 3.1.4) – dies jedoch mit einem gravierenden Unterschied: Neurogene Schmerzen gehen in der Regel niemals mit Lähmungserscheinungen einher.

Je nach Trauma oder Krankheitsbild imponiert der neuropathische Schmerz in zahlreichen Facetten. Im Allgemeinen können alle Funktionen des Nervs betroffen sein, was sich wie folgt zeigt:

- Parästhesie
- Hyperästhesie
- Hypästhesie
- Hypersensibilität
- Hyposensibilität
- Asensibilität
- Plegie
- Hyperreflexie
- Schmerz im Nervenverlauf oder im Innervationsgebiet

Die beiden häufigsten Schmerzarten unter dem Sammelbegriff „neuropathische Schmerzen“ sind übertragene Schmerzen bzw. „Referred Pain“ sowie Phantomschmerzen.

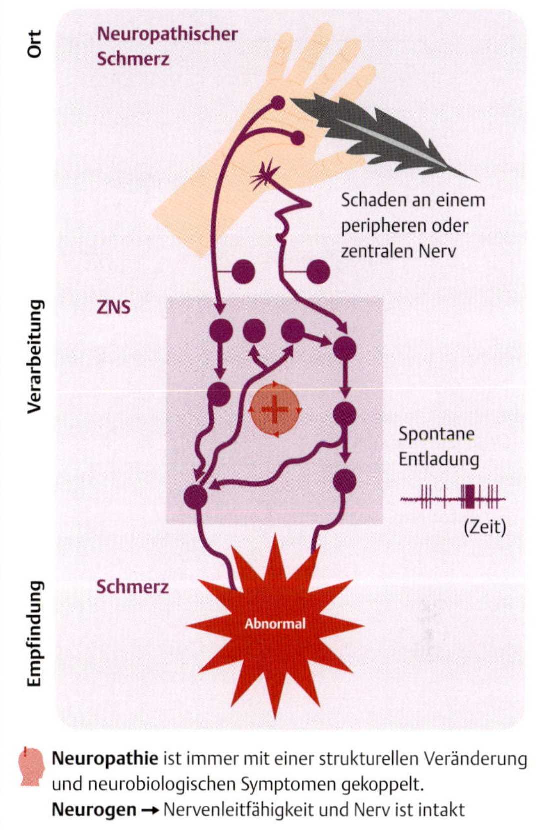

Abb. 3.9 Neuropathischer Schmerz: Ein minimaler mechanischer Reiz durch Bestreichen der Hand mit einer Feder löst auf Grund peripherer Nervenläsionen im zentralen Nervensystem eine überdimensional-abnormale Schmerzsensation aus.

Referred Pain

Unter übertragenem Schmerz versteht man einen Schmerz, der an einer anderen Stelle wahrgenommen wird als der Stimulus, der ihn auslöst. Es handelt sich folglich um eine Schmerzprojektion. Dabei kann jedes nozizeptiv versorgte Gewebe Schmerzen übertragen. Bis dato ist noch unklar, wie „Referred Pain“ tatsächlich entsteht. Es existieren hierzu verschiedene Erklärungsmodelle, derer fünf nachfolgend kurz erläutert werden.

Embryogenese

Im Rahmen der Embryogenese bilden sich Gewebecluster, die als Keimblätter bezeichnet werden. Von diesen leiten sich alle Strukturen des menschlichen Körpers ab, die im Verlauf der Organo- und Histogenese (Organbildung bzw. Gewebsentwicklung) entstehen. Von innen nach außen heißen die drei Schichten: Entoderm, Mesoderm und Ektoderm. Bei der Neurulation wird das Neuralrohr beim Embryo gebildet und damit das Zentrale Nervensystem manifestiert. Dieses geht primär aus dem Ektoderm hervor (▶ Abb. 3.10).

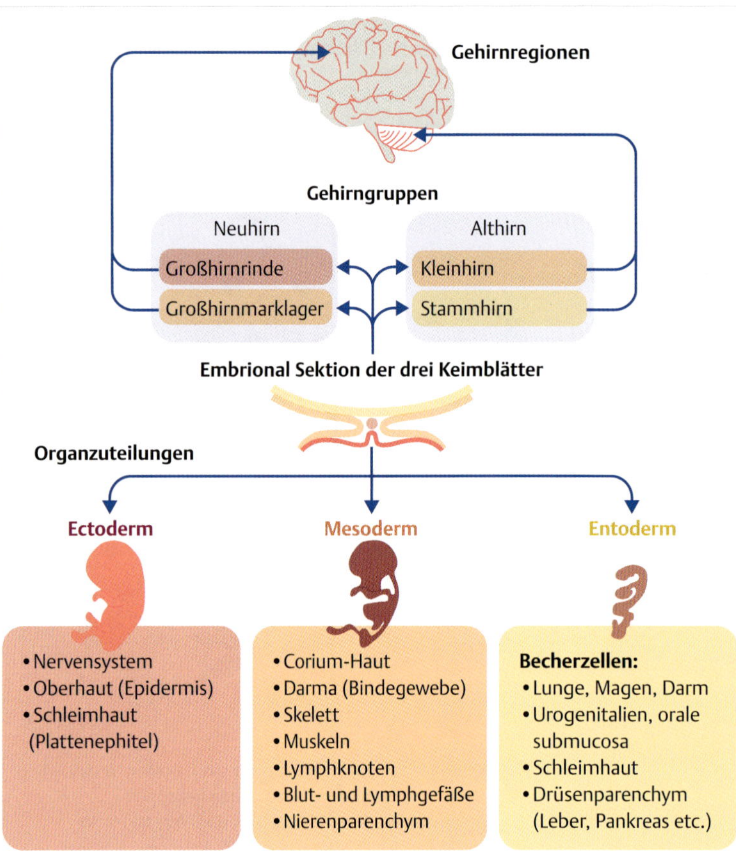

Abb. 3.10 Embryogenese. Aus den drei Keimblättern entwickeln sich unterschiedliche Gewebe. Dabei generiert das äußerste Keimblatt bzw. das Ektoderm das Nervensystem.

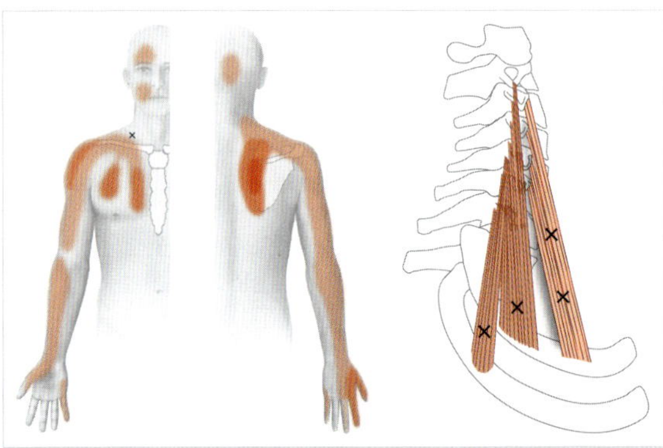

Abb. 3.11 Triggerpunkte der Mm. scaleni und deren Ausstrahlung. Die rot markierten Bereiche zeigen die primären Areale der Schmerzausstrahlung, rot-punktierte Bereiche die Areale mit übertragenen Schmerzen. Die Kreuze kennzeichnen die Triggerpunkte der Mm. scaleni.

Bei der Theorie von der Ausstülpung des Neuralrohres wird vermutet, dass sich Ektoderm, Mesoderm und Entoderm ineinander verflechten, was zwangsläufig zu Verbindungen verschiedenster Strukturen des menschlichen Körpers führt. Über diesen embryonal angelegten Konnex der Keimblätter können Schmerzen von ihrem Ursprungsgebiet in andere Gewebe, Strukturen und Organe transponiert und dort wahrgenommen werden (Paoletti 2011).

Ischämie und Triggerpunkte

Bei diesem Erklärungsmodell geht man von einer partiellen Ischämie im Muskel – gemeinhin bekannt als Triggerpunkt – als Ursache für das „Referred-Pain"-Phänomen aus. Entsprechend seiner Lage generiert ein Triggerpunkt in seinem jeweiligen Ausstrahlungsgebiet die übertragenen Schmerzen (Gautschi 2013).

Diffusion von Neurotransmittern im Hinterhorn

Bei muskulären Störungen kommt es oftmals zu Schmerzübertragungen, wobei die Grenzen der Dermatome regelmäßig beträchtlich überschritten werden (Meyer 2002). Durch die Diffusion von Neurotransmittern im Schmerzafferenz-System des Hinterhorns können üblicherweise „stumme Synapsen" angeregt werden. Die neu-aktivierten Neurone können sodann Schmerzen in deren Projektionsgebiet auslösen.

Segmentale Konvergenz

Segmentale Konvergenz steht für das Zusammenführen neuronaler Erregungsleitungen: Somatische und viszerale Afferenzen werden simultan zum demselben Segment zugehörigen Hinterhorn ans Rückenmark geleitet. Hierbei werden mehrere präsynaptische Neurone auf eine geringere Anzahl postsynaptischer Neurone umgeschaltet (▸ Abb. 3.12).

Die segmentale Konvergenz ist zwangsläufig immer mit einem Verlust an afferenten Informationen verbunden. Das Gehirn kann die Lokalisation des Schmerzes folglich fehldeuten. Demnach können Organe und muskuloskelettale Strukturen den Schmerz auf alle anderen Gebiete projizieren bzw. die Repräsentation auf dem Kortex verändert sich. Bekanntestes Beispiel ist sicherlich der Myokardinfarkt, der linksseitig mit Schmerzen in Schultern, Arme, Unterkiefer, Rücken und Oberbauch ausstrahlt.

Schmerzgedächtnis

Bei der Hypothese zum Schmerzgedächtnis wird angenommen, dass in der Vergangenheit erfahrene Schmerzen im Kortex regelrecht abgespeichert werden. Werden nun ähnliche Schmerzen wahrgenommen, wird die früher erfahrene Schmerzsensation erneut provoziert. Derartige Schmerzen sind dann freilich unter „zentralen Schmerzen" einzuordnen.

Verantwortlich für das Schmerzgedächtnis sind der Hippocampus sowie das Corpus amygdaloideum (Mandelkern). Der Hippocampus ist die Schaltstelle des limbischen Systems. Hier fließen Informationen verschiedenster sensorischer Systeme zusammen, die verarbeitet und von dort zum Kortex zurückgesandt werden. Damit ist er enorm wichtig für die Gedächtniskonsolidierung, also die Überführung von Gedächtnisinhalten aus dem Kurzzeit- in das Langzeitgedächtnis. Die Amygdala ist ebenfalls Teil des limbischen Systems und wesentlich an der Entstehung von Ängsten beteiligt. Sie spielt eine wichtige Rolle bei der emotionalen Bewertung und Wiedererkennung von Situationen sowie der Analyse möglicher Gefahren und leitet dementsprechende vegetative Reaktionen ein.

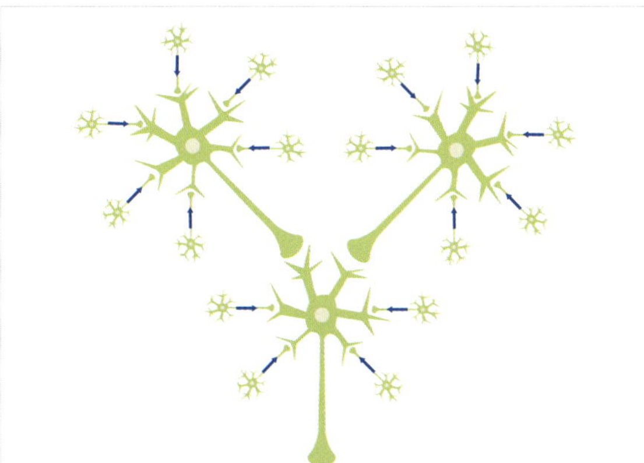

Abb. 3.12 Segmentale Konvergenz bedingt, dass viszerale und somatische Afferenzen mehrerer präsynaptischer Neurone auf wenige postsynaptische Afferenzen umgeschaltet werden. In der Folge können Organschmerzen als muskuloskelettale Symptome wahrgenommen werden (nach Pierson Education).

Schmerzursache und Schmerzwahrnehmung

Alle innervierten Organe, Gewebe und Strukturen des menschlichen Körpers können auch nozizeptiv aktiv werden und Schmerzen verursachen. Die Schmerzempfindungen müssen also nicht zwangsläufig am tatsächlichen Ort der Pathologie oder der Dysfunktion wahrgenommen werden.

Übertragene Schmerzen sowie primär neurogene Schmerzen strahlen in andere Areale des Körpers aus. Zur Differenzierung kann „Referred Pain" mit neurodynamischen Tests gegenüber neurogenen Schmerzen abgegrenzt werden. Bei dominanten zentral maladaptiven Mechanismen können neurodynamische Tests gleichfalls positiv sein. Bei peripher nozizeptiv mechanischen, entzündlichen oder ischämischen Schmerzmechanismen können Tests der Neurodynamik dementgegen niemals positiv ausfallen.

Phantomschmerzen

Der Ausdruck „Phantom-Modalitäten" ist ein Sammelbegriff für Phantomschmerzen, Phantomgefühle und Phantomsensationen. Phantomschmerzen werden definiert als länger anhaltende Schmerzen im nicht mehr oder nur teilweise vorhandenen Körperteil. Klassifiziert wird der Phantomschmerz als neuropathischer Schmerz. Ähnliche Gefühlsqualitäten können auch in der Nähe der Amputationslinie, also im noch vorhandenen Körperteil auftreten. Diese werden als „Stumpfschmerzen" bezeichnet. Das Phantomgefühl beschreibt die scheinbare Wahrnehmung einer Stellung oder Position und eine nicht schmerzhafte Empfindung im nicht mehr vorhandenen Körperteil. Als Phantomsensationen werden einschießende und nur Sekundenbruchteile dauernde, blitzartig-ausstrahlende Schmerzen im nicht mehr vorhandenen Körperteil deklariert.

Die Ursachen für Phantomschmerzen sind bis heute nicht eindeutig geklärt. Faktoren wie Schmerzen vor der Amputation, Schmerzintensität, Geschlecht, Dominanz der betroffenen Extremität und Zeitdauer seit der Amputation scheinen beitragende Faktoren zu sein. Aktuelle Forschungsergebnisse zeigen, dass periphere wie auch zentrale Faktoren eine wichtige Rolle bei der Initialisierung und der Aufrechterhaltung von Phantomschmerzen spielen. Psychische Faktoren haben keinen direkten Einfluss auf die Phantomschmerzen, wohl aber auf die Modulation der Schmerzverarbeitung (Grüsser et al. 2003).

Durch den Verlust eines Körperteils nach einer Amputation kommt es zur Unterbrechung des normal vorhandenen afferenten Einstroms von der Extremität über das Rückenmark zum Gehirn. Eine solche „Deafferenzierung" bewirkt eine Reihe von Veränderungen im schmerzleitenden und im schmerzverarbeitenden System – dies mit Auswirkungen auf allen Ebenen des nozizeptiven Systems vom peripheren Nerv über das Rückenmark bis zur Großhirnrinde.

Periphere Faktoren

Mögliche Ursachen für Phantomschmerzen können eine reduzierte Oberflächen-Durchblutung, der erhöhte Muskeltonus im Stumpf sowie v. a. Veränderungen an den peripheren Nervenendigungen sein. Nach einer Amputation reagieren die peripheren Nervenendigungen vermehrt empfindlich auf mechanische, chemische und thermische Reize. Hierdurch erhöht sich ihre nicht am physiologischen Ort befindliche bzw. ektopische Entladungsrate, was zur Aktivierung des Zentralen Nervensystems und am Ende zur Wahrnehmung von Phantomschmerzen führen kann. Die ektopischen Entladungen können am Spinalganglion zur verstärkten zentralen Antwort auf afferente neurale Impulse aus dem Stumpf führen oder auch eine Depolarisation der benachbarten Neurone bewirken.

Zentrale Faktoren

Die dauerhaft erhöhte Nozizeption aus der Peripherie auf Grund der Nervendurchtrennung bei einer Amputation kann zu anhaltenden Veränderungen in den synaptischen Strukturen von Rückenmark und Gehirn führen. Dieses Phänomen wird als „zentrale Sensibilisierung" bezeichnet, die mit einer erhöhten Erregbarkeit der Mechanorezeptoren im Hinterhorn, reduzierten inhibitorischen Prozessen sowie strukturellen Veränderungen an den primär sensorischen Neuronen, Interneuronen und Übertragungsneuronen einhergeht.

Eine periphere Nervenverletzung kann zudem zur Zerstörung der C-Fasern führen, welche zusammen mit den Aδ-Fasern im Hinterhorn im Bereich der Lamina II des Rückenmarks auf Neurone mit aufsteigenden Fasern umgeschaltet werden. Durch den Verlust synaptischer Verbindungen wandern mechano-sensible Aβ-Fasern, welche normalerweise in den Laminae spinalis III und IV enden, in die Lamina spinalis II ein. In der Folge werden Impulse aus Aβ-Mechanorezeptoren als nozizeptiver Stimulus wahrgenommen: Ein mechanischer Reiz generiert allodynische Schmerzen.

Kortikale Repräsentation

Neurowissenschaftliche Untersuchungen bzgl. funktioneller und struktureller Veränderungen im primär sensorischen und motorischen Kortex bei Phantomschmerzen konnten aufzeigen, dass die kortikale Reorganisation stark mit dem Ausmaß der Phantomschmerzen korreliert (Grüsser et al. 2001, Flor et al. 1995).

Die kortikale Repräsentation ist das Abbild des Körpers über ein neuronales Netzwerk im primär somatosensorischen Kortex. Die Körperregionen werden dabei nicht auf Grund ihrer Größe, sondern entsprechend der Dichte ihrer sensiblen Rezeptoren abgebildet (▶ Abb. 3.13).

Bei funktionellen und strukturellen Veränderungen in der kortikalen Repräsentation kommt es im Sinne der neuronalen Plastizität zur kortikalen Reorganisation, d. h. zur Neukartierung des Gehirns mit einer Verschiebung der Somatotopie. Die Signifikanz dieses „Remappings" bzgl. der Phantomschmerzen wurde nachweisen (Flor et al. 1998). Hierzu wurde eine Gruppe traumatisch amputierter Patienten mit und ohne Phantomschmerzen mit einer Gruppe von Personen mit einer kongenitalen Aplasie der oberen Extremität verglichen. Lediglich die Gruppe mit Phantomschmerzen wies eine signifikante Verschiebung der Repräsentationszone der Lippen in die Amputationszone kontralateral zur Amputationsseite auf. Die Gruppe mit kongenitaler Aplasie und die Amputierten ohne Phantomschmerzen zeigten keine signifikanten Veränderungen der kortikalen Repräsentation. Die Personen mit kongenitalem Verlust der oberen Extremität berichteten ferner über keinerlei Phantommodalitäten. Auf Grund dieser Forschungsergebnisse kann angenommen werden, dass Phantomschmerzen eine Konsequenz der kortikalen Reorganisationsprozesse sind und dass das Ausmaß der pathologischen Veränderungen der kortikalen Repräsentation bei allen Dysfunktionen mit der Schmerzintensität oder der motorischen Funktion korreliert (Flor et al 1998).

Therapieansatz

Der in Produktdesign und Architektur seit Mitte des 19. Jahrhunderts geltende Leitsatz „Form follows Function" („Form folgt der Funktion") gilt zweifelfrei auch für die menschliche Anatomie und Physiologie. De facto wird kortikale Repräsentation (Form) durch permanente Afferenzen aus der Peripherie (Funktion) aufrechterhalten. Entsteht ein Funktionsverlust durch Amputation oder auch durch konsequenten Nichtgebrauch, kann es zum Formverlust bzw. zur maladaptiven kortikalen Reorganisation kommen. Mögliche Folge davon ist das Entstehen von Phantommodalitäten. Durch geeignete und wohldosierte kortikale Inputanwendungen, welche bestenfalls über Diskriminierung und topografischer Zuordnung von taktilen Reizen bestehen, kann die kortikale Reorganisation therapeutisch positiv beeinflusst werden.

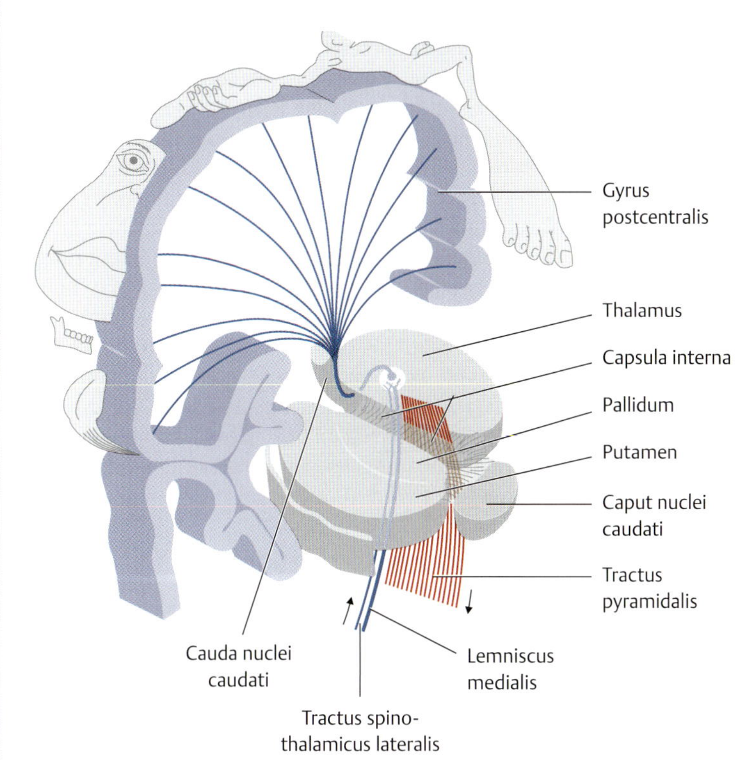

Abb. 3.13 Der primäre somatosensorische Kortex befindet sich auf dem Gyrus postcentralis. Er ist somatotopisch gegliedert: Jede Körperregion ist in einem bestimmten Kortexareal repräsentiert. Durch die unterschiedliche Anzahl der peripheren Rezeptoren und ihrer Entsprechung auf dem Kortex entsteht die Darstellung des „sensiblen Homunkulus".

3.3 Dosierung bei Befund und Behandlung

Die korrekte Dosierung therapeutischer Maßnahmen in Befund und Behandlung setzt sich aus mehreren Faktoren zusammen. Wesentlich ist, dass bereits vor der objektiven Untersuchung genügend Informationen oder Hinweise für eine adäquate Dosierung vorhanden sind.

Zur Bestimmung der richtigen Dosierung müssen folgende Faktoren bekannt sein:

- Diagnose
- orthopädische und chirurgische Bewegungs- und Belastungsgrenzen
- Wundheilungsphase
- Allgemeinzustand
- Grunderkrankungen
- Schmerzmechanismen
- Klinische Gruppe
- „Red Flags"
- „Yellow Flags"
- erster und zweiter Bindegewebswiderstand
- Schmerzart (Aδ- oder C-Faser-Aktivität)

Bedeutung des Bindegewebswiderstands

Bei der manuellen Untersuchung und in der Behandlung ist die Dosierung bzgl. des ersten und zweiten Bindegewebswiderstands ein unverzichtbares Werkzeug.
Der gefühlte Bindegewebswiderstand und die subjektiven Patientenaussagen bzgl. der Schmerzart können wertvolle Hinweise zur aktuell adäquaten therapeutischen Dosierung geben.

Im Folgenden werden einige Grundlagen zur Schmerzphysiologie und zur Bindegewebsphysiologie erörtert, um die Relevanz von Schmerzaussagen des Patienten und die wichtige Bedeutung des Bindegewebswiderstands zu verstehen.

3.3.1 Schmerzphysiologie

Traumata oder Operationen bedingen Gewebeläsionen, bei denen auch Aδ- und C-Schmerzfasern im primären Wundareal zerstört werden. Aus diesem Grund ist in der ersten Phase der Rehabilitation – d. h. beim Übergang von der Proliferationsphase in die Remodulierungsphase – das therapeutische Handling von Schmerzaussagen des Patienten grundsätzlich sehr schwierig. Hinzu kommt eine lokal veränderte Körperwahrnehmung des Patienten sowie die posttraumatisch oder postoperativ verordnete anfänglich hochdosierte Schmerzmedikation. Trotz dessen können die subjektiven Aussagen des Patienten – wenn auch nicht in prioritärer Gewichtung – in die Überlegungen zur Dosierung bei der Befundung und Behandlung miteinbezogen werden.

Schmerzfasern

Histologisch lassen sich Nozizeptoren aufgrund unterschiedlicher Fasereigenschaften klassifizieren in Aδ-Fasern und C-Fasern. Aδ-Fasern sind dünn myelinisiert. Ihre Leitungsgeschwindigkeit ist mit bis zu 30 m/s sehr schnell. C-Fasern sind dagegen unmyelinisiert, ihre Ummantelung durch Schwann-Zellen ist stellenweise unterbrochen. Ihre Leitungsgeschwindigkeit ist mit 1 m/s nur sehr gering.

Die Aδ-Schmerzfaser reagiert bereits frühzeitig und schnell auf stärkere mechanische Einflüsse – dies geschieht bereits vor einer Gewebsläsion auf zellulärer Ebene – und meldet starken Zug und Druck. Bei einer Verletzung bleibt die Aδ-Faser aktiv.

Im Gegensatz hierzu wird die C-Schmerzfaser erst bei einer Zellwandzerstörung angeregt. Hierbei tritt Arachidonsäure aus, das in der Folge zum Gewebshormon Prostaglandin umgewandelt wird. C-Fasern sind Prostaglandin-sensitiv und reagieren sodann mit der Ausschüttung von Substanz P. Dieser Neurotransmitter bewirkt eine starke Vasodilatation der Blutgefäße und steigert die Permeabilität der Gefäßwand. Gleichfalls kommt es zur Steigerung der Sensitivität der Schmerzneurone im Rückenmark. Substanz P reguliert schließlich auch die zielgerichtete Einwanderung bzw. die Chemotaxis von Leukozyten ins Wundgebiet.

Durch die Ausschüttung von Substanz P beginnt die Entzündungsphase samt ihrer fünf Kardinalsymptome: Dolor, Calor, Rubor, Tumor und Functio laesa. Entsprechend ist bei einer Untersuchung und Behandlung posttraumatischer und postoperativer Patienten eine Reizung der C-Schmerzfasern und die daraus resultierende Ausschüttung von Substanz P unbedingt zu vermeiden. Die C-Faser generiert den klassischen Schmerzcharakter: Patienten berichten über ein „Weh-tun“ – dies ist zu unterscheiden vom „starken Ziehen“ bei einer Aktivität der Aδ-Faser.

Schmerzleitung

Eine weitere Veränderung der Schmerzwahrnehmung ist die kognitive Verarbeitung von Afferenzen aus dem primärem und dem sekundärem Wundareal. Man differenziert hierzu in eine direkte und eine indirekte Schmerzleitung.

Direkte Schmerzleitung

Physiologisch besitzt jedes Gewebeareal sein eigenes Abbild auf dem Kortex. Demzufolge können alle als schmerzhaft empfundenen Reize klar lokalisiert werden, um so eine zeitnahe motorische Schutzantwort zu generieren.

Da ein Mensch theoretisch mehr oder weniger den Aδ-Faserschmerz vom C-Faserschmerz unterscheiden kann, können die Angaben des Patienten bei der Dosierung der physiotherapeutischen Interventionen äußerst hilfreich sein. Im Klartext: Bei der körperlichen Untersuchung und bei der Behandlung darf vom Patienten bzgl. der Dosierung gerade noch ein „Ziehen“ wahrgenommen werden (Aδ-Faser-Aktivität), zu Schmerzen sollte es unter allen Umständen jedoch kaum bzw. niemals kommen (C-Faser-Aktivität), da ansonsten eine erneute Entzündungsreaktion ausgelöst wird.

Indirekte Schmerzleitung

Bei jeder Verletzung von Gewebsstrukturen kommt es zur indirekten Schmerzleitung. Weil das primäre Wundgebiet wegen der partiellen Zerstörung von Schmerzfasern temporär nicht in der Lage ist, die nozizeptiven Reize direkt an den Kortex weiterzuleiten, werden die Schmerzafferenzen über das sekundäre Wundareal kompensiert. Bis jedoch der im primären Wundareal mechanisch gesetzte Reiz auch im sekundären Wundgebiet wahrgenommen wird, drohen im primären Wundgebiet bereits Zellwandschädigungen und entsprechend – unter dem Aspekt der Wundheilungsphasen – ein Rückschritt in die Entzündungsphase. Die Aδ-Faser ist de facto im primären Wundareal in der Entzündungs- und Proliferationsphase nicht imstande, vor einer erneuten zellulären Beschädigung zu warnen (▶ Abb. 3.15).

Zum zweiten erhält das dem primären Wundgebiet entsprechende kortikale Areal in der Entzündungs- und Proliferationsphase praktisch kaum Afferenzen und ist infolgedessen auf indirekte Afferenzen aus dem sekundären Wundgebiet angewiesen. Daraus resultieren zum einen die erschwerte differenzierte Wahrnehmung und zum anderen die zusätzlich verlangsamte motorische und verbale Schutzreaktion.

Schmerzaussagen des Patienten

Schmerzaussagen des Patienten dürfen niemals als alleingültiges Kriterium für die adäquate Dosierung physiotherapeutischer Interventionen verwendet werden. Gründe hierfür sind die aus der indirekten Schmerzleitung resultierende gestörte Wahrnehmung und die verlangsamte motorische und verbale Schutzreaktion des Patienten.

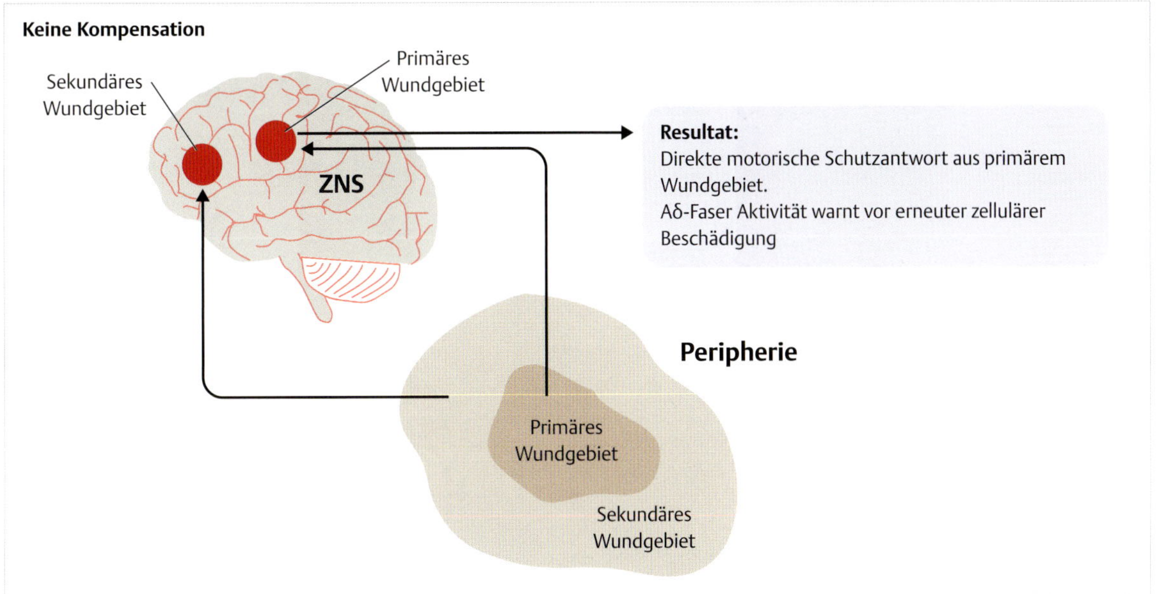

Abb. 3.14 Direkte Schmerzleitung: Jedes Gewebeareal ist direkt mit dem entsprechenden kortikalen Areal verbunden und kann schnell reagieren. Die Aδ-Faser warnt vor erneuter zellulärer Schädigung.

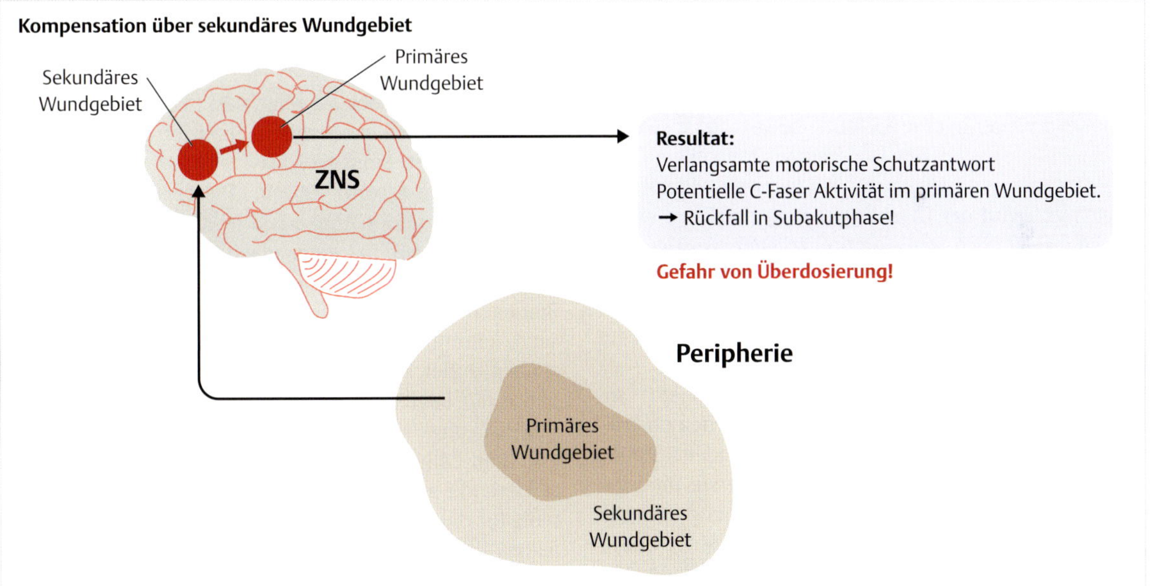

Abb. 3.15 Indirekte Schmerzleitung: Das primäre Wundareal kann nach Verletzungen temporär keine nozizeptiven Reize an den Kortex weiterleiten, und die Schmerzwahrnehmung findet verzögert im sekundären Wundgebiet statt. Diese zeitliche Diskrepanz ermöglicht bei therapeutischer Überdosierung von Reizen einen Rückfall in die subakute Phase.

3.3.2 Bindegewebsphysiologie

Angesichts der Schmerzphysiologie und der beschriebenen Problematik, die aus der indirekten Schmerzleitung resultiert, ist die taktile Diagnose von erstem und zweitem Bindegewebewiderstand ein probates Instrument zur Bestimmung der richtigen Dosierung bei Befund und Behandlung.

Bindegewebswiderstände

In der Manuellen Therapie wird bei der Untersuchung von Gelenken der Widerstandsanstieg innerhalb des Bewegungsausmaßes taktil erfasst und beurteilt. Bei einem physiologischen Gelenk in Neutralstellung ist der Kapselbandapparat um das Gelenk praktisch nicht angespannt, und der Therapeut wird beim Bewegen eines Ge-

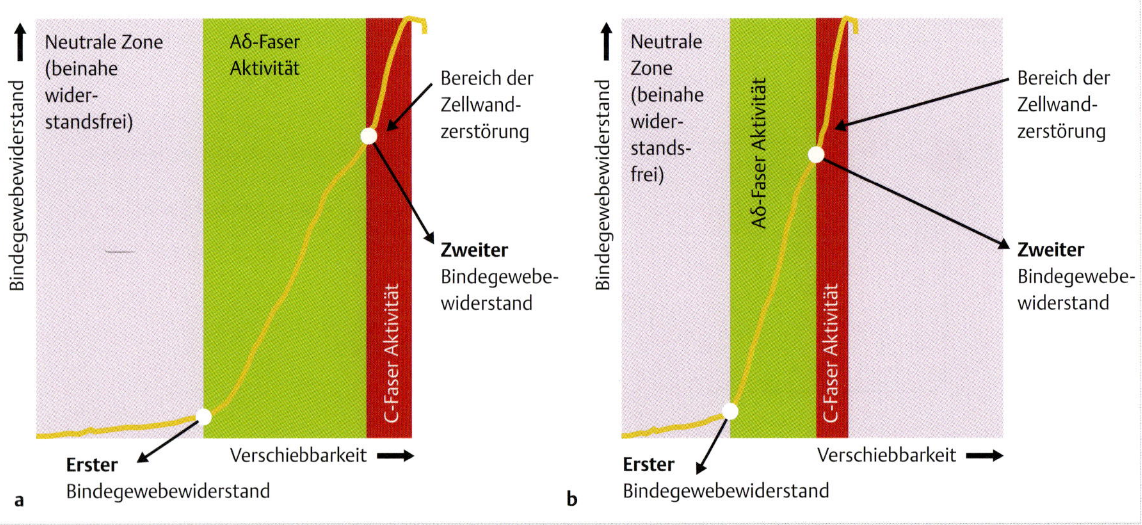

Abb. 3.16 Bindegewebewiderstände und Verschiebbarkeit von Gewebe.
a Zusammenhang zwischen Bindegewebswiderstand und Verschiebbarkeit im gesunden Gewebe.
b Zusammenhang zwischen Bindegewebswiderstand und Verschiebbarkeit bei traumatisiertem und in der Bewegung eingeschränktem Gewebe.

lenkpartners in jedwede Richtung anfangs kaum Widerstände feststellen. Ist eine solche physiologische „neutrale Zone" nicht vorhanden, so kann dies der Ausdruck einer Pathologie des Gelenks sein. Wird ein Gelenkpartner anschließend weiter in eine Richtung bewegt, lässt sich ein zunehmender Anstieg des Widerstands feststellen – dieses Phänomen wird als „erster Bindegewebswiderstand" bezeichnet. Wird der Gelenkpartner in der Folge weiter bewegt, zeigt sich ein kontinuierlicher Anstieg des Widerstands, der am Ende des Bewegungsausmaßes in einem erneuten markanten Widerstandsanstieg kumuliert. Dieser „endgradige" Widerstand wird als „zweiter Bindegewebswiderstand" definiert.

Die beiden Bindegewebswiderstände lassen sich anschaulich auch bei der Verschiebung der Haut demonstrieren. Bei gesunder Haut ohne Gewebsdefekte oder Läsionen lassen bei der Verschiebung deutlich der erste Bindegewebswiderstand und bei weiterer Verschiebung auch der zweite Bindegewebswiderstand palpieren (▶ Abb. 3.16a) – dies in Analogie zu einem Gelenk. Dabei markiert der erste Bindegewebswiderstand zugleich die Aktivierung der Aδ-Schmerzfasern, der zweite Bindegewebswiderstand die Aktvierung der C-Fasern. Ist die Haut jedoch durch Verbrennungen traumatisiert, liegen erster und zweiter Bindegewebswiderstand nunmehr sehr eng zusammen – die Dosierung des Kraftaufwands für die Verschiebung ist demzufolge bedeutend diffiziler (▶ Abb. 3.16b). Bei deutlich eingeschränkter Verschiebbarkeit der Haut werden die Aδ- und C-Schmerzfasern jetzt in kürzerer Abfolge aktiviert.

Ausrichtung der Kollagenfasern

Proliferationsphase

Die empirische Erfahrung zeigt, dass in der Proliferationsphase funktionell mechanisch applizierte Reize im Bereich des ersten Bindegewebswiderstandes nur zur Aktivität der Aδ-Fasern führen. Dieser Bereich ist in ▶ Abb. 3.16a und ▶ Abb. 3.16b jeweils grün unterlegt – dies als Hinweis für eine adäquate Dosierung mechanischer Reize. Werden stärkere Reize nahe des zweiten Bindegewebswiderstands in der Proliferationsphase gesetzt, kommt es zur Aktivität der C-Fasern. Dies liegt darin begründet, dass Typ-III-Kollagen in der Proliferationsphase nur begrenzt mechanischen Scherkräften und Beschleunigungen standhält und folglich die Gefahr einer erneuten Zellwandbeschädigung besteht. Die daraus resultierende erneute Entzündungsphase wirkt sich nachteilig für die Rehabilitation und die Funktionalität des defekten Gewebes aus. Demgemäß ist der Bereich jenseits des zweiten Bindegewebswiderstands in ▶ Abb. 3.16a und ▶ Abb. 3.16b jeweils rot unterlegt – dies als deutliche Warnung vor einer Überdosierung mechanischer Reize.

Remodulierungsphase

In der Remodulierungsphase kann nun in Richtung des zweiten Bindegewebswiderstands mobilisiert werden, weil das endgültige Typ-I-Kollagen stabiler als das Typ-III-Kollagen ist und somit Scherkräften und Beschleunigungen deutlich besser standhält. Die retikulären Fasern des Typ-III-Kollagens sind quasi die Vorstufe des Kollagen-Typ-I-Bindegewebs-Netzwerks.

Trotz dieser Erweiterung des Mobilisations-Spielraums muss therapeutisch wohlüberlegt und wohldosiert gearbeitet werden, da weiterhin die Gefahr der Überdosierung durch eine forcierte Applikation von Reizen gegeben ist. Obwohl es in der Remodulierungsphase bereits zur partiellen Einsprossung von Aδ-Fasern in das heilende Gewebe kommt und die Schmerzfasern nach temporärer Inaktivität ihre Funktion im primären Wundareal wieder in beschränktem Maß aufnehmen und demzufolge vor einer Überdosierung warnen, können die teilweise wieder einsprießenden C-Fasern bei einer Zerstörung von Zellwänden im Wundgebiet mit der Ausschüttung von Arachidonsäure reagieren. Unabdingbare Folge ist ein regelrechtes Wiederaufflammen der Entzündung sowie ein deutlicher Rückfall in die subakute Phase der Verletzung.

Fibroblasten

Fibroblasten sind mobile Zellen im Bindegewebe, die nach ihrer Reifung zu bewegungsunfähigen Fibrozyten werden. Bei Fibrozyten und Fibroblasten handelt es sich also um den gleichen Zelltyp mit unterschiedlichem Aktivitätszustand. Fibroblasten spielen eine wesentliche Rolle bei der Synthese der Interzellularsubstanz, die zum Aufbau der extrazellulären Matrix benötigt wird. Sie produzieren hauptsächlich Kollagen sowie Proteoglykane, die für eine erhöhte Festigkeit der extrazellulären Matrix sorgen. Jedwede Schädigung des Gewebes stimuliert die Proliferation von Fibroblasten und verstärkt die Abgabe von regulatorischen Zytokinen, die positiv auf die Immunantwort und somit auf die Reparatur der Verletzung einwirken. Somit spielen Fibroblasten in allen Phasen der Wundheilung eine zentrale Rolle.

Im Rahmen der Entzündungsphase scannt der Fibroblast zunächst die defekte Stelle, um dann bereits Typ-III-Kollagen zu synthetisieren. Zum Beginn der Proliferationsphase repariert der Fibroblast die lädierte Stelle lediglich behelfsmäßig mit besagtem Typ-III-Kollagen. Wenn in der Folge kein funktioneller mechanischer Reiz auf das verletzte Gewebe einwirkt, werden die Kollagen-Typ-III-Fasern ungeordnet über dem Gewebsdefekt drapiert. Dementsprechend ist das Wundgebiet später nicht voll funktionell belastbar. Wirkt hingegen in der Proliferationsphase ein adäquater, mechanischer und funktioneller Reiz von außen auf das beschädigte Gewebe ein, wird der Fibroblast die Kollagen-Typ-III-Fasern auch gemäß ihrer Funktionalität anordnen. Diese funktionelle Organisation stellt eine optimale Basis für die anschließende Remodulierungsphase dar, weil der Fibroblast in der Remodulierungsphase die endgültigen und stabileren die Kollagen-Typ-I-Fasern exakt in die gleiche Richtung wie die Kollagen-Typ-III-Fasern ausrichtet. Werden in der Proliferations- oder Remodulierungsphase jedoch zu große mechanische Reize auf die defekte Gewebsstelle appliziert, kann es zu Zerstörungen der Zellwände mit anschließendem Rückschritt in die Entzündungsphase kommen.

In ▶ Abb. 3.17 sind die Reaktionen des Fibroblasten auf verschieden hoch dosierte mechanische Reize auf die Haut abgebildet.

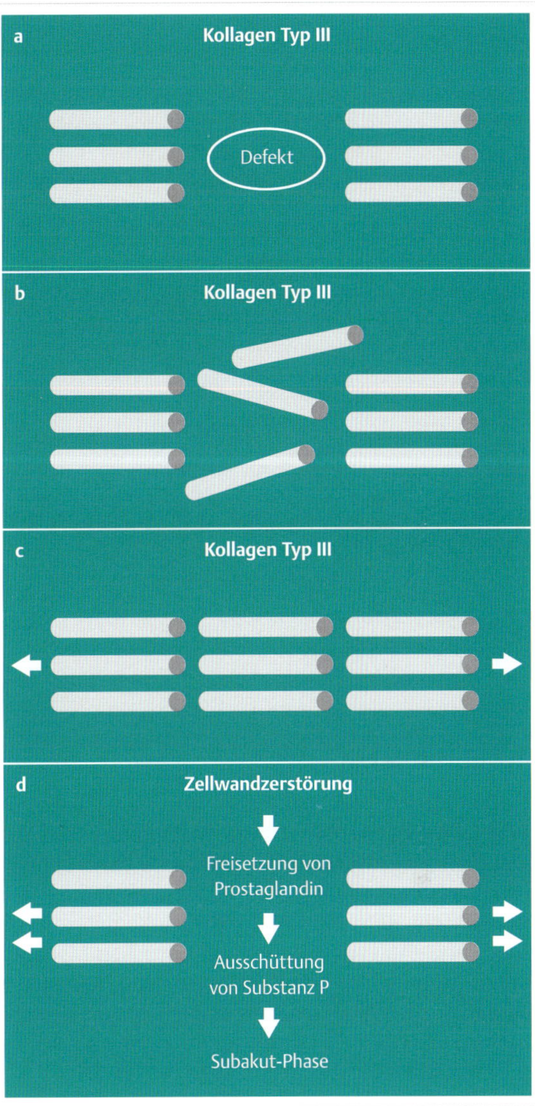

Abb. 3.17 Gewebsreaktion auf unterschiedlich dosierte mechanische Reize in der Wundheilung.

- **a** Defekte Stelle im Kollagenverbund: Beginn der Kollagen-Typ-III-Synthese durch Fibroblasten.
- **b** Kollagen-Typ-III-Synthese in der Proliferationsphase ohne mechanische Reize: reduzierte Belastbarkeit und Beweglichkeit des Gewebes.
- **c** Kollagen-Typ-III-Synthese in der Proliferationsphase mit wohldosierten, funktionellen mechanischen Reizen von außen: adäquate Belastbarkeit und Beweglichkeit des Gewebes als optimale Basis für die Remodulierungsphase.
- **d** Reaktion auf überdosierte mechanische Reize in der Proliferations- oder Remodulierungsphase: Rückschritt in die initiale subakute Entzündungsphase samt zugehöriger Kardinalsymptome.

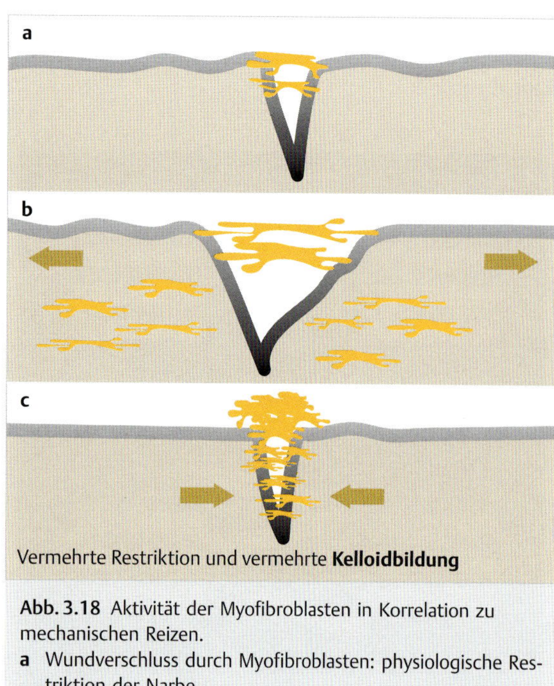

Abb. 3.18 Aktivität der Myofibroblasten in Korrelation zu mechanischen Reizen.
a Wundverschluss durch Myofibroblasten: physiologische Restriktion der Narbe.
b Myofibroblasten-Einwanderung ins Wundgebiet durch mechanische Reize.
c Restriktion der Narbe durch überschießende Myofibroblasten-Einwanderung ins Wundgebiet und Keloid-Bildung.

Myofibroblasten

Myofibroblasten entstehen meist aus Fibroblasten, die durch in Wundgebieten aktivierte Makrophagen zur Zellteilung angeregt wurden. Sie stellen eine Zwischenform zwischen Fibroblast und glatter Muskelzelle dar und kontrahieren mit Hilfe eines Aktin-Myosin-Komplexes. Aufgrund ihrer Fähigkeit zur Kontraktion ziehen Myofibroblasten während der Proliferations- und Remodulierungsphase die Wundränder zusammen, um die Gewebsläsion zu verschließen. Daraus resultiert eine physiologische Restriktion der gebildeten Narbe (▶ Abb. 3.18a).

Bei mechanischen Reizen auf umliegendes Gewebe kommt es zur vermehrten Ansammlung von Myofibroblasten an den Wundrändern (▶ Abb. 3.18b). Werden therapeutische Reize zu hoch dosiert, resultiert daraus eine erhöhte Restriktion der Narbe samt verstärkter Keloid-Bildung (▶ Abb. 3.18c). Keloid ist ein durch überschießendes Wachstum von Fibroblasten entstehender, das Hautniveau überragender gutartiger Tumor, der v. a. nach Traumata oder Operationen in Form eines Narbenkeloids auftreten kann und als gestörter Heilungsprozess anzusehen ist.

Eine Überdosierung therapeutischer Interventionen oder eine durch den Patienten verursachte Überbeanspruchung des Wundareals verschlechtert zwangsläufig die allgemeine Mobilität des defekten Gewebes. Läsionen der Zellwände in den überbeanspruchten Wundgebieten führen zu einer erneuten Entzündungsphase. Offene Läsionen der Wunde dokumentieren den Spannungsausgleich als Folge einer vorangegangenen mechanischen Überdosierung. Demnach ist eine Überdosierung und die damit verbundene überschießende Myofibroblasten-Einwanderung und -Aktivität zu vermeiden, da sich ansonsten die Funktionalität der Haut bzw. der Narbe stetig verschlechtern würde.

Adäquate Dosierung entsprechend der Phase der Wundheilung

Bereits in der initialen Proliferationsphase sollen gezielt funktionelle Reize appliziert werden. Hierbei bedarf es einer taktil stetigen Kontrolle vor und während der manuellen Intervention. Die Berücksichtigung des ersten und zweiten Bindegewebswiderstandes in der entsprechenden Phase der Wundheilung bietet die Grundlage für eine adäquate Dosierung.

Eine mechanische Überdosierung bedingt neue Gewebeschäden und führt zum Rückschritt in die Entzündungsphase der Wundheilung.

Subjektive Schmerzangaben des Patienten werden in der Proliferationsphase nicht als einziges Dosierungs-Instrument verwendet – dies wegen der veränderten Wahrnehmung, den im Wundgebiet zerstörten Schmerzfasern und einer hochdosierten Schmerzmedikation.

In der Remodulierungsphase werden die Schmerzangaben des Patienten vermehrt zur Bestimmung der Dosieung eingebunden – dies weil der Patient dann die Aktivitäten der Aδ- und C-Schmerzfasen zusehends differenzieren kann.

Bei zunehmender Selbständigkeit des Patienten birgt die Belastungsfläche über den ganzen Tag eine gewisse Gefahr von Überdosierung. Demgemäß ist das Erarbeiten einer klaren Tagesstruktur mit geeigneter progressiver Belastungsfläche unverzichtbar.

3.4 Bewegungs- und Belastungsgrenzen

Orthopädische und chirurgische Bewegungs- und Belastungsgrenzen sind elementar für die therapeutische Arbeit. Zum einen gilt es, die ärztlichen Anweisungen zu befolgen, zum anderen ergeben sich bei den ärztlichen Angaben oftmals große Spielräume, die zu Unklarheiten führen. So geht mancher Therapeut zu progressiv mit den ärztlichen Direktiven zu Bewegung und Belastung des Patienten um, während andere sich zu zurückhaltend bei ihrer Intervention zeigen. Zum dritten agieren andere Therapeuten in einem Graubereich entsprechend ihrer eigenen Überlegungen und Erfahrungen.

Um die Bedeutung von Bewegungs- und Belastungsgrenzen zu verstehen, bedarf es grundlegender Kenntnisse über Anatomie, Physik, Wundheilung, Frakturverlauf und über die angewendete Operationstechnik. Allein mit diesem Wissen kann eine adäquate Untersuchung und eine richtig dosierte Behandlung seitens des Therapeuten durchgeführt werden.

Wenn anhand eines OP-Protokolls bekannt ist, welche Strukturen der Arzt bei der Operation durchtrennen musste und welche Techniken angewandt wurden, um den Gewebsdefekt zu reparieren, können mithilfe eines fundierten anatomischen Wissens relativ gut die daraus resultierenden Bewegungs- und Belastungsgrenzen abgeleitet werden.

Für die Befundung und Behandlung ist diese kognitive Leistung (Kap. 2.1.1) – in diesem Kontext die Umgestaltung relevanter Informationen aus dem Wissen um die Operationstechnik und den entsprechenden Schlussfolgerungen für die aktuelle Situation – besonders wichtig. Demgegenüber ist ein stupides Auswendiglernen von Bewegungs- und Belastungsgrenzen kaum empfehlenswert, da es über diesen Weg schnell zu Verwechslungen kommen kann, aus denen eine Gefährdung des Patienten resultiert.

Die Grundlagen, um dieses abgeleitete Wissen in die therapeutische Praxis umsetzen zu können sind zum einen das Verständnis der einzelnen Schritte im Clinical-Reasoning-Prozess (Kap. 2.2) sowie zum anderen die Kenntnis der Schmerzmechanismen (Kap. 3.1), der adäquaten Dosierung bei Befund und Behandlung (Kap. 3.3) sowie der Biomechanik (Kap. 3.6).

Exemplarisch seien hier die Nachbehandlungsschemata der distalen Radiusfraktur (▶ Tab. 3.4) sowie eines Oberschenkelhalsbruches (▶ Tab. 3.5) vorgestellt – den mitunter häufigsten Knochenbrüchen des Menschen.

Im Anhang werden zahlreiche optionale Behandlungsschemata zu den unterschiedlichen Verletzungen des muskuloskelettalen Systems vorgestellt (Kap. 4). Diese wurden entsprechend der Körperregionen untergliedert. Entsprechend dem zeitlichen Verlauf von der 1. Wochen postoperativ bzw. posttraumatisch bis zu 2 Jahren nach der Verletzung werden tabellarisch die in der Regel verwendeten Osteosynthese-Verfahren bzw. OP-Techniken, die Terminierung von Röntgenkontrollen, gängige Bewegungs- und Belastungsgrenzen, Gefahrenquellen und Ratschläge sowie schließlich Angaben zum therapeutischen Fokus gemacht.

Es handelt sich hierbei ausdrücklich um optionale Therapie-Schemata, nicht um stringente Patentrezepte, die bei der Therapie ausnahmslos befolgt werden müssen. Die Anleitungen entsprechen den gängigsten Nachbehandlungs-Schemata der aktuellen Literatur und fungieren als Basis für Denkanstöße (Ewerbeck 2014, Stein 2005).

Tab. 3.4 Optionales Behandlungsschema: Distale Radius-Fraktur.

	Angabe der postoperativen Wochen bzw. Monate														
	1	2	3	4	5	6	7	8	9	10	11	12	6 Monate	12 Monate	24 Monate
Röntgenkontrolle		X				X						X		X	
Belastungsgrenzen (in kg)	R BS					BS ÜS						VB			
meiste verwendete Osteosynthese-Art	• häufigste Fraktur (25 % aller Frakturen) • Klassifikation: ◦ zumeist Colles-Fraktur: – Abknickung (Achsenabweichung) in Dorsalextenison ◦ selten Smith-Fraktur: – Abknickung (Achsenabweichung) in Palmarflexion • Begleitverletzungen: ◦ Ulna-Fraktur • nicht dislozierte Frakturen: ◦ konservative Versorgung mittels Retention im Gips für ca. 6 Wochen • dislozierte Frakturen: ◦ einfache Dislokation: – Reposition und Retention im Gips ◦ bei Instabilität: ◦ Platten-Osteosynthese ◦ früher: Osteosynthese mit Spickdrähten														
CAVE	• Beachten der Gefahr für Sehnenreizungen durch distal platziertes Osteosynthese-Material • Beachten der Gefahr für ein sich entwickelndes Karpaltunnel-Syndrom • Beachten einer CRPS-Symptomatik bei abnormalen Tendenzen zur Schwellung und vegetativen Dysfunktionen • Beachten von Patienten-Aussagen bzgl. Druckbeschwerden vom Gips-Verband												Kraftsport allmählich wieder möglich	Vorsicht bei Sportarten mit großen Hebelwirkungen auf das Ellenbogengelenk	

Fortsetzung ▶

Tab. 3.4 Fortsetzung

	Angabe der postoperativen Wochen bzw. Monate														
	1	2	3	4	5	6	7	8	9	10	11	12	6 Monate	12 Monate	24 Monate
Ratschläge	• der Situation angepasste Dosierung bei der Mobilisation • Gefahr eines Extensions-Defizits • Gefahr eines Supination- und Pronation-Defizits • ausschließliches Beüben allein einer Bewegungsrichtung in einer Behandlungseinheit • Beachten, dass Umkehrschmerzen bewegungsmindernd wirken kann												• initiales Einbeziehen des Eigengewichts des Arms in die Übungen • später Applikation zusätzlicher Gewichte am Arm		
Physiotherapeutischer Fokus	• Erhalt der Mobilität der benachbarten Gelenke unter Berücksichtigung der ärztlichen Bewegungs- und Belastungsgrenzen • bei konservativer Therapie: frühzeitiger Beginn mit mobilisierenden Bewegungsübungen • Therapie der Schwellung mittels adäquater Kompressions-Maßnahmen						• zunehmender Belastungsaufbau: ◦ initial: handlungsorientierte ADL-Übungen ◦ abschließend: Verwenden langer Hebel mit Gewichten • arbeits- oder sportbezogene Aktivitäten und Belastungssituationen								

Bedeutung der Abkürzungen:
X = Röntgenkontrolle erforderlich
R = Ruhe
BS = Bewegungs-Stabilität
ÜS = Übungs-Stabilität
VB = Vollbelastung

Tab. 3.5 Optionales Behandlungsschema: Oberschenkelhals-Fraktur.

	Angabe der postoperativen Wochen bzw. Monate														
	1	2	3	4	5	6	7	8	9	10	11	12	6 Monate	12 Monate	24 Monate
Röntgenkontrolle						X						X		X	
Belastungsgrenzen (in kg)	0 15					30 HK						VB			
meiste verwendete Osteosynthese-Art	• bei einfachen Frakturen: ◦ Osteosynthese mit Dynamischer Hüftschraube (DHS) • bei komplexen Frakturen: ◦ Gefahr für Nekrose des Hüftkopfs ◦ Implantation einer Totalendoprothese (Hüft-TEP)														
CAVE	• Beachten der Flexionsgrenzen • Beachten der Teilbelastung • Beachten von Hebelwirkungen • Vermeiden der aktiven Streckhebung des Beins • Gefahr für Abscheren des Hüftkopfs						Steigerung der Belastung zunächst axial, dann erst aus leichter Flexion des Knies						• langsamer Aufbau zu sportlichen Aktivitäten • keine Kontaktsportarten	Sportarten mit Sprüngen allmählich wieder möglich	Kontaktsportarten allmählich wieder möglich
Ratschläge	• große Bedeutung der „Patient Education" bzgl. ADLs • Patienten meist schmerzfrei														

Fortsetzung ►

Tab. 3.5 Fortsetzung

	Angabe der postoperativen Wochen bzw. Monate			
	1 2 3 4 5 6	7 8 9 10 11 12 6 Monate	12 Monate	24 Monate
Physiotherapeutischer Fokus	• Erhalt der Mobilität der benachbarten Gelenke unter Berücksichtigung der ärztlichen Bewegungs- und Belastungsgrenzen • Erhalt der Muskellängen • Fördern der Weichteil- und Gewebe-Verschiebbarkeit	• funktionelles Beinachsentraining • zunehmend ADL-Aktivitäten unter Erhalt der axialen Belastungslinie • Gleichgewichtsübungen • Gangschulung auf unebenem Untergrund • abschließend arbeits- oder sportbezogene Aktivitäten und Belastungssituationen		

Bedeutung der Abkürzungen:
X = Röntgenkontrolle erforderlich
VB = Vollbelastung
HK = Belastung mit der Hälfte des Körpergewichts

3.5 Hypothesenkategorien

Um das Hauptproblem eines Patienten möglichst genau zu erfassen und bestimmen zu können, werden Informationen aus Anamnese (Kap. 2.2.3) durchleuchtet, eine simple klinisch relevante Fragestellung formuliert (Kap. 2.2.4) und daraus die aktuell wahrscheinlichste Hypothese (Kap. 2.2.5) gebildet. Im Clinical-Reasoning-Prozess werden so unwahrscheinliche Vermutungen ausgeschlossen, wahrscheinliche Annahmen bestätigt oder unter Umständen modifiziert, bis das tatsächliche Problem eng eingegrenzt ist (▶ Abb. 3.19).

Zur Strukturierung der klinischen Überlegungen liefert die Fachliteratur unterschiedliche Hypothesenkategorien (Jones 2004):
- ICF-Klassifikation
- Mechanismen der Beschwerden
- Quellen der Beschwerden
- beteiligte Faktoren
- Vorsichtsmaßnahmen und Kontraindikationen
- Prognose
- Überlegungen zur Behandlung

Nicht zu vergessen ist, dass auch der Patient eigene Überlegungen und Hypothesen über sein Krankheitsbild anstellt. Sind diese Vorstellungen, Überlegungen und Überzeugungen bekannt oder werden diese anamnestisch erfragt, können schwerwiegende Missverständnisse schon im Vorfeld ausgeschlossen und somit therapieerschwerdende Situationen verhindert werden. Zudem kann so auf falsche Überzeugungsmuster des Patienten korrigierend Einfluss genommen werden.

3.5.1 ICF-Klassifikation

Die „International Classification of Functioning, Disability and Health" (ICF) ist eine von der Weltgesundheitsorganisation (WHO) im Jahr 2001 herausgegebene Klassifikation zur Beschreibung des funktionalen Gesundheitszustands, der Behinderung, der sozialen Beeinträchtigung sowie der relevanten Umweltfaktoren eines Menschen. Mit Hilfe der ICF kann die aktuelle Funktionsfähigkeit oder Beeinträchtigung jeder Person klassifiziert werden. Beschrieben werden der Gesundheitszustand und die mit dem Gesundheitszustand verbundenen Zustände.

Mit ihrem ressourcenorientierten biopsychosozialen Ansatz erweitert die ICF-Klassifikation die erste bereits im Jahr 1980 von der WHO erstellte medizinische Klassifikation von Behinderungen, die „International Classification of Impairments, Disabilities and Handicaps" (ICIDH), welche auf dem Krankheitsfolgenmodell beruhte.

Demzufolge ist die ICF-Klassifikation nicht vorrangig störungs- und defizitorientiert, d.h. also weniger eine Einordnung der Krankheitsfolgen. Vielmehr beurteilt sie

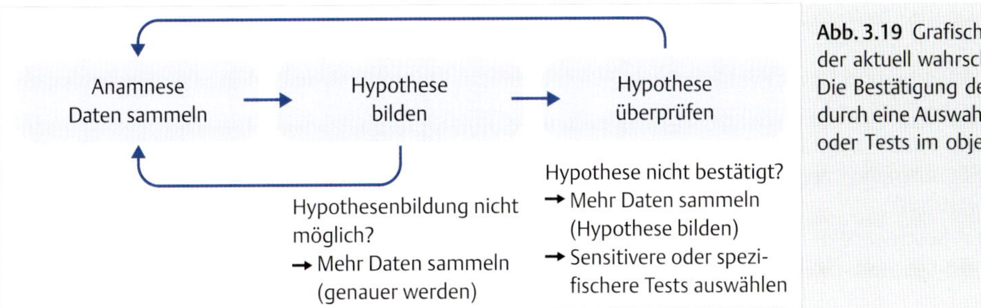

Abb. 3.19 Grafische Darstellung zum Bilden der aktuell wahrscheinlichsten Hypothese. Die Bestätigung der Hypothese gelingt durch eine Auswahl geeigneter Assessments oder Tests im objektiven Befund.

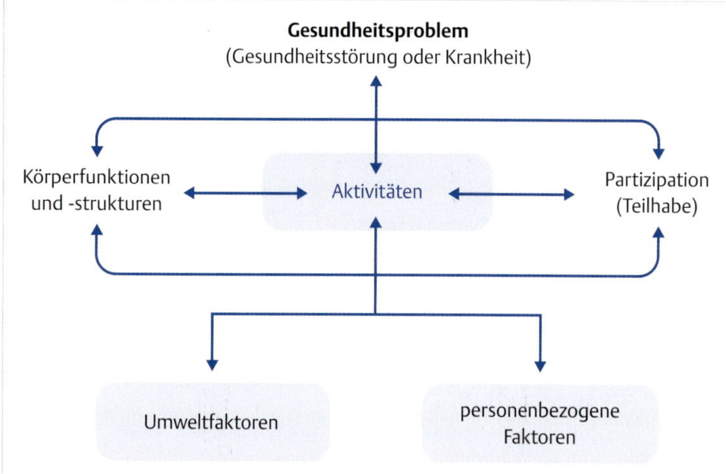

Abb. 3.20 Wechselwirkungen zwischen den verschiedenen ICF-Komponenten.

die in Wechselwirkung zueinander stehenden Komponenten von Gesundheit: Körperfunktion, Körperstruktur, Aktivität und Partizipation sowie Umweltfaktoren. Infolgedessen ist sie universell auf alle Menschen anwendbar (▶ Abb. 3.20).

Therapeutisch relevant ist, auf welcher ICF-Ebene das Hauptproblem des Patienten lokalisiert ist. Es ist zu hinterfragen, wie gravierend dieses Problem ist, ob es therapeutisch beeinflussbar ist, welche Einschränkungen sich im Alltag zeigen und ob die Einschränkung für den Patienten von Bedeutung ist.

Handicaps im Bereich der Körperstrukturen und Körperfunktionen haben zumeist auch eine Einschränkung auf den Ebenen von Aktivität und Partizipation zur Folge. Wird beispielsweise ein Patient mit Einschränkungen auf der Ebene der Körperstrukturen – dies etwa nach einer Fraktur – allein auf der Ebene der Partizipation behandelt, so wird diese Intervention eher erfolglos bleiben, weil sich auf der Ebene der Körperstrukturen im Verlauf der Wundheilungsphasen zwischenzeitlich relevante strukturelle Einschränkungen manifestiert haben.

3.5.2 Mechanismen der Beschwerden

Unter den Mechanismen der Beschwerden versteht man beispielsweise Traumata, Fehlbelastungen, eine Insuffizienz der Statik oder entzündliche Grunderkrankungen, die zur Entstehung von patho-biologischen Dysfunktionen führen. Sie helfen die aktuell vermuteten pathologischen Mechanismen zu erklären und lassen Schlüsse bzgl. des therapeutischen Zugangs in Form von Behandlungsart, -ort und -dosierung zu. Gleichfalls berücksichtigt werden die Schmerzmechanismen (Kap. 3.1.6) sowie die Wundheilungsphasen (Kap. 3.9).

Die Mechanismen der Beschwerden interagieren mit den Gedanken, den Gefühlen und den Überzeugungen des Patienten und präsentieren sich nicht per se logisch, sondern können auch verzerrt und grotesk erscheinen. Entsprechend ist eine differenzierte Anamnese der psychosozialen Faktoren sehr wichtig.

3.5.3 Quellen der Beschwerden

Mögliche Quellen der Beschwerden werden in der Strukturdiagnose erfasst. Sie nennen Ort oder Ursprung der aktuellen Symptomatik. Bei akutem oder peripherem Geschehen – dies gilt v.a. bei peripher nozizeptiven Schmerzmechanismen – gestaltet sich die Differenzierung zumeist einfach mittels manueller Techniken, um über dieses Instrumentarium die Lokalisation, das Verhalten und die Geschichte der Symptome zu erfassen und so den Angriffspunkt des therapeutischen Zugangs zu bestimmen.

3.5.4 Beteiligte Faktoren

Beteiligte Faktoren sind alle relevanten Einflüsse, die zusätzlich zu den aktuell patho-biologischen Prozessen das Problem des Betroffenen beeinflussen. Sie dienen dazu, das Hauptproblem des Patienten umfassend zu erfassen, zu behandeln und eine realistische Prognose aufzustellen.

Man unterscheidet:

- prädisponierende Faktoren, die zum Patienten-Problem beigetragen haben:
  - Konstitution
  - Überlastung oder Fehlbelastung
  - Haltungsinsuffizienz
- perpetuierende Faktoren, die das Fortbestehen des Patienten-Problems unterstützen:
  - mangelnde Compliance
  - fehlende Krankheitseinsicht
- physiotherapeutisch beeinflussbare Faktoren:
  - Intervention je nach Relevanz
  - günstige Prognose
  - Störungen im muskuloskelettalen System
  - Störungen im Bewegungsverhalten

- physiotherapeutisch nicht beeinflussbare Faktoren.
  - ungünstige Prognose
  - Konstitution
  - psychosoziale Faktoren

3.5.5 Vorsichtsmaßnahmen und Kontraindikationen

Es versteht sich von selbst, dass jegliche therapeutische Maßnahme weder dem Patienten schaden, noch dessen Problem verschlimmern darf. Folglich muss stets klar sein, wie man sich dem Patienten gegenüber verhält. Grundlage für das Erkennen möglicher Gefahrenquellen bei Befund und Behandlung sind die aus der Diagnose gesammelten Informationen (Kap. 2.2.1), die Einteilung des Patienten in eine klinischen Gruppe (Kap. Einteilung in klinische Gruppen), die aktuelle Krankheitsgeschichte (Kap. Krankengeschichte), das Stadium der Wundheilung (Kap. 3.9), vorliegende Schmerzmechanismen (Kap. 3.1) sowie natürlich der Allgemeinzustand des Patienten (Kap. Allgemeinzustand).

Die Risikofaktoren werden im Allgemeinen wie folgt klassifiziert (Kendall 1997):

- „Red Flags": physische Risikofaktoren (Kap. 3.10.1)
- „Yellow Flags": psychosoziale Risikofaktoren (Kap. 3.10.2)
- „Blue Flags": arbeitsbezogene Risikofaktoren
- „Black Flags": wirtschafts- und sozialpolitische Risikofaktoren

Das Flaggen-System verhindert, dass im Rahmen von physischer Untersuchung und Behandlung dem Patienten Schaden zugeführt wird und hilft zudem bei der Formulierung einer Prognose.

3.5.6 Prognose

In der Physiotherapie wird mit dem Begriff Prognose die Einschätzung des Krankheitsverlaufs, das mögliche Ergebnis der Behandlung sowie der mögliche Verlauf nach Abschluss der therapeutischen Intervention beschrieben. Die Prognose kann sich im Verlauf einer Erkrankung durch die Behandlung ändern. Sie ist von der zur Verfügung stehenden Diagnostik sowie den Behandlungsmöglichkeiten abhängig. Ferner spielen Begleiterkrankungen, Compliance und soziale Faktoren wie Bildung und finanzielle Situation des Patienten eine tragende Rolle.

Im Allgemeinen wird der Einfluss folgender Faktoren als günstig oder ungünstig beurteilt:

- Allgemeinzustand
- Komplexität, Größe und Stadium des Problems
- kognitive und emotionale Situation
- Anzahl und Bedeutung der beteiligten Faktoren
- physiotherapeutische Beeinflussbarkeit der relevanten Faktoren
- Erwartung und Motivation des Patienten
- Coping des Patienten
- Compliance des Patienten
- physiotherapeutische Kompetenz

Die Prognose ist die Grundlage für das Zielvereinbarungsgespräch mit dem Patienten. Sie ermöglicht das Formulieren konkreter realistischer Ziele und hilft, unerwartete Abweichungen vom Therapieverlauf schneller wahrzunehmen.

3.5.7 Überlegungen zur Behandlung

Die Überlegungen zur Therapie umfassen alle relevanten Faktoren, die bei einer physiotherapeutischen Intervention permanent berücksichtigt werden müssen:

- Art, Lokalisation, Dauer und Dosierung der gesamten therpeutischen Intervention
- Frequenz, Tageszeit und Dauer der einzelnen Behandlungseinheiten
- Selbstmanagement und Selbstwirksamkeit
- therapeutisches Klima
- methodische und didaktische Aspekte
- Absprache mit anderen Disziplinen

Generell muss die grundlegende Indikationsfrage einer physiotherapeutischen Behandlung fortwährend im Auge behalten werden. Symptome, die therapeutisch nicht beeinflussbar sind, können an andere Disziplinen delegiert werden. Nur wenn alle wesentlichen Therapie-Faktoren berücksichtigt werden, können optimale Behandlungserfolge erzielt werden.

3.6 Biomechanik

Im Praxisalltag kommt die Biomechanik in zahlreichen Facetten zum Tragen. Sie begegnet dem Therapeuten bei der Gang- und Bewegungsanalyse, in der Gelenkmechanik sowie bei der Festigkeitsprüfung von Geweben und Implantaten. Weniger bekannt dagegen sind die Hebelwirkungen bei Teilbelastungen sowie die bei jeglichen Aktivitäten entstehenden Kraftwirkungen auf Frakturen. Das therapeutische Verständnis für die aus Hebelwirkungen resultierenden Kräfte und Beschleunigungen muss jedoch bei aktiven und passiven Behandlungsinterventionen stets präsent sein. Wird eine verletzte Struktur – sei es im Rahmen der Therapie oder auch im Alltag – externen Kräften ausgesetzt, wirken Drehmomente, die sich schlimmstenfalls ungünstig auf die sich aus der Gewebsphysiologie und der Wundheilungsphase ergebenden Belastbarkeit des Wundareals auswirken.

Im Folgenden wird dieser zentrale Aspekt der Physiotherapie beleuchtet – dies v. a. vor dem Hintergrund, dass dieser Gesichtspunkt zumeist eher vernachlässigt wird. Abschließende und exakte Aussagen bzgl. dessen, was seitens des Therapeuten erlaubt ist und was nicht, sind angesichts der Komplexität des menschlichen Körpers und der nur schwerlich kalkulierbaren Muskelaktivität bei Bewegungen kaum möglich. Entsprechend werden zunächst die relevanten Grundlagen der Biomechanik erläutert, bevor in einem weiteren Schritt die auf die Verletzungsgebiete durch Therapiegeräte einwirkenden Kräfte erklärt und beschrieben werden. Zum Abschluss werden anhand praktischer Beispiele die therapeutischen Überlegungen zur Biomechanik vorgestellt, um so die Brücke von der Physiotherapie zur Physik zu schlagen.

3.6.1 Grundlagen der Biomechanik

Für eine adäquate Wahl jeglicher aktiver oder passiver physiotherapeutischen Intervention sind grundlegende Kenntnisse in Anatomie, Physik und Wundheilungsphysiologie sowie das Wissen um die Lokalisation der Gewebsläsion und die entsprechende Operationstechnik erforderlich.

Anhand der Anatomie kann abgeleitet werden, wie Kräfte bei körperlicher Aktivität im menschlichen Körper übertragen werden. Als plausibles Beispiel dient die Funktion des M. quadriceps femoris, der in seiner Hauptfunktion das Kniegelenk streckt, mit seinem M.-rectus-femoris-Anteil simultan aber auch das Hüftgelenk beugt. Auf Grund des tangentialen Verlaufs zum Hüftgelenk ist die Kraftwirkung des M. rectus femoris auf das Hüftgelenk allerdings eher ungünstig: Bei aktiver Streckhebung des Beins bei einer Hüft-Flexion von 90° benötigt der Muskel relativ viel Kraft, was gleichzeitig eine sehr große Kompression auf die Gelenkpfanne bedingt. Infolgedessen muss das den Oberschenkelkopf aufnehmende Acetabulum so stabil gebaut sein, dass es dieser Kraft entgegenwirken kann (▶ Abb. 3.21).

Um die bei Bewegungen des menschlichen Körpers auftretenden Kräfte berechnen zu können, müssen einige physikalische Begriffe bekannt sein (▶ Tab. 3.6).

3.6.2 Fraktur-Klassifikationen

Frakturen werden länderspezifisch mittels verschiedener Klassifikationen bzgl. ihres Schwergrads, potentieller Läsionen der Weichteile und möglicher Operationstechniken eingeteilt.

Klassifikation nach AO

Die AO-Klassifikation ist ein System zur Beschreibung der Lokalisation und Beschaffenheit von Knochenbrüchen. Ziel dieser Klassifikation ist eine weltweit eindeutige Zuordnung von Frakturen und der sich daraus ergebenden standardisierten Behandlung. Die AO-Klassifikation ist lediglich auf die ossären Läsionen ausgerichtet und berücksichtigt keine Weichteilschäden. Die Frakturen werden

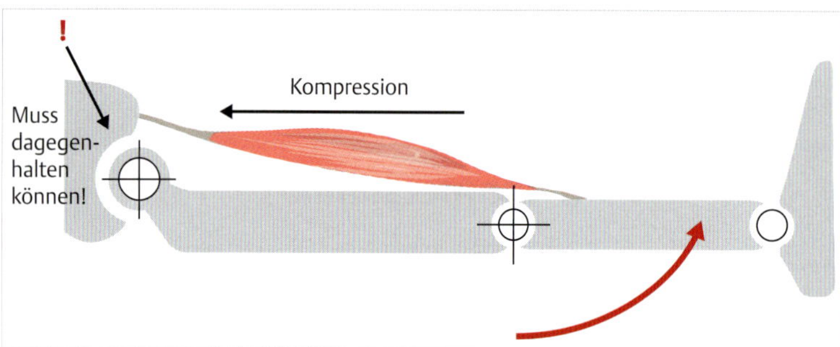

Abb. 3.21 Kompression auf die Hüftpfanne bei aktiver Streckhebung durch den M. rectus femoris.

Tab. 3.6 Wichtige für die Biomechanik relevante physikalische Größen.

Begriff	Abkürzung	Einheit	Berechnung	Bedeutung
Masse	m	kg (Kilogramm)	•	• ortsunabhängige Anzahl der Moleküle • Masse ist stets konstant • Masse entspricht nicht dem „Gewicht" (= Gewichtskraft)
Gewichtskraft	G	N (Newton)	G = m × g	• ortsabhängige Kraft auf einen Körper durch die Wirkung der Schwerkraft • Ortsfaktor g [9,81 m/s²]
Kraft	F	N (Newton)	F = m × a	• Beschleunigung a [m/s²]
Drehmoment	M	Nm (Newtonmeter)	M = F × a	• je größer der Hebelarm, desto größer das Drehmoment • Drehmomente wirken bei Gelenken drehend oder bewegend • Drehmomente wirken verformend auf osteosynthetisches Material (Biegemomente)

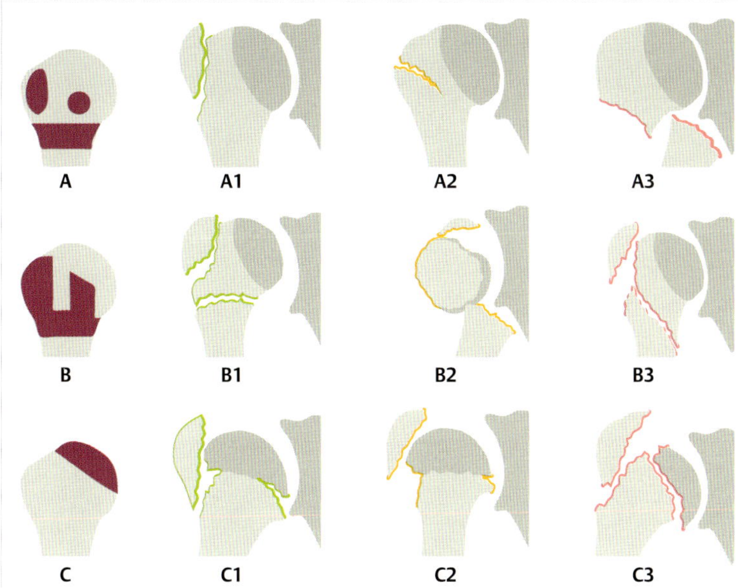

Abb. 3.22 AO-Klassifikation der Frakturen des Caput humeri. Als A-Frakturen werden Brüche außerhalb des Gelenks bezeichnet, B-Frakturen verlaufen partiell im Gelenk, während C-Frakturen den gelenktragenden Teil betreffen. Mit aufsteigender Zahl steigt der Schweregrad der Fraktur.

61-B1...inkomplette Unterbrechung des dorsalen Ringes, unilateral, Außenrotation ("open book"-Verletzung)

61-B1.1...Ruptur der vorderen Ligg. iliosacralia und Verletzung des ventralen Ringes

61-B1.2...Fraktur des Os sacrum und Verletzung des ventralen Ringes

61-B1.1 61-B1.2

61-B2...inkomplette Unterbrechung des dorsalen Ringes, unilateral, Innenrotation, (laterale Kompressionsverletzung)

61-B2.1...Impressionsfraktur des ventralen Os sacrum und Verletzung des ventralen Ringes

61-B2.2...partielle Fraktur/Subluxation des Iliosakralgelenks und Verletzung des ventralen Ringes

61-B2.3...inkomplette dorsale Fraktur des Os ilium und Verletzung des ventralen Ringes

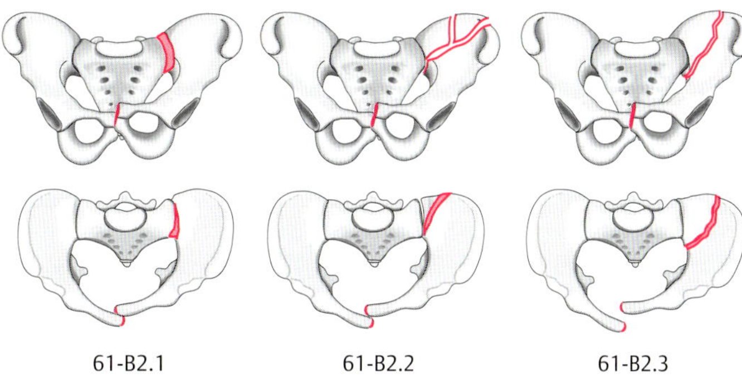

61-B3...bilateral, inkomplette Unterbrechung des dorsalen Ringes

61-B3.1...bilateral (open book)
61-B3.2...einseitig geöffnet, andere Seite komprimiert
61-B3.3...bilateral komprimiert

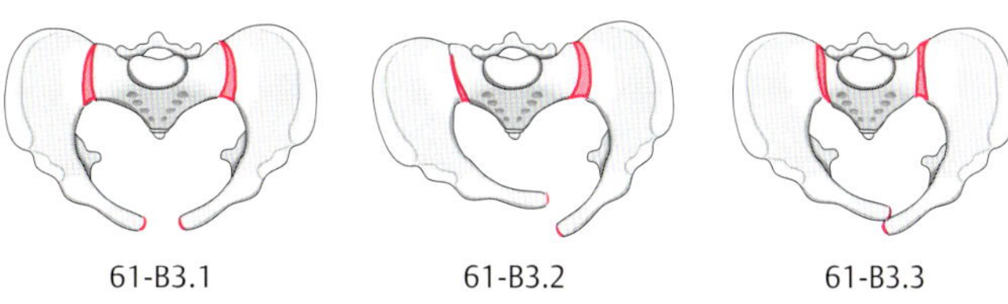

Abb. 3.23 Typ-B-Frakturen des Beckens: rotatorisch instabil und vertikal stabil.

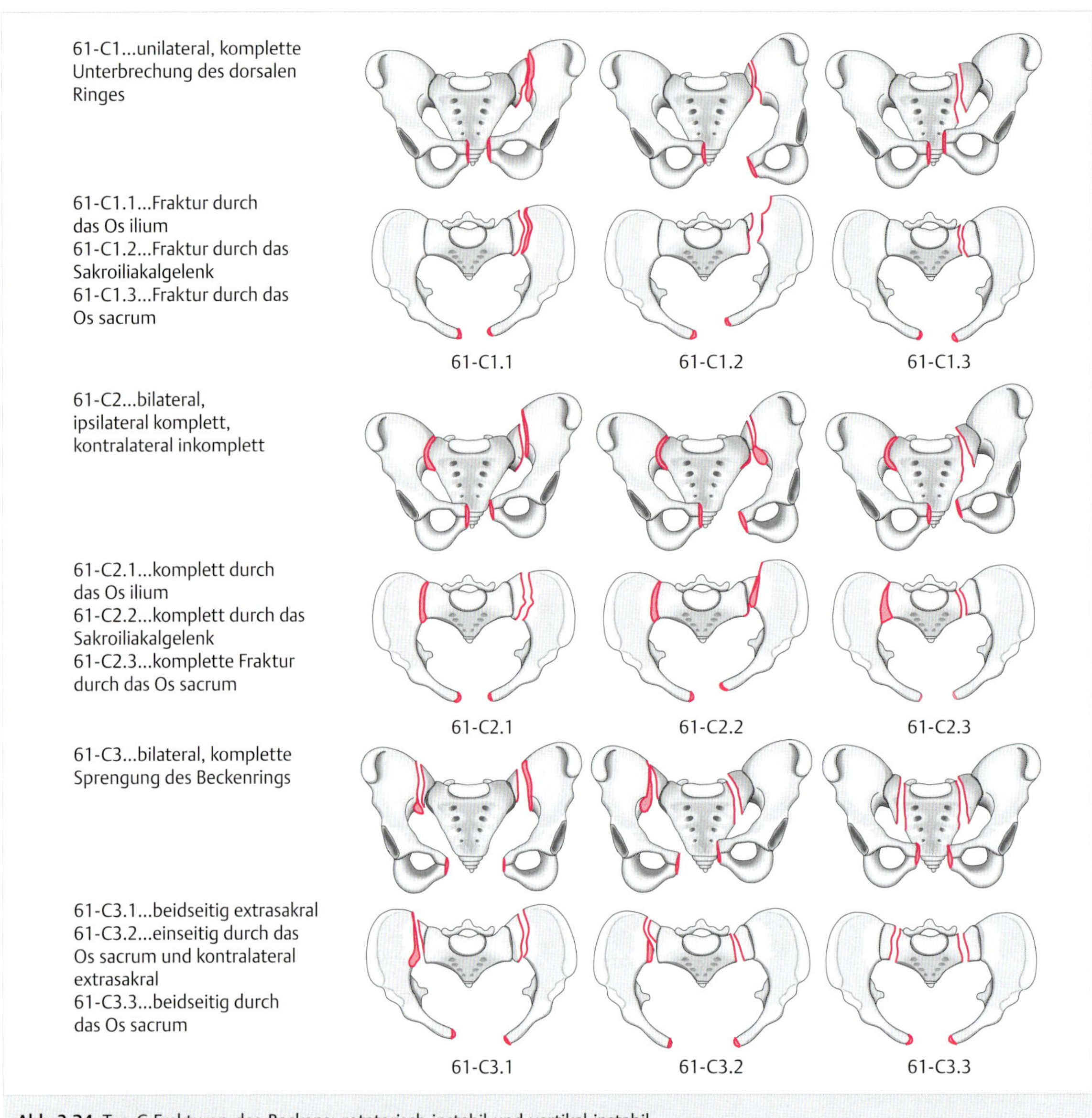

Abb. 3.24 Typ-C-Frakturen des Beckens: rotatorisch instabil und vertikal instabil.

hierzu in Buchstaben und Zahlen eingeteilt: Buchstaben beschreiben den Verlauf der Knochenbruchs, Zahlen stehen für den Schweregrad der Fraktur (▶ Abb. 3.22).

Bei Beckenfrakturen wird mittels der AO-Klassifikation die Unterteilung des Schweregrads numerisch weiter verfeinert. Während Typ-A-Frakturen stabile Verletzungen des Beckenrings darstellen, aus denen in der Regel kaum bzw. keine physiotherapeutischen Bewegungs- und Belastungsgrenzen resultieren, sind Typ-B-Frakturen rotatorisch instabil und vertikal stabil (▶ Abb. 3.23).

Bei Becken-Typ-C-Frakturen ist der Beckenring sowohl rotatorisch als auch vertikal instabil (▶ Abb. 3.24). In diesem Fall ist die physiotherapeutische Nachbehandlung ausnahmslos mit Belastungs- und Bewegungsgrenzen einhergehend, und das Anlegen von großen Hebeln – gemeint ist das raumgreifende aktive Bewegen des Oberkörpers oder der Beine – strikt zu vermeiden.

Bone-Klassifikation der offenen Frakturen

Die Bone-Klassifikation der offenen Knochenbrüche integriert im Gegensatz zur AO-Klassifikation auch Weichteil-, Gefäß- und Nervenläsionen. Sie bedient sich zur Gradeinteilung römischer Ziffern, die Detaillierung geschieht mittels Buchstaben.

Tab. 3.7 Bone-Klassifikation der offenen Knochenbrüche: Die Schweregrade (I bis III) können zur genaueren Bestimmung der Gewebsläsionen mittels Buchstaben (A bis C) ergänzt werden.

Einteilung des Schweregrads	Bedeutung	Detaillierung	Bedeutung
Grad I	• einfache Fraktur • Hautwunde < 1 cm • wenig Muskelkontusion • keine Gefäß- oder Nervenverletzung	A	Abdeckung des Knochens intakt
Grad II	• einfache Fraktur • geringe Zersplitterung • Hautwunde > 1 cm • Weichteilschaden • keine größeren Gefäß- oder Nervenverletzungen	B	• Ablederung des Periost • Knochen freiliegend mit Kontaminations-Gefahr
Grad III	• erhebliche Weichteilverletzung • Gefäß- und Nervenverletzungen	C	Gefäßverletzungen

Tab. 3.8 Einteilung der offenen Frakturen nach Anderson und Gustilo.

Einteilung des Schweregrads	Bedeutung
Grad 1	• Durchtrennung der Haut mit fehlender oder geringer Weichteilkontusion • geringe bakterielle Kontamination • Fragment-Durchspießung der Weichteildecke von innen
Grad 2	• Eröffnung des Weichteilmantels von außen durch direkte Gewalteinwirkung mit umschriebener Haut- und Weichteilkontusionen • mittelschwere Kontamination
Grad 3 a	• ausgedehnte Weichteildestruktionen • starke Wundverschmutzung und länger bestehende Wundkontamination
Grad 3 b	• freiliegender Knochen • Ablösung der Knochenhaut • massive Wundverschmutzung
Grad 3 c	• rekonstruktionspflichtige Gefäßverletzung • totale und subtotale Amputation

Gradeinteilung von offenen Frakturen nach Anderson und Gustilo

Auch bei der Einteilung der offenen Frakturen von Anderson und Gustilo werden die Frakturen in Grade eingeteilt. Die Weichteilverletzungen werden im Vergleich zur Bone-Klassifikation etwas restriktiver unterteilt.

3.6.3 Osteosynthese-Materialien

Die Wahl des geeigneten Materials zur Osteosynthese oder Weichteilsynthese ist abhängig von der Art der Fraktur, möglichen Weichteilschäden, der Durchblutungssituation der Knochenfragmente und den räumlichen Verhältnissen für die Fixation.

Grundsätzlich wird bei einer Verplattung von Frakturen versucht, in jedem Knochenfragment mindestens drei Schrauben mit dementsprechenden Kortikalis-Durchstößen zu platzieren, um genügend Stabilität für eine optimale Frakturheilung zu erreichen. Bei sehr großen Weichteilschäden wird dementgegen zumeist ein Operationsverfahren in zwei Schritten angewendet. In einer ersten Operation wird die Fraktur mittels Fixateur-externe versorgt, um primär die Läsionen der Weichteile zu versorgen. Wenn eine gute Abdeckung des äußeren Gewebsdefekts und eine suffiziente Durchblutung vorliegen, kann im Rahmen einer erneuten Operation die definitive Osteosynthese eingebracht werden.

Die Art der Osteosynthese richtet sich nach der Verletzung des Knochens. Sie ist mit Vor- und Nachteilen verbunden und generiert eine unterschiedliche Stabilität mit entsprechenden therapeutischen Konsequenzen (▶ Tab. 3.9).

Tab. 3.9 Verwendung, Vor- und Nachteile sowie Stabilität unterschiedlicher Osteosynthese- und Weichteilsynthese-Arten.

Art der Osteosynthese	Verwendung	Vorteile	Nachteile	Postoperative Stabilität
Platten-Osteosynthese	komplexere Frakturen mit Fragmenten	• stabil • Frakturstelle unter Kompression fixiert • Primärheilung • kaum Kallus-Bildung	• große Weichteileröffnung • Druck auf Periost • viele Kortikalis-Durchstöße für Stabilität	bewegungsstabil bis teilweise übungsstabil
Osteosynthese mittels Zugschraube	• Befestigungsmaterial für Osteosynthese • als reine Zugschrauben verwendbar	• gute Fixationsmöglichkeit • verschiedene Ausführungen • minimalinvasiv	gute Qualität des Knochens als Voraussetzung zur Fixation	bewegungsstabil bis teilweise übungsstabil
Marknagel-Osteosynthese	einfachere Querfrakturen ohne Fragmente	• kleine Weichteileröffnung • teilweise axiale Vollbelastung erlaubt	• relative Stabilität • Sekundärheilung • Kallus-Bildung	• bewegungs- und übungsstabil • teilweise axiale Vollbelastung erlaubt
Spickdraht-Osteosynthese	• gut geeignet für kleinste Knochenfragmente an Finger, Ellbogen, Fuß • Gelenküberbrückung möglich	• minimale Weichteileröffnung • gut für kleinste Fragmente	• relative Stabilität: zusätzliche Ruhigstellung mit Schiene oder Gips • Delokalisation bei Bewegung möglich • Gefahr von Infektion	Ruhigstellung der betroffenen Gelenke
Zuggurtungs-Osteosynthese	geeignet für auf Zug belastete Frakturen an Olecranon oder Patella etc.	• kleine Weichteileröffnung • Zug bedingt ossäre Kompression	• relative Stabilität • Gefahr von Pseudoarthrose	bewegungsstabil
Anker-Osteosynthese	gute Verbindungsart zwischen Weichteil und Knochen	• Sehne an Knochen • Knorpel an Knochen • schonend für Knochen • kleine Weichteileröffnung	• relative Stabilität • Gefahr des Ausrisses durch Zug: Re-Operation	Ruhigstellung
Faden	gute Weichteilverbindung: • Sehnen • Muskeln • Knorpel • Nerven	• Wundverschluss • Refixierung von Weichteilen	• relative Stabilität • Gefahr des Ausrisses durch Zug: Re-Operation	Ruhigstellung bis bewegungsstabil

3.6.4 Wundheilung nach chirurgischen Eingriffen

Die Prognose der Frakturheilung hängt wesentlich von begleitenden Weichteilschäden und möglichen Infekten bei offenen Frakturen ab. Neben der Wiederherstellung der ossären Stabilität ist eine ausreichende Durchblutung an der Frakturstelle für eine suffiziente Knochenheilung und für die Wiedererlangung der Funktionalität wichtig.

Die Wundheilungszeiten der einzelnen Gewebe entscheiden über die Zeitspanne bis zur Genesung. So kann verallgemeinert werden, dass schlecht durchblutetes Gewebe weniger Entzündungsreaktionen zeigt und längere Wundheilungsphasen aufweist, während die Wundheilung im gut perfundierten Gewebe schneller vonstattengeht. In ▶ Tab. 3.10 sind die Wundheilungszeiten spezifischer Gewebe im Überblick zusammengefasst.

Für die physiotherapeutischen Interventionen sind zudem die Turn-Over-Zeiten der spezifischen Gewebe von besonderer Bedeutung (▶ Tab. 3.11).

Turn-Over-Zeiten sind gerade im Belastungsaufbau wichtig, da durch die Applikation neuer Reize Umbauprozesse im Gewebe eingeleitet werden. Wird verletztes Gewebe zu früh oder zu stark belastet, imponieren insuffiziente Umbauprozesse, oder es kommt zu Mirkroläsionen. So soll beispielsweise nach einer Arthroskopie des Kniegelenks der Belastungsaufbau nicht stante pede sondern binnen zwei Wochen erfolgen – dies weil die Synovialflüssigkeit postoperativ erst nach dieser Zeit funktionell suffizient ist. Bei zu früher oder zu hoher Belastung kommt es zu Sekundärschäden. Wird hingegen der Belastungsaufbau therapeutisch stufenweise angelegt, so sind Menge und Konsistenz der Synovialflüssigkeit in der Regel ausreichend zum Schutz des Kniegelenks auch bei Vollbelastung.

Tab. 3.10 Wundheilungszeiten spezifischer Gewebe (nach de Moree 2001).

	Entzündungsphase	Proliferationsphase	Remodulierungsphase
Kapsel-Bindegewebe	0. – 3. Tag bis 5. Tag	3. – 5. Tag bis 6. Woche	ab 6. Woche
Meniskus	0. – 5. Tag	5. Tag – 10. Woche	ab 10. Woche
Discus intervertebralis	0. – 5. Tag	5. Tag – 3. Woche	ab 3. Woche
Sehnengewebe			
extrinsisch	0. – 3. Tag bis 5. Tag	3. – 5. Tag bis 4. Woche	ab 4. Woche
intrinsisch	nur bedingt	9. – 12. Woche	ab 9. – 12. Woche
Knochen	0. – 3. Tag bis 5. Tag	3. – 5. Tag bis 3. Woche	ab 4. Woche bis 8. – 12. Woche
Sehnen-Knochen-Übergang	0. – 5. Tag	5. Tag – 6. Woche	ab 4. – 6. Woche
Muskelgewebe	0. – 4. Tag	4. Tag – 3. Woche	ab 3. Woche

Tab. 3.11 Turn-Over-Zeiten spezifischer Gewebe (nach Diemer 2011, van den Berg 2005).

Struktur/Gewebe	Turn-Over-Zeit
Kollagen Typ I (z. B. Bandstrukturen, Sehnen etc.)	300 – 500 Tage
Kollagen Typ II (z. B. Knorpelgewebe)	50 – 100 Jahre (im Labor)
Kollagen Typ III (unspezifisch in der Proliferationsphase)	30 Tage
Synovialflüssigkeit	9 – 14 Tage
Kapselgewebe	14 – 21 Tage
Hyaluronsäure	2 – 4 Tage
Matrix	2 – 9 Tage
Glykosaminoglykane	7 – 10 Tage
Knochengewebe	6 – 12 Wochen

Aus biomechanischer Sicht sind die auf mechanische Kräfte reagierenden Fibroblast von zentraler Bedeutung (Kap. 3.9). Es handelt sich um bewegliche Zellen im Bindegewebe, die nach ihrer Reifung zu bewegungsunfähigen Fibrozyten werden. Fibroblasten spielen eine wichtige Rolle bei der Synthese der Interzellularsubstanz, der extrazellulären Matrix. Zu den Produkten von Fibroblasten gehört neben Elastin hauptsächlich das Kollagen, das zusammen mit den ebenfalls gebildeten Proteoglykanen für eine erhöhte Festigkeit der extrazellulären Matrix sorgt.

Es existieren 28 Kollagen-Typen (I–XXVIII), von denen die drei folgenden Typen für die Physiotherapie relevant sind:

- Kollagen-Typ-I:
  - in 80 % aller Gewebearten
  - hohe Festigkeit
  - Dehnung nur um 3–5 % möglich
- Kollagen-Typ-II:
  - in Geweben mit hoher Druckbelastung wie Knorpel
  - hohe Festigkeit und Absorptionseigenschaft durch Verbindung mit Hyaluronsäure und Wasser
- Kollagen-Typ-III:
  - unspezifischer Kollagentyp
  - provisorisches Gerüst in der Proliferationsphase
  - keine Resistenz gegen Scherkräfte
  - keine Resistenz gegen Beschleunigungen

Alle Kollagen-Typen richten ihre Fasern entsprechend der applizierten externen Belastung aus. Entsprechend ist wegen der zunächst unspezifischen Ausrichtung der Kollagen-Typ-III-Fasern eine funktionelle Therapie-Strategie in der Proliferationsphase sehr wichtig. Dies deshalb, weil sich v. a. die Kollagen-Typ-I-Fasern in der Remodulierungsphase bzgl. ihrer Ausrichtung an den Kollagen-Typ-III-Fasern orientieren. Ist diese Grundstruktur der Typ-III-Fasern gegeben, entwickelt sich qualitativ besseres Gewebe, das zudem auch früher belastet werden kann. Fehlt dagegen diese grundlegende Ausrichtung der Kollagen-Typ-III-Fasern, so werden therapeutisch bedeutend größere und länger andauernde Reize benötigt, um die Typ-I-Fasern entsprechend der Belastungs- und Bewegungsrichtungen neu zu strukturieren. Der daraus resultierende erneute zelluläre Umbauprozess schwächt das Gewebe und birgt die Gefahr einer Re-Traumatisierung.

Frühfunktionelle Therapie in der Proliferationsphase

In der Proliferationsphase sind lokale mechanische und spezifische Reize wichtig für die funktionelle Ausrichtung der Kollagen-Fasern. Ein zu großer mechanischer Stress kann die Wundheilung negativ beeinflussen, und es kommt zur erneuten Traumatisierung auf zellulärer Ebene mit entsprechender Entzündungsphase.

3.6.5 Biomechanische Wirkung von Therapiegeräten

Kräfte, die während der Therapie auf den menschlichen Körper und entsprechend auf traumatisierte Strukturen einwirken, sind nur schwerlich exakt zu berechnen. Der Grund hierfür ist die jedem Menschen eigene individuelle

Statik und Konstitution, eine unterschiedliche muskuläre Stabilisationsfähigkeit sowie die persönliche Körperwahrnehmung. Folglich entstehen seitens des Therapeuten nicht selten Unklarheiten, in wie weit verletztes Gewebe mittels Therapiegeräten bei spezifischen Aktivitäten belastet werden soll und darf. Um diese schwierige Frage zu beantworten, wird im Folgenden die biomechanische Relevanz von Gehhilfen und Fahrrad-Ergometer kurz erläutert, um so Anhaltspunkte für die Einschätzung der jeweiligen therapeutischen Situation zu liefern.

Gehhilfen

Bevor die biomechanische Bedeutung von Gehhilfen angeführt wird, werden zunächst die während des Gehens und Stehens auf das Hüftgelenk einwirkenden Kräfte betrachtet.

Belastung des Hüftgelenks im Gang

Während des Gehens ist die Belastung des Hüftgelenks beim Initial Contact der Ferse sowie beim Pre-Swing am größten (Kap. Gangphasen). Grund hierfür ist die Aktivität der hüftgelenksumgebenden Muskulatur. Beim Initial Contact wird das Körpergewicht abgebremst, während gleichzeitig die Hüftextensoren und Hüftabduktoren stabilisierend aktiv werden, was zur vermehrten Kompression in der Hüftgelenkspfanne führt. Auch beim Pre-Swing muss der ganze Körper nach vorn beschleunigt werden, was ebenfalls mit einer Aktivität der tangential angelegten Hüftextensoren und Hüftabduktoren verbunden ist (▶ Abb. 3.25).

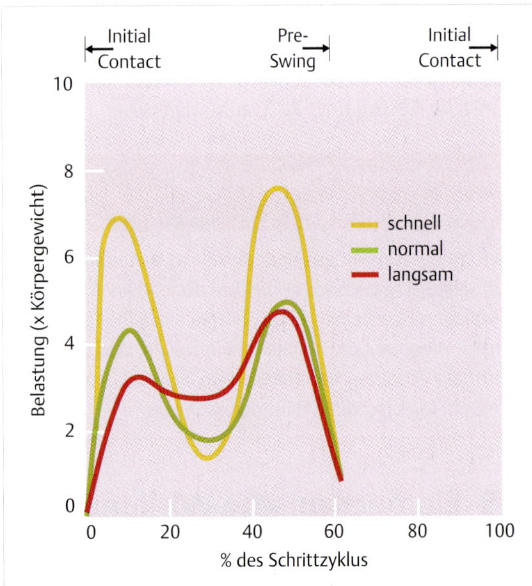

Abb. 3.25 Maximalpunkte der Hüftgelenksbelastung beim Initial Contact und beim Pre-Swing während des Gehens mit unterschiedlichem Tempo.

Minimierung der Hüftgelenksbelastung durch Änderung des Gangbilds

Je langsamer ein Mensch geht und je kleinere Schritte er macht, desto geringer ist die Belastung auf die Hüftgelenke. Bedingt gilt dies auch beim Gehen mit Unterarmgehstützen.

Belastung des Hüftgelenks im Einbeinstand

Im Einbeinstand wirkt die 2,4-fache Gewichtskraft des Körpers auf die Hüftpfanne (Brinckmann 2000): Versucht ein Mensch, stabil auf einem Bein zu stehen, verläuft die Schwerkraftlinie seines Körpers medial am Hüftgelenk vorbei und mündet innerhalb der Unterstützungsfläche des Fußes im Boden. Durch den Hebel vom Drehpunkt des Hüftgelenks aus generiert die Gewichtskraft des Körpers ein Drehmoment nach medial. Um diesem Drehmoment entgegenzuwirken, werden die Abduktoren, Extensoren und Außenrotatoren aktviert, um den Einbeinstand zu realisieren. Zum einen sind die Abduktoren und Extensoren tangential zum Hüftglenk angeordnet und erzeugen zur Stabilisation v. a. komprimierende Kräfte in der Hüftgelenkspfanne. Zum anderen sind sie vom Hüftgelenksdrehpunkt mit einem kleineren Hebel versehen. Beide Faktoren führen so zur 2,4-fachen Hüftgelenksbelastung im Einbeinstand.

Entlastung des Hüftgelenks durch Gehhilfen

Durch den Einsatz eines Stocks oder einer Unterarmgehstütze auf der kontralateralen Seite kann das Hüftgelenk und entsprechend das ganze Bein entlastet werden. Dabei reduziert sich die Kraftwirkung auf das Hüftgelenk um das 5-fache der Stockkraft (Brinckmann 2000). Durch den langen Hebelarm der Gehilfe bezüglich des Hüftgelenkdrehpunkts generiert die Stockkraft ein großes der Gewichtskraft entgegengesetzt wirkendes Drehmoment. Dementsprechend müssen die Hüftextensoren und Hüftabduktoren auf der betroffenenen Seite weniger aktiv sein und erzeugen weniger komprimierende Kräfte auf Hüftkopf und Acetabulum.

Angesichts der wirkenden Drehmomente entlasten Patienten, die eine Gehhilfe benutzen, deutlich das kontralaterale Hüftgelenk bzw. Bein. Wird die Gehhilfe mit einer Kraft von 100N (ca. 10 kg) belastet, entlastet dies das gegenüberliegende Hüftgelenk um 500N (ca. 50 kg). Dies führt dazu, dass das Hüftgelenk-spezifische Trendelenburg- oder Duchenne-Hinken kompensiert werden kann und sich der Patient mit einem nahezu unauffälligen Gangbild präsentiert.

Minimierung der Hüftgelenksbelastung durch Verwendung von Gehhilfen

Gehhilfen entlasten erheblich die Kraftwirkung auf das gegenüberliegende Bein bzw. die Hüftpfanne.

Tab. 3.12 Hüftgelenksbelastung bei unterschiedlichen Gangaktivitäten gemessen mit Hilfe eines instrumentierten Gelenkersatzes (nach Brinckmann 2000).

Aktivität	Belastung in % des Körpergewichts
symmetrischer Zweibeinstand	80 - 100
langsames Gehen	300
zügiges Gehen	350 - 400
schnelles Gehen	500
Joggen	500
Stolpern	800
Treppen aufsteigen	300
Treppen absteigen	500
Gehen mit zwei Unterarmgehilfen im Vier-Punkt-Gang	150
Bridging	300

Messwerte zur Belastung des Hüftgelenks

Zur exakten Ermittlung der Hüftgelenksbelastung während unterschiedlicher Aktivitäten wurden – statt herkömmlicher Totalendoprothesen – instrumentierte Hüftendoprothesen implantiert (▶ Tab. 3.12).

Ergometer

Die Belastung der Sprung-, Knie- und Hüftgelenke ist beim Fahrradfahren in sitzender Position niedriger als beim Gehen. Das Gewicht von Rumpf, Kopf und Armen wird fast gänzlich über die Sitzbeine auf den Sattel übertragen. Die Beine tragen lediglich ihr Eigengewicht, und auf die Gelenke der unteren Extremität wirken zusätzlich nur noch die Muskelkräfte ein (Schönle 2004).

Die zwischen Fuß und Pedal wirkenden Kräfte sind vom Tretwiderstand abhängig. Bei konstanter Drehzahl von 60–65 Umdrehungen/Minute, bei ruhigem Sitz und gleichmäßiger Belastung beider Beine mit am Lenker aufgestützten Händen ergibt sich bei einem am Ergometer eingestelltem Widerstand von 25 Watt eine Pedalkraft von rund 170N, was ca. 17 kg entspricht. Die Sattelhöhe hat keinen Einfluss auf die Pedalkraft. Allerdings ist in der Startphase des Ergometer-Trainings eine kurzzeitige Erhöhung der konstanten Kraftwerte zu erkennen: Um das Ergometer in Schwung zu bringen, muss 10–40 % mehr Kraft aufgebracht werden – dies je nachdem wie schnell die Trittfrequenz erreicht werden soll.

Angesichts dieser Angaben ist nun anzunehmen, dass ein Patient nach Unterschenkelfraktur mit 15 kg-Teilbelastung in der zweiten postoperativen Woche ohne Probleme auf dem Ergometer mit 25 Watt trainieren kann. Therapeutisch wäre dies allerdings fahrlässig, da zu diesem Zeitpunkt der Proliferationsphase die Konsolidierung der Fraktur zweifelhaft ist. Gleichfalls werden die Kollagen-Typ-III-Fasern erheblichen Scherkräften und Beschleunigungen ausgesetzt, was schlimmstenfalls zur Delokalisation der Knochenfragmente und zur erneuten Entzündung führt. Folglich soll das Fahrrad-Ergometer erst nach der ersten postoperativen Röntgenkontrolle zum Einsatz kommen, wenn die ossäre Konsolidation klar belegt ist.

3.6.6 Anwendung der Biomechanik in der Praxis

Alle im Folgenden vorgestellten Berechnungen und Grafiken sind sehr stark vereinfacht. Sie sollen lediglich für die bei der Behandlung wirkenden Kräfte sensibilisieren. Die praktische Umsetzung der Biomechanik und die Auswahl physiotherapeutischer Übungen ist zumeist eine Auslegungssache und mit der individuellen Erfahrung des Therapeuten verbunden – sie bleibt also stets ein Graubereich.

Beispiel: Unterschenkelfraktur operativ

Als Beispiel dient ein Patient mit Zustand nach (im Folgenden: Z. n.) operativer Versorgung einer Unterschenkelfraktur mit Platten-Osteosynthese, zehn Tage postoperativ mit Fäden in situ. Ärztlich vorgegeben sind 15 kg axiale Teilbelastung des operierten Beins, die aktive und passive Mobilisation des Oberen Sprunggelenks ist erlaubt.

Mithilfe der Biomechanik sollen folgende Fragen geklärt werden:

1. Wie viel Zug entsteht in der Achillessehne bei 15 kg Vorfußbelastung?
2. Wo entstehen Kräfte und Drehmomente?
3. Ist der Einsatz eines Fahrradergometers erlaubt?

Zur Klärung der ersten Frage, wie viel Zug in der Achillessehe bei 15 kg Vorfußbelastung entsteht, dient folgende vereinfachte Grafik (▶ Abb. 3.26).

Aus der Grafik kann schnell abgeleitet werden, dass die Belastung der Achillessehne bei ärztlich erlaubten 15 kg-Vorfußbelastung beträchtlich größer ist. Da der Hebelarm

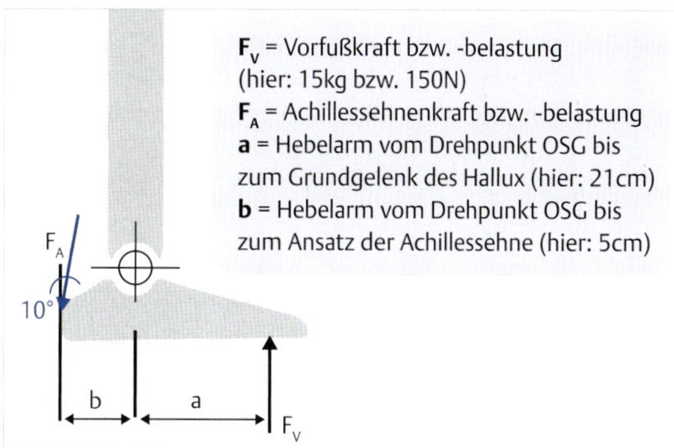

Abb. 3.26 Vorfußbelastung von 15 kg mit Auswirkung auf die Achillessehne: Hebelarme, Kräfte und Drehmomente.

des Vorfußes (a) deutlich länger als der Hebelarm des Rückfußes (b) ist, erzeugt eine Krafteinwirkung im Vorfuß entsprechend ein bedeutend größeres Drehmoment im Oberen Sprunggelenk als dieselbe Krafteinwirkung im Rückfuß. Wären beide Hebelarme (a und b) gleich lang – dies wäre dann der Fall, wenn am menschlichen Fuß der Abstand von Ferse zum Oberem Sprunggelenk die gleiche Länge hätte wie der Abstand des Oberen Sprunggelenks zur Spitze des Hallux – würde die Achillessehne exakt derselben Belastung wie der Vorfuß ausgesetzt sein.

Das folgende biomechanische Rechenbeispiel soll dahingehend sensibilisieren, mögliche Hebelarme und Drehmomente bei physiotherapeutischen Interventionen konsequent im Auge zu behalten. Dass eine Vorfußbelastung von 15 kg nicht einer Belastung der Achillessehne von ebenfalls 15 kg entspricht, wurde bereits deutlich.

Zur Kalkulation der tatsächlichen Belastung der Achillessehne bei 15 kg Belastung des Vorfußes sind folgende Rechenschritte nötig:

1. Zunächst gilt bei einem Gleichgewicht der Drehmomente ($M = F \times a$), dass sich beide Drehmomente aufheben. Dies bedeutet:

Vorfuß-Kraft F_V × Vorfuß-Hebelarm a = Achillessehnen-Kraft F_A × Rückfuß-Hebelarm b

2. Zur Bestimmung der Achillessehnen-Kraft (F_A) wird die Gleichung umgestellt:

$F_A = F_V \times (a/b)$

3. Unter dem trigonometrischen Aspekt, dass der Kraftvektor der Achillessehne nicht senkrecht zum Rückfuß-Hebelarm (b) steht, sondern eine 10°-Abweichung aufweist, ergibt sich:

$F_A = F_A/\cos 10°$

4. Werden die entsprechenden Werte eingesetzt, ergibt sich:

$F_A = 150N/\cos 10° \times (21\,cm/5\,cm) = 640N$

Entsprechend würde sich bei einer Vorfußbelastung von 15 kg eine Zugkraft von 640N (ca. 64 kg) auf die Achillessehne entwickeln.

Fakt ist also, dass eine Belastung des Vorfußes eine mehr als 4-mal höhere Zugkraft in der Achillessehne generiert. Bedenkt man ferner, dass die Achillessehne als gemeinsamer Ansatz des M. triceps surae fungiert, und dass die Mm. gastrocnemii zusammen mit dem M. soleus starke Biegemomente auf die Fraktur des Unterschenkels ausüben können, wird klar, dass eine forcierte Vorfußbelastung wenig förderlich für die Wundheilung ist.

Zur Klärung der zweiten Frage, wo Kräfte und Drehmomente entstehen, ist anzumerken, dass in erster Linie komprimierende Kräfte im Oberen Sprunggelenk sowie an der Frakturstelle entstehen. Da die Achillessehnen-Belastung jedoch nicht direkt axial auf die Frakturstelle wirkt, resultiert ein Biegemoment.

Bei der Antwort zur dritten Frage, ob eine Verwendung des Ergometers am 10. postoperativen Tag nach einer Platten-Osteosynthese des Unterschenkels ratsam ist, muss bedacht werden, dass zu diesem Zeitpunkt der Wundheilung kein Nachweis einer Konsolidierung der Fraktur in Form einer Röntgenkontrolle vorliegt. Die Wirkung von Dreh- bzw. Biegemomenten auf die Frakturstelle ließe sich zwar entschärfen, wenn der Patient seinen Fuß genau unter seinem Oberen Sprunggelenk auf die Pedale aufsetzt, trotz dessen käme es zu die Wundheilung störenden Scherkräften und Beschleunigungen beim Antritt.

Für die Praxis ergibt sich demzufolge, dass Patienten mit Z. n. operativer Versorgung einer Unterschenkelfraktur mit Platten-Osteosynthese angeleitet werden sollen, langsam mit kleinen Schritten zu gehen und dabei den gesamten Fuß auf den Boden aufzusetzen. Beschleunigungen und Scherkräfte – diese entstehen beim Drehen auf dem operierten Bein – sind unbedingt zu vermeiden. Die endgültige Klärung über die Progression der Wundheilung gibt erst die Röntgenkontrolle.

Beispiel: Abrissfraktur der Tuberositas tibiae operativ

Als Beispiel dient ein Patient mit Z. n. operativer Versorgung einer Tuberositas-tibiae-Abrissfraktur mit Refixation durch Schrauben-Osteosynthese, zehn Tage postoperativ mit Fäden in situ. Ärztlich vorgegeben sind 15 kg axiale Teilbelastung des operierten Beins, das betroffene Kniegelenk darf um 90° flektiert werden.

Mithilfe der Biomechanik sollen folgende Fragen geklärt werden:

1. Wieviel Zugkraft entsteht bei Kniestreckung in offener Kette in der Frakturstelle?
2. Wo entstehen Kräfte und Drehmomente?
3. Soll die aktive Kniestreckung in offener Kette beübt werden?
4. Sind Kniebeugen mit 15 kg Teilbelastung erlaubt?

Zur Beantwortung der Frage, wie viel Zugkraft bei Kniestreckung in der Frakturstelle entsteht, dient eine vereinfachte Grafik (▶ Abb. 3.27).

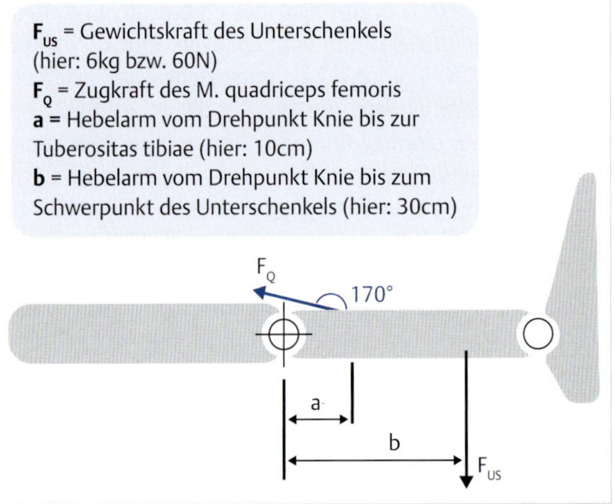

Abb. 3.27 Aktive Kniestreckung in offener Kette: Hebelarme, Kräfte und Drehmomente.

In der Regel wird das Gewicht eines Beins mit 18 % vom jeweiligen Körpergewicht definiert (Söll 1982, Willimczik 1989). Ein Unterschenkel wiegt rund 6 kg (Söll 1982, Willimczik 1989); sein Schwerpunkt befindet sich rund 30 cm unterhalb des Tibiaplateaus. Dabei verläuft der M. quadriceps femoris in einem ungefähren Winkel von 170° zur Kante der Tibia. Durch den nahezu tangentialen Verlauf des M. quadriceps femoris entstehen beträchtliche komprimierende Kräfte im Kniegelenk – diese sind im vorliegenden Fall jedoch irrelevant, da keine Läsion des Kniegelenks vorliegt. Bedeutend dagegen ist das erhebliche Drehmoment, das aus dem Produkt von langem Hebelarm (b = von der Tuberositas tibiae bis zum Fuß) und der Gewichtskraft des Unterschenkels samt Fuß resultiert. Der Kraftvektor dieses Drehmoments geht in die Flexionsrichtung des Kniegelenks. Um eine aktive Kniestreckung bis zur Neutral-Null-Stellung zu bewerkstelligen, muss der M. quadriceps femoris angesichts seines kleinen Hebelarms (a = vom Drehpunkt Knie bis zur Tuberositas tibiae) bedeutende Kräfte aufbringen.

Zur Kalkulation der Belastung der Tuberositas tibiae bei aktiver Kniestreckung in offener Kette sind folgende Rechenschritte nötig.

1. Zunächst gilt bei einem Gleichgewicht der Drehmomente ($M = F \times a$), dass sich beide Drehmomente aufheben. Dies bedeutet:

Quadrizeps-Kraft F_Q × Hebelarm a = Unterschenkel-Gewichtskraft F_{US} × Hebelarm b

2. Zur Bestimmung der Quadrizeps-Kraft (F_Q) wird die Gleichung umgestellt:

$F_Q = F_{us} \times (b/a)$

3. Unter dem trigonometrischen Aspekt, dass der M. quadriceps femoris in einem ungefähren Winkel von 170° zur Kante der Tibia verläuft, ergibt sich:

$F_Q = F_Q/\sin 10°$

4. Werden die entsprechenden Werte eingesetzt, ergibt sich:

$F_Q = 60N/\sin 10° \times (30\,cm/10\,cm) = 1036N$

Entsprechend würde sich bei einer aktiven Knieextension in offener Kette über den M. quadriceps femoris eine Zugkraft auf die Tuberositas tibiae entwickeln, die 17-mal höher als das Unterschenkelgewicht ist. Demgemäß wird bei der aktiven Kniestreckung in offener Kette die Abrissfraktur mit einem Zug von mehr als 100 kg belastet. Dies entspricht keineswegs einem funktionellen und adäquaten Reiz in der Proliferationsphase.

Zur Antwort auf die Frage, wo Kräfte und Drehmomente entstehen, ist anzumerken, dass bei aktiver Knieextension der Hebelarm des Unterschenkels zusehends länger wird, sich dadurch die Zugkraft der Patellarsehne kontinuierlich vergrößert und dementsprechend die Tuberositas tibiae proportional mehr belastet wird. Des Weiteren entsteht wegen des tangentialen Verlaufs des M. quadriceps femoris mit zunehmender Extension eine Kompression im Kniegelenk.

Ob die aktive Kniestreckung in offener Kette beübt werden soll, ist klar zu verneinen: Die entstehende Zugbelastung von mehr als 1000N bzw. 100 kg kann in repetitiver Anordnung zur Überdosierung führen und die Gefahr von Schraubenlockerungen sowie das Fördern einer Pseudoarthrose erheblich vergrößern.

Zur Klärung, ob Kniebeugen mit 15 kg Teilbelastung erlaubt sind, müssen die Kräfte und Drehmomente im Bereich des Kniegelenks beachtet werden (▶ Abb. 3.28).

Ausgehend von einem Patienten mit einer Masse von 80 kg bzw. der Gewichtskraft von rund 800N werden folgende Berechnungen angestellt – diese zunächst für den Fall, dass der Patient die unteren Extremitäten vollbelastet.

1. Zunächst gilt bei einem Gleichgewicht der Drehmomente ($M = F \times a$), dass sich beide Drehmomente aufheben. Dies bedeutet:

Gewichtskraft K1 × Hebelarm L1 = Zugkraft K2 × Hebelarm L2

2. Zur Bestimmung der Zugkraft der Patellarsehne (K2) wird die Gleichung umgestellt:

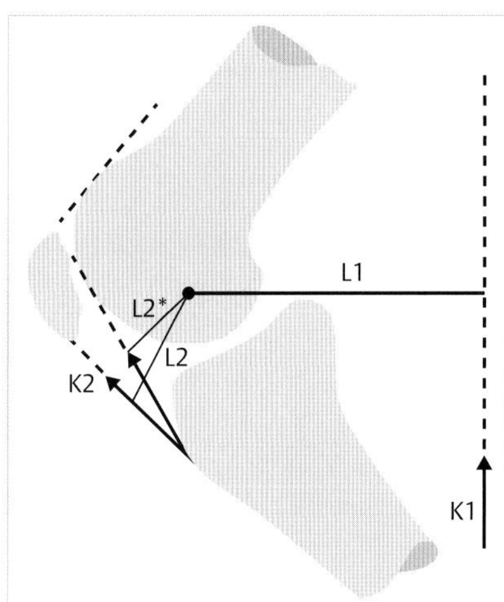

K1 = Gewichtskraft des Körpers (Bodenreaktionskraft in der Schwerpunktlinie, hier: 800N bzw. 80kg)
K2 = Zugkraft der Patellarsehne
L1 = Hebelarm vom Drehpunkt Knie bis zur Schwerkraftlinie (hier: 15cm)
L2 = Hebelarm vom Drehpunkt Knie bis zur Patellarsehne (hier: 5cm)
L2* = fiktiver Hebelarm vom Drehpunkt Knie bis zur Patellarsehne ohne Patella (hier: 3cm)

Abb. 3.28 Kräfte und Drehmomente im Bereich des Kniegelenks bei Kniebeugen. Zu beachten ist die Funktion der Patella als Hypomochlion mit reduzierender Wirkung auf die Zugkraft der Patellarsehne.

Zugkraft K2 = (Gewichtskraft K1 × Hebelarm L 1)/Hebelarm L 2

3. Werden die entsprechenden Werte eingesetzt, ergibt sich:

Zugkraft K2 = (800N × 15 cm)/5 cm = 2400N (ca. 240 kg)

4. Bei einer Teilbelastung von 15 kg reduziert sich die Gewichtskraft K1 auf 15 kg. Die aufgelöste Gleichung lautet entsprechend:

Zugkraft K2 (bei Teilbelastung) = (Gewichtskraft K1 (bei Teilbelastung) × Hebelarm L 1)/Hebelarm L 2

5. Werden die entsprechenden Werte für die Teilbelastung eingesetzt, ergibt sich:

Zugkraft K2 (bei Teilbelastung) = (150N × 15 cm)/5 cm = 450N (ca. 45 kg)

Für die Praxis ergibt sich als Konsequenz, dass Patienten mit Z. n. operativer Versorgung einer Abrissfraktur der Tuberositas tibiae mit Schrauben-Osteosynthese repetitive Kniebeugen mit einer Teilbelastung von 15 kg grundsätzlich machen können. Allerdings müssen sie hierzu genau angeleitet werden, die Teilbelastung nicht zu überschreiten – dies geschieht etwa an der Sprossenwand mit beiden Füßen auf je einer Personenwaage, so dass Patient und Therapeut die Teilbelastung stets kontrollieren können. Zum zweiten sind die Kniebeugen nicht zu tief auszuführen, weil es sonst zur Verlängerung des Hebelarms vom Drehpunkt des Knies bis zur Schwerkraftlinie kommt, woraus eine proportionale Vergrößerung der Zugkraft auf die Patellarsehne resultiert. In der Regel soll der Patient die Kniebeugen nur derart ausführen, bis das fiktive Lot von der Patella das Hallux-Grundgelenk nicht nach ventral überschreitet.

Die Patella fungiert aus Sicht der Biomechanik als Hypomochlion des M. quadriceps femoris (▶ Abb. 3.28). Sie ist also der Drehpunkt bzw. das Widerlager des Kniestreckers mit entscheidendem Effekt auf die Hebelwirkung: die Zugkraft auf die Patellarsehne wird durch die Kniescheibe reduziert. Wie gravierend diese Reduktion der Zugkraft ist, wird deutlich, wenn die Berechnung der Zugkraft auf die Patellarsehne (K2) ohne Patella, d. h. mit einem fiktiv verkürzten Hebelarm vom Drehpunkt des Knies bis zur Patellarsehne (L 2*), erfolgt.

1. Zunächst gilt bei einem Gleichgewicht der Drehmomente (M = F × a), dass sich beide Drehmomente aufheben. Dies bedeutet:

Gewichtskraft K1 × Hebelarm L 1 = Zugkraft K2 × Hebelarm L 2*

2. Zur Bestimmung der Zugkraft der Patellarsehne (K2) wird die Gleichung umgestellt:

Zugkraft K2 = (Gewichtskraft K1 × Hebelarm L 1)/Hebelarm L 2*

3. Werden die entsprechenden Werte eingesetzt, ergibt sich:

Zugkraft K2 = (800N × 15 cm)/3 cm = 4 000N (ca. 400 kg)

Während sich bei Kniebeugen in Vollbelastung tatsächliche Zugkraft-Werte von 2400N ergeben, führen fiktive Kniebeugen ohne die Funktion der Patella als Hypomochlion zu Werten von 4 000N – dies obwohl sich der Hebelarm entsprechend der Dicke der Kniescheibe um lediglich 2 cm reduziert.

Belastungsaufbau im femoro-patellaren Gelenk

Bezüglich des kontinuierlichen Belastungsaufbaus im Kniegelenk sollen an dieser Stelle einige weiterführende Ergänzungen angeführt werden, welche die Arbeit mit betroffenen Patienten erleichtern sollen.

Prinzipiell sind nach Verletzungen im Bereich des Knies folgende Punkte zu berücksichtigen:

- Turn-Over-Zeit
- passive Stabilität
- aktive Stabilität
- Propriozeption
- Anatomie des femoro-patellaren Gleitlagers
- Belastung des femoro-patellaren Gleitlagers bei Flexion

Turn-Over-Zeit

Jedes Gewebe passt sich physiologisch an äußere Einflüsse und Reize durch den Gebrauch im Alltag an. Je nach Art des Gewebes geschieht diese Anpassung unterschiedlich schnell. Aus therapeutischer Sicht bedeutet dies, dass grundsätzlich bei jeder Verhaltensänderung des Patienten – man denke hierzu an die Aufnahme einer neuen anstrengenden körperlichen Tätigkeit in Beruf oder Freizeit oder eben auch an die posttraumatische Steigerung der Belastung nach anfänglicher Teilbelastung – die spezifische Anpassungsfähigkeit der betroffenen Gewebe berücksichtigt und respektiert werden müssen. Dementsprechend sollte im praktischen Alltag eine gewisse zeitliche Zurückhaltung in puncto Belastungssteigerung angestrebt werden.

Für Traumata im Bereich des Kniegelenks gilt es, die Schutzfunktion der Synovialflüssigkeit und die Qualität des Knorpels zu berücksichtigen und den Belastungsaufbau demzufolge linear aufzubauen. Mit Blick auf die Turn-Over-Zeiten der Gewebe (▶ Tab. 3.11) ist ersichtlich, dass die Synovialflüssigkeit rund zwei Wochen und die Glykosaminoglykane etwa zehn Tage zur Neubildung benötigen.

Belastungsaufbau entsprechend des Körpergewichts

Nach einer Fraktur des Tibiaplateaus wird in der 6. postoperativen Woche eine Röntgenkontrolle durchgeführt. Anhand des positiven radiologischen Befunds kann die anfängliche Teilbelastung von 15 kg nun nach Maßgabe der Beschwerden bis zur Vollbelastung gesteigert werden. Von besonderer Bedeutung in diesem Zusammenhang ist das Gewicht des Patienten: Ob ein Patient lediglich 45 kg wiegt, oder ob der Patient stolze 110 kg auf die Waage bringt, ist relevant bzgl. der therapeutisch zu verantwortenden Steigerung der Belastung auf die Frakturstelle bzw. auf das Kniegelenk.

De facto sind die Qualität der Synovialflüssigkeit und das Wasser-Bindungsvermögen des Knorpels im Kniegelenk nach sechs Wochen Teilbelastung bei beiden Patienten deutlich herabgesetzt – dies unabhängig von deren Gewicht. Angesichts der Turn-Over-Zeiten ist somit bei beiden Patienten eine kontinuierliche lineare Belastungssteigerung angezeigt, um sicherzustellen, dass die betroffenen Strukturen reagieren und sich anpassen können.

Beim schwereren Patienten ist ein länger dauernder Belastungsaufbau sicher sinnvoll, da allein durch dessen Körpergewicht grundsätzlich größere Kräfte generiert werden. Zum anderen muss bei einem Menschen mit einer Masse von 110 kg davon ausgegangen werden, dass Qualität und Quantität der Gewebe im Allgemeinen größer sind als beim leichtgewichtigen Patienten mit einer Masse von 45 kg. Zu bemerken ist schließlich, dass die sportliche oder körperliche Aktivität im Alltag bzgl. der Gewebequalität nicht zu vernachlässigen ist.

Passive Stabilität

Entscheidend für die Regeneration nach einer Knieverletzung ist die passive Stabilität des Kniegelenks. Bei insuffizientem Kapsel-Band-Apparat ist eine Kompensation mittels aktiver Muskelarbeit nötig. In diesem Fall ist eine Progression der Übungsanordnung zu empfehlen. Kann der Betroffene sein Kniegelenk hingegen nicht aktiv muskulär kontrollieren und stabilisieren, droht unweigerlich ein peripher nozizeptiv entzündlicher Schmerzmechanismus (Kap. 3.1).

Aktive Stabilität

Wenn ein Patient selbst bei ausreichender passiver Stabilität sein Kniegelenk nicht aktiv stabilisieren kann, führt dies ebenfalls zu einem peripher nozizeptiv entzündlichen Schmerzmechanismus (Kap. 3.1). Sind der passive Kapsel-Band-Apparat intakt sowie die Kniegelenk-stabilisierende Muskulatur suffizient und werden trotz dessen selbst minimal destabilisierende Aktivitäten nicht bewältigt, so muss die Ursache für diese Diskrepanz in der Propriozeption vermutet werden.

Propriozeption

Propriozeption bezeichnet die Wahrnehmung von Körperbewegung und -lage im Raum bzw. der Lage oder Stellung einzelner Körperteile zueinander. Diese Eigenempfindung ist die Grundvoraussetzung für zielgerichtete Bewegungen und für eine aktive Stabilisation der Gelenke.

Durch Verletzungen oder operative Eingriffe am Knie werden Nervenstrukturen durchtrennt, was zwangsläufig mit einer Reduktion der Propriozeption einhergeht. Erst in der Remodulierungsphase sprießen die Nervenenden wieder in das sich regenerierende Gewebe ein. Entsprechend müssen in der Proliferationsphase noch intakte umliegende Nervenendigungen die propriozeptive Funktion übernehmen (Kap. 3.9).

Für die therapeutische Intervention gilt demgemäß, adäquate Übungen für die Propriozeption und die Bewegungskontrolle in der Proliferations- und in der Remodulierungsphase in den Behandlungsaufbau zu integrieren.

Anatomie des femoro-patellaren Gleitlagers

Bei zunehmender Flexion des Kniegelenks werden die Kontaktflächen zwischen Femur und Patella zusehends kleiner (▶ Abb. 3.29).

Sind nun die Qualität von Knorpelqualität und Synovialflüssigkeit nach sechswöchiger Teilbelastung herabgesetzt, ist eine hohe Krafteinwirkung auf einer kleinen Fläche ungünstig. Der Knorpel vermag dem viel zu hohen Druck evtl. gar nicht standzuhalten, und eine asymptomatische Präarthrose, die erst im fortgeschrittenen Alter apparent wird, kann die Folge sein.

Für den Praxisalltag lässt sich festhalten, dass zum Belastungsaufbau nach längerer Teilbelastung zunächst Aktivitäten ausgewählt werden sollen, die eine maximale Flexion des Kniegelenks um 60° beinhalten – dies etwa mittels Übungen an Fahrrad-Ergometer und Beinpresse. Gelingt dies, kann der Bewegungsumfang unter Belastung zunehmend erweitert werden.

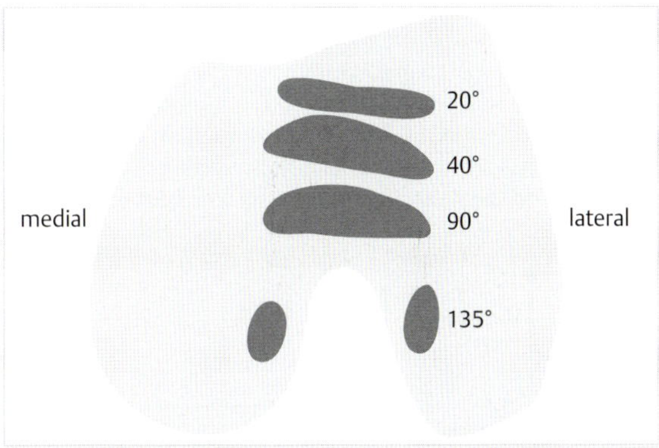

Abb. 3.29 Größe und Lokalisation der Kontaktflächen des femoro-patellaren Gelenks bei Knieflexion (nach Brinckmann 2000).

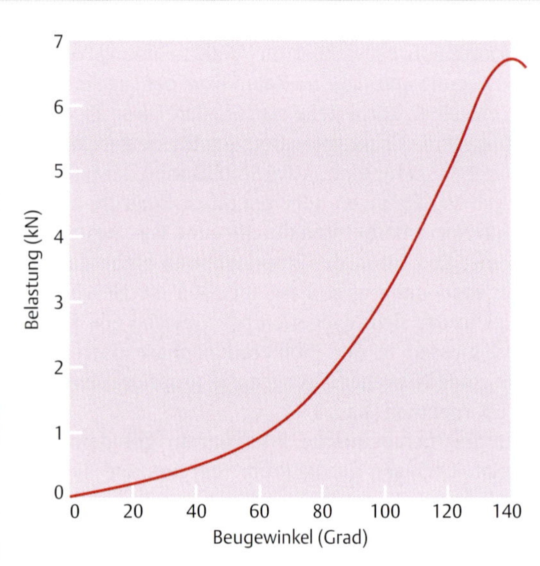

Abb. 3.30 Zunehmende femoro-patellare Belastung (in kN) in Abhängigkeit vom Beugewinkel (in Grad) bei normaler alltäglicher Belastung.

Belastung des femoro-patellaren Gleitlagers bei Flexion

Die zunehmende Belastung des femoro-patellaren Gleitlagers bei zunehmender Kniebeugung verdeutlicht, dass der Bewegungsumfang während des Belastungsaufbaus zunächst eingeschränkt werden muss (▶ Abb. 3.30).

Wie aus der Grafik zu entnehmen ist, steigt ab einer Flexion des Knies über 60° die Belastung der Kontaktflächen an Oberschenkelknochen und Kniescheibe sehr steil an. Hinzukommt, dass die Kontaktfläche des femoro-patellaren Gleitlagers mit zunehmendem Beugewinkel kleiner wird. Die Steigerung der Belastung mit simultaner Verringerung der Kontaktfläche führt damit zum erhöhten Druck im Gleitlager. Dies bedeutet für die Praxis, dass ein verletztes oder operativ versorgtes Kniegelenk zunächst bis zu einer Flexion von maximal 60° belastet wird, bevor die Belastung auf den gesamten Beugeumfang des Gelenks ausgeweitet wird.

Beispiel: Acetabulum-Hinterwandfraktur operativ

Als Beispiel dient ein Patient mit Z. n. operativer Versorgung einer Acetabulum-Hinterwandfraktur mit Platten-Osteosynthese, zehn Tage postoperativ mit Fäden in situ. Ärztlich vorgegeben sind 15 kg axiale Teilbelastung des operierten Beins, das betroffene Hüftgelenk darf um 70° flektiert werden.

Mithilfe der Biomechanik sollen folgende Fragen geklärt werden:

1. Wieviel Druck entsteht bei aktiver Streckhebung des Beins in der Frakturstelle?
2. Wo entstehen Kräfte und Drehmomente?
3. Ist die aktive Streckhebung des Beins erlaubt?

Um zu klären, wie viel Druck bei aktiver Streckhebung des Beins in der Frakturstelle entsteht, dient eine vereinfachte Grafik (▶ Abb. 3.31)

Anhand der Abbildung ist erkennbar, dass bei Aktivität des M. quadriceps femoris eine komprimierende Kraft auf das Hüftgelenk bzw. auf das Acetabulum wirkt. Einzig der M. rectus femoris als Teil Quadrizeps-Muskels hat seinen Ursprung nahe des Hüftgelenks: Das Caput rectum ent-

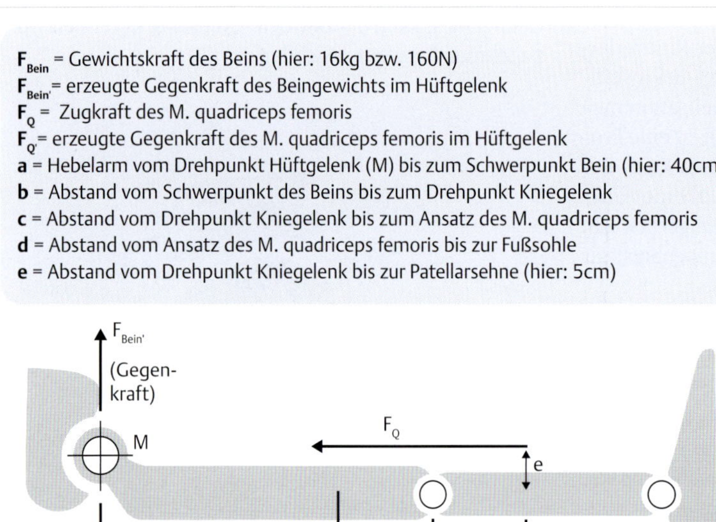

Abb. 3.31 Aktive Streckhebung des Beins: Hebelarme, Kräfte und Drehmomente.

springt der Spina iliaca anterior inferior, das sehr variable Caput reflexum hat seinen Ursprung direkt am Pfannendach des Hüftgelenks Die anderen Quadrizeps-Anteile – Mm. vasti medialis und lateralis sowie M. intermedius – entspringen dagegen am Femur. Infolge der anatomischen Gegebenheiten sind bei einer Streckhebung des Beins mit 90° Flexion in der Hüfte die Hebelverhältnisse also eher ungünstig.

Ausgehend von einem Patienten mit einer Masse von 88 kg beträgt die Masse eines Beins etwa 18 % vom jeweiligen Körpergewicht, d. h. rund 16 kg, was wiederum einer Gewichtskraft von ca. 160N entspricht. Die Masse des Unterschenkels beträgt rund 6 kg bzw. hat eine Gewichtskraft von ca. 60N. Mittels dieser Angaben werden folgende Berechnungen zur Ermittlung der Kompressionsbelastung des Acetabulum bei aktiver Streckhebung angewandt.

1. Zunächst gilt, dass die Summe (Σ) aller Drehmomente (M) gleich null ist.

$\Sigma_M = F_{Bein}` \times 0 + F_{Bein} \times a + (-F_Q \times e) + (-F_Q` \times 0) = 0$

2. Wird die Gleichung aufgelöst und umgestellt, ergibt sich:

$F_Q \times e = F_{Bein} \times a$

3. Werden die entsprechenden Werte eingesetzt, resultiert daraus:

$F_Q = (F_{Bein} \times a) / e = (160N \times 40\,cm)/5\,cm = 1280N$ (ca. 128 kg)

Entsprechend würde sich bei aktiver Streckhebung des komplett extendierten Beins bei einer Hüftgelenks-Flexion von 90° eine Kompressionskraft auf das Acetabulum von 1280N entwickeln – dieser Druck entspricht einer Masse von ungefähr 128 kg und damit dem achtfachen der Gewichtskraft des Beins.

Bei aktiver Streckhebung des Beins entstehen neben dem großen Drehmoment im Hüftgelenk v. a. komprimierende Kräfte in Hüft- und Kniegelenk. Wie berechnet, wird die Hinterwand des Acetabulum mit 1280N belastet.

Ob die Streckhebung des Beins erlaubt ist, muss angesichts der bereits angeführten biomechanischen Effekte klar negiert werden, da die entstehenden Kräfte für eine plattenosteosynthetische Versorgung definitiv zu groß sind.

Für die Praxis ergibt sich demzufolge, dass Patienten mit Z. n. operativer Versorgung einer Hinterwandfraktur des Acetabulum mit Platten-Osteosynthese dezidiert aufgeklärt werden müssen, bei Transfers aus bzw. ins Bett keine aktive Streckhebung auszuführen. Entsprechend sollen die Patienten das betroffene Bein mittels Griff unter den Oberschenkel entlasten.

Beispiel: Humeruskopf-Fraktur konservativ

Als Beispiel dient ein Patient mit Z. n. konservativer Versorgung einer stabilen Humeruskopf-Fraktur, sechs Wochen posttraumatisch. Nach einer Röntgenkontrolle ist aktives Bewegen erlaubt. Der Belastungsaufbau soll vorsichtig nach Maßgabe der Beschwerden erfolgen.

Mithilfe der Biomechanik sollen folgende Fragen geklärt werden:

1. Wieviel Druck entsteht bei aktiver Abduktion des gestreckten Arms in der Frakturstelle?
2. Wo entstehen Kräfte und Drehmomente?
3. Kann ein Gymnastik- bzw. Fitnessband als Übungsmaterial verwendet werden?

Zur Klärung der ersten Frage, wie viel Druck bei aktiver Abduktion des Arms in der Frakturstelle entsteht, dient zunächst folgende vereinfachte Grafik (▶ Abb. 3.32).

Um die entstehende Druckkraft im Schultergelenk oder die Zugkraft in der aktiven Muskulatur zu berechnen, werden verschiedene Parameter zur Masse des Arms sowie zur Länge der Hebelarme angenommen (vgl. Legende zu ▶ Abb. 3.32).

1. Zunächst gilt bei einem Gleichgewicht der Drehmomente (M = F × a), dass sich beide Drehmomente aufheben. Dies bedeutet:

$G \times d_G = M \times d_M$

2. Zur Bestimmung der Zugkraft aktiver Muskulatur für die aktive Abduktion (M) wird die Gleichung umgestellt:

$M = (G \times d_G)/d_M$

G = Gewichtskraft des ganzen Arms (hier: 30N bzw. 3 kg)
L = Last (Gymnastik- oder Fitnessband)
M = Zugkraft aktiver Muskulatur für aktive Abduktion
J = entgegenwirkende Druckkraft vom Glenoid
d_L = Hebelarm vom Drehpunkt Schultergelenk bis zur Last (L) (hier: 66cm)
d_G = Hebelarm vom Drehpunkt Schultergelenk bis zum Schwerpunkt der Gewichtskraft G (hier: 30cm)
d_M = Hebelarm vom Drehpunkt Schultergelenk bis zum Ansatz aktiver Abduktions-Muskulatur (hier: 3cm))

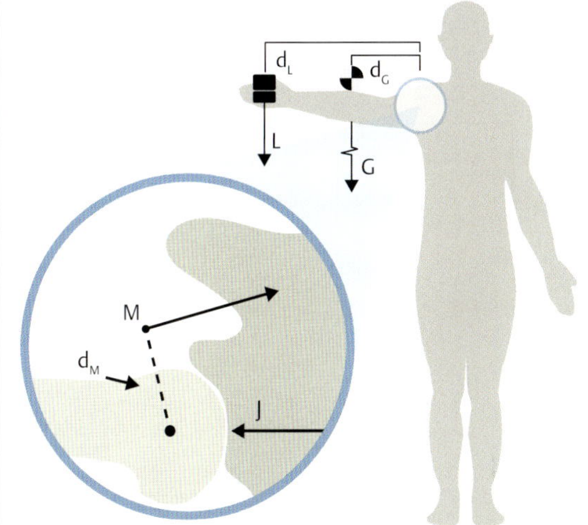

Abb. 3.32 Aktive Schulterabduktion: Hebelarme, Kräfte und Drehmomente.

3. Werden die entsprechenden Werte eingesetzt, ergibt sich:

$M = (30N \times 30\,cm)/3\,cm = 300N$ (ca. 30 kg)

4. Verwendet man für eine aktive Abduktion der Schulter noch ein zusätzliches Gewicht, z. B. in Form einer Hantel, ergibt sich folgender Wert:

$M = (L \times d_L) + (G \times d_G) / d_M$

5. Werden als Gewichtskraft der Hantel oder als Zugwiderstand eines Gymnastikbands nun 0,5 kg bzw. 5 Newton veranschlagt, ergibt sich:

$M = [(L \times d_L) + (G \times d_G)] / d_M = [(5N \times 66\,cm) + (30N \times 30\,cm)]/3\,cm = 410N$ (ca. 41 kg)

Bei aktiver Abduktion der Schulter entsteht allein beim Abspreizen des Arms durch dessen Eigengewicht ein Druck von 300N im Bereich der Fraktur. Wird die Abduktion durch Zuhilfenahme einer Hantel oder eines elastischen Widerstands in Form eines Fitnessbands um 50N bzw. 0,5 kg gesteigert, subsummiert sich die Belastung der Humeruskopf-Fraktur um weitere 110N auf insgesamt 410N bzw. 41 kg.

Zur Beantwortung der Frage, wo Kräfte und Drehmomente entstehen, ist festzuhalten, dass Zugkräfte in erster Linie in der abduzierenden Schultermuskulatur generiert werden, während Druckkräfte im Humeruskopf und im Glenoid entstehen.

Ob ein Gymnastik- oder Fitnessband für die therapeutische Intervention geeignet ist, kann weder bejaht noch negiert werden. Entscheidend hierfür sind die Wahl des Gymnastikbands bzw. dessen elastischer Widerstand sowie die Ausgangstellung des Patienten, daraus resultierende Hebelverhältnisse und letztendlich die Handhabung des Trainingsgeräts. Gymnastikbänder bergen in Bezug auf den Belastungsaufbau einige Gefahren: Wird das Endstück eines elastischen Bands mit dem Fuß fixiert und das andere Endstück in der Hand zum Beüben der aktiven Abduktion gehalten, entstehen gegen Ende der Abduktion ungünstige Hebelverhältnisse (▶ Abb. 3.33).

Während in der Ausgangsstellung der Hebelarm (d_L) noch klein und die Last (L) nullwertig ist, verlängert sich je nach Steigerung der aktiven Abduktion die Länge des Hebelarms ($d_{L`}$ bei 90° Abduktion) und simultan die Last (L`) entsprechend der Elastizität bzw. Rigidität des Gymnastikbands. Der anwachsende Hebelarm sowie die zunehmende Dehnung des Gymnastikbands potenzieren sich gegenseitig und bewirken in der Endstellung eine maximale Belastung im Schultergelenk. Dies kann für den beginnenden Belastungsaufbau bei posttraumatischen oder postoperativen Diagnosen im Bereich des Schultergürtels unter Umständen sehr ungünstig sein. Sollte der Patient bei 90° aktiver Abduktion unter Last über einen einschießenden Schmerz klagen oder dessen Arm wegen reflektorischer Hemmung der Muskelaktivität zurück in die Adduktion gezogen werden, so kann dies zu sekundären Gewebeschädigungen mit entsprechenden Schmerzzuständen führen. Diese Problematik kann mittels therapeutischer Maßnahmen – d. h. das initiale Verkürzen der Hebelarme sowie der Gebrauch elastischerer und längerer Gymnastikbänder – entschärft werden.

Tatsächlich müssen bei einem Patienten mit Humeruskopf-Fraktur seitens des Therapeuten weitere Überlegungen angestellt bzw. folgende Sachverhalte beachtet werden:

- Die aktive Zentrierung des Humerus im Glenoid in der Ebene des Schulterblattes ist für den Patienten am einfachsten zu realisieren. Entsprechend sollen anfangs Übungen aus der Scapula-Ebene zum Einsatz kommen.
- Das Üben mit kurzem Hebel erzeugt weniger Drehmoment in den verletzten Strukturen und ist anfangs zu bevorzugen.
- Das Steigern der Übungen beginnend mit Eigengewichten, danach mit leichter Progression durch freie Gewichte, Zugapparate oder Gymnastikbändern, ist ratsam.
- Isokinetisches Üben ist empfehlenswert, jedoch meistens nur in Rehabilitationskliniken realisierbar.

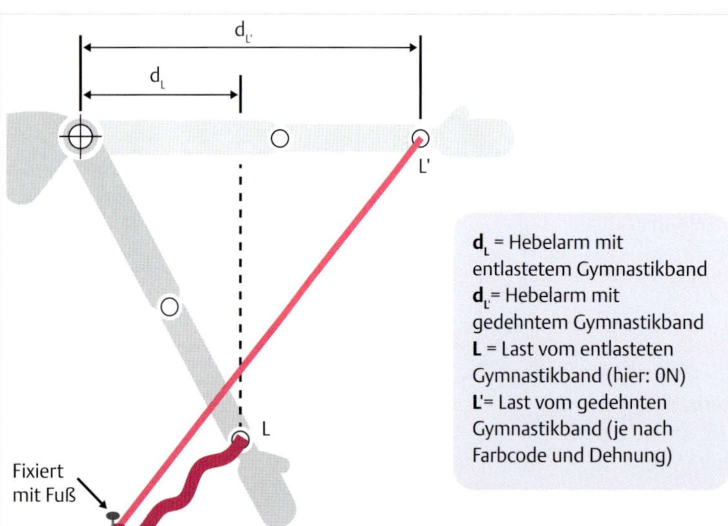

Abb. 3.33 Aktive Schulterabduktion mit Gymnastikband: Hebelarme, Kräfte und Drehmomente.

3.6.7 Physiotherapeutische Relevanz der Biomechanik

Angesichts der bisherigen Ausführungen sowie anhand der vier Beispiele aus der Praxis wurde deutlich, dass bei Verletzungen jeglicher Art und v. a. bei operativ versorgten Frakturen die physikalischen Gesetzmäßigkeiten der Biomechanik beharrlich berücksichtigt werden müssen – dies gilt in erster Linie unter dem Aspekt der Phasen der physiologischen Wundheilung (Kap. 3.9).

Biomechanik und Physiotherapie

Drehmomente resultieren aus dem Produkt von Kraft und Länge des Hebelarms. Je größer ein Drehmoment, desto stärker die Belastung der Fraktur bzw. des Gewebsdefekts. Je distaler die Kraftbelastung an Extremitäten, desto größere Drehmomente und Kräfte entstehen in einer proximal lokalisierten Fraktur.

Aktive Muskulatur kann die Belastung auf Frakturstellen oder defektes Gewebe steigern.

Bereits in der Proliferationsphase sollen funktionelle Aktivitäten beübt werden – dies unter Berücksichtigung von entstehenden Kräften durch Hebelarme.

Beschleunigungen und Scherkräfte sind in der Proliferationsphase unbedingt zu vermeiden.

3.7 Wissensbasis

Ein Therapeut mit sehr großer Wissensbasis erkennt im Prozess des Clinical Reasoning nicht unbedingt schneller oder leichter klinische Muster als ein Behandler mit weniger Bildung. Entscheidend sind neben der Wissensmenge auch die Relevanz sowie die Organisation und Strukturierung dieses Wissens. Auch die Abrufbarkeit der Wissensbasis-Inhalte ist für die Mustererkennung im Rahmen des Erstbefunds maßgebend. Im Klartext bedeutet dies, dass der Therapeut im richtigen Moment korrekte Gedankenspiele anstellt und mittels adäquater Fragen und geeigneter Tests seine aktuelle Hypothese bestätigen oder verwerfen kann. Hierbei müssen die Anamnese komplett sowie die Untersuchungen korrekt und wohldosiert ausgeführt werden – dies bei hoher Sensitivität und Spezifität der Testverfahren.

Besitzt ein Therapeut eine sehr große Wissensbasis, so läuft er Gefahr, in die relativ bequeme Routine des Praxis- oder Klinik-Alltags zu verfallen. Folgen sind das zu frühe Festlegen auf klinische Muster und das Ignorieren negierender Faktoren, welche der aktuell wahrscheinlichsten Hypothese widersprechen. Entsprechend ist – dies ist ein grundlegendes Charakteristikum des Clinical-Reasoning-Prozesses im Sinne der Meta-Kognition (Kap. 2.1.2) – die kontinuierliche Selbstreflexion über das therapeutische Denken und Handeln unabdingbar.

3.7.1 Screening-Questions

In diesem Kontext geben „Screening-Questions" Auskunft über weitere Symptome, welche der Patient im Rahmen der Anamnese unwissentlich verschwiegen hat. Ebenso hinterfragt werden spezifische Aktivitäten und Haltungen sowie andere beteiligte Faktoren und Mechanismen, welche das Hauptproblem des Patienten beeinflussen. Diese Fragen werden im Untersuchungsgespräch frühzeitig geklärt, um den weiteren Verlauf der Untersuchung in die richtige Richtung zu lenken. Hierzu wird differenziert zwischen obligaten Fragen, die allen Patienten gestellt werden, und spezifischen Fragestellungen bzgl. der Körperregion, die mit der Hauptsymptomatik des Patienten in Verbindung stehen.

Obligate Fragen

Die folgenden obligaten Fragen richten sich grundsätzlich an alle Patienten. Aus den Antworten können Vorsichtsmaßnahmen und Kontraindikationen (Kap. 3.10) für die objektive Untersuchung und die Behandlung resultieren (▸ Tab. 3.13):

Tab. 3.13 Obligate „Screening-Questions".

Obligate Fragen	Weiterführende Fragen zu neurologischen oder gelenkspezifischen Sensationen	Fragen zum Krankheits-Management des Patienten

• Allgemeinzustand
• Medikation
• vertebro-basiläre Symptome
• Gewichtsverlust
• Befunde bildgebender Verfahren:
  ◦ Röntgen
  ◦ CT
  ◦ MRT
• familiäre Prädisposition
• falls bei vorliegender Symptomatik relevant:
  ◦ Rückenmarks-Symptome
  ◦ Cauda-Equina-Symptome
	• veränderte Sensibilität:
	  ◦ Parästhesie
	  ◦ Dysästhesie
	  ◦ Hypästhesie
	  ◦ Hyperästhesie
	  ◦ Anästhesie
	• Symptome des Vegetativums:
	  ◦ Thermoregulation
	  ◦ Transpiration
	  ◦ Sekretion
	  ◦ Wachstum von Haaren und Nägeln
	• neurophysiologische Veränderungen
	• Symptome:
	  ◦ Krepitationen der Gelenke
	  ◦ Blockaden der Gelenke
	  ◦ Gefühl des Einsackens („Giving-way-Phänomen")
		• Coping
		• Compliance
		• Gedanken
		• Einstellungen
		• Ängste
		• Gefühle wie Trauer, Wut, Resignation etc.
		• Erwartungen
		• frühere Erfahrungen und Erlebnisse
		• Eigenaktivität
		• Aufmerksamkeit
		• Problemlösungs-Bereitschaft
		• eigene Einschätzung

Spezifische Fragen

Spezifische „Screening-Questions" werden Patienten mit Symptome entsprechend einer betroffenen bzw. ursächlich vermuteten Körperregion gestellt (▶ Tab. 3.14, ▶ Tab. 3.15, ▶ Tab. 3.16 und ▶ Tab. 3.17).

Tab. 3.14 Spezifische „Screening-Questions" für die Halswirbelsäule und das Kiefergelenk.

Screening-Questions bzgl. einer vermeintlichen Hauptproblematik im Bereich C 0 bis C 3	Screening-Questions bzgl. einer vermeintlichen Hauptproblematik im Bereich C 3 – Th 3	Screening-Questions bzgl. einer vermeintlichen Hauptproblematik im Bereich des Kiefergelenks
• Kopfschmerzen • Ohrenschmerzen • Tinnitus • Gesichts-oder Kiefersymptome • Zusammenhang mit Kaufunktionen • Probleme bei gehaltenen Positionen • Probleme bei Aktivitäten der oberen Extremitäten • Probleme beim Tragen von Gewichten an Schulter oder Hand • Probleme bei Haltungen der BWS oder LWS • Probleme bei Aktivitäten der unteren Extremitäten	• Schweregefühl bei gehaltener Flexion des Kopfs • Probleme bei Bewegungsumkehr • Geschwindigkeit der Bewegungen • Probleme beim Tragen von Gewichten an Schulter oder Hand • Probleme bei Kopfposition in Extension, Rotation oder Lateralflexion • Probleme bei Aktivitäten der oberen Extremitäten • Probleme bei Haltungen der BWS oder LWS • Probleme bei Aktivitäten der unteren Extremitäten	• Kopfschmerzen • Ohrenschmerzen • Zahnschmerzen • Tinnitus • Probleme beim Kauen • Probleme beim Beißen • Probleme bei Mundöffnung • Zähneknirschen in Nacht • aktuelle zahnärztliche Behandlung • jüngst zurückliegende Intubation • Stress-bedingte Symptome • Sport-bedingte Symptome • Traumata • Ateminsuffizienz

Tab. 3.15 Spezifische „Screening-Questions" für die Brust- und Lendenwirbelsäule und das Iliosakralgelenk.

Screening-Questions bzgl. einer vermeintlichen Hauptproblematik im Bereich der Brustwirbelsäule	Screening-Questions bzgl. einer vermeintlichen Hauptproblematik im Bereich des Lendenwirbelsäule und des Iliosakralgelenks
• tiefe Inspiration • Probleme bei Bewegungen der HWS und gehaltener Kopf-Positionen • Probleme bei Aktivität der oberen Extremitäten • Probleme beim Tragen von Gewichten an Schulter oder Hand • Probleme bei BWS-Bewegungen und gehaltenen Positionen • Probleme bei gehaltener BWS-Flexion • Probleme bei Haltungen der LWS und unteren Extremitäten • Probleme beim Schnäuzen, Husten, Keuchen etc. • Zusammenhang mit Funktionen innerer Organe	• Probleme bei gehaltener LWS-Flexion • Probleme bei der Aufrichtung aus gehaltener LWS-Flexion • Probleme beim Gehen • Probleme bei fixierter Haltung • Probleme bei asymmetrischen Bewegungen • Probleme beim Husten, Niesen, Pressen etc. • Probleme beim Drehen • Probleme bei lang dauernden Haltungen der unteren Extremität • Probleme bei Belastungen • Probleme bei Aktivität der unteren Extremitäten

Tab. 3.16 Spezifische „Screening-Questions" für die obere Extremität.

Screening-Questions bzgl. einer vermeintlichen Hauptproblematik im Bereich der Schulterregion	Screening-Questions bzgl. einer vermeintlichen Hauptproblematik im Bereich des Ellenbogens	Screening-Questions bzgl. einer vermeintlichen Hauptproblematik im Bereich von Handgelenk und Hand
• Krepitation • Luxation • Steifheit • Kraftverlust • Probleme bei Über-Kopf-Aktivitäten • Probleme bei spezifischen Bewegungen • Probleme bei Wurf- oder Schlagaktivitäten • Probleme beim Abstützen • Probleme beim Liegen auf der betroffenen Schulter • Probleme beim Heben von Gewichten aus unterschiedlichen Ausgangspositionen • Probleme beim Ziehen und Stoßen	• Probleme beim Greifen kleiner oder großer Gegenstände • Probleme beim Greifen aus Pronation oder Supination • Probleme beim Greifen aus Palmarflexion oder Dorsalextension • Probleme beim Heben von Gewichten aus unterschiedlichen Ausgangspositionen • Beeinflussung von Alltagsaktivitäten • Fallenlassen von Gegenständen • Probleme bei Bewegungen der WS oder gehaltenen Positionen • Einfluss unterschiedlicher Positionen der Schulter • Probleme bei repetitiven Tätigkeiten	• Probleme beim Greifen kleiner oder großer Gegenstände • Probleme beim Greifen aus Pronation oder Supination • Probleme beim Greifen aus Palmarflexion oder Dorsalextension • Probleme beim Heben von Gewichten aus unterschiedlichen Ausgangspositionen • Beeinflussung von Alltagsaktivitäten • Fallenlassen von Gegenständen • Probleme bei Bewegungen der WS oder gehaltenen Positionen • Einfluss unterschiedlicher Positionen der Schulter • Probleme bei repetitiven Tätigkeiten

Tab. 3.17 Spezifische „Screening-Questions" für die untere Extremität.

Screening-Questions bzgl. einer vermeintlichen Hauptproblematik im Bereich der Hüfte	Screening-Questions bzgl. einer vermeintlichen Hauptproblematik im Bereich des Knies	Screening-Questions bzgl. einer vermeintlichen Hauptproblematik im Bereich von Sprunggelenk oder Fuß
• Probleme bei Bewegungen wie „In die Hocke gehen" • Probleme beim Treppensteigen • Probleme beim Anziehen von Socken oder Schuhen • Probleme beim Aussteigen aus Auto • Probleme beim Überkreuzen der Beine • Gangschwierigkeiten • Sturzgefahr • Probleme beim rückwärts-Gehen • Probleme beim Drehen auf einem Fuß	• Probleme bei Bewegungen wie „In die Hocke gehen" oder Überstrecken des Knies • Probleme beim Treppensteigen • Gangschwierigkeiten • Sturzgefahr • Probleme beim Drehen auf einem Fuß • Probleme bei lang dauernder Flexion des Kniegelenks • Probleme bei schnellen, abrupten Bewegungen • Probleme beim Springen, Laufen, Hüpfen etc. • Verwendung von Stützhilfen • Schuhwerk • Probleme beim Tragen zusätzlicher Last	• Probleme bei Bewegungen wie „In die Hocke gehen" • Gangschwierigkeiten • Sturzgefahr • Probleme beim Drehen auf einem Fuß • Probleme bei schnellen, abrupten Bewegungen • Probleme beim Springen, Laufen, Hüpfen etc. • Verwendung von Stützhilfen • Schuhwerk

3.7.2 Datenbeschaffung

Da die Wissensbasis im Sinne einer Datenbank zu verstehen ist, kommt der Datenbeschaffung eine tragende Rolle zu. Diese umfasst neben der Untersuchung eines Patientenproblems im umfassenden Sinn – gemeint ist also nicht nur die Untersuchung via Anamnese und körperlicher Befundung direkt mit bzw. am Patienten – auch weitere mögliche Datenquellen. Hierbei handelt es sich neben dem behandelnden Arzt und für den spezifischen Fall relevanter Fachliteratur auch um die Krankengeschichte und gegebenenfalls um Angehörige oder dem Patienten nahstehende Personen, von denen relevante Informationen eingeholt werden können.

3.8 Erkennen klinischer Muster

Jede Dysfunktion oder strukturelle Schaden zeigt sich in irgendeiner Form. Der Patient berichtet über Symptome oder Schmerzen und lässt Zeichen einer Erkrankung erkennen. Die Mustererkennung wäre sehr einfach, wenn die nozizeptiv aktive Struktur je nach Art der nervalen Versorgung – relevant sind vor allem die Aβ- und Aδ-Fasern sowie die C-Fasern – eine epikritische oder protopathische Aussage generiert und sich dort zeigen würde, wo das Geschehen auch tatsächlich stattfindet. Als epikritische Sensibilität werden jene Körperempfindungen zusammengefasst, die der diskriminatorischen Wahrnehmung von Druck, Berührung und Vibration sowie der Propriozeption dienen. Als protopathische Sensibilität werden die Körperempfindungen zusammengefasst, die eine Bedrohung der Vitalsphäre darstellen. Dazu gehören die Schmerzwahrnehmung, die Temperaturwahrnehmung und die grobe Mechanorezeption. Bei einer Kongruenz zwischen epikritischer und protopathischer Sensibilität sowie der vom Patienten geschilderten Symptomatik wäre eine exakte Zuordnung von Schmerzen zu muskuloskelettalen Strukturen nicht nur äußerst einfach, sondern auch gut zu untersuchen – vorausgesetzt, die gewählten Tests verfügen über ausreichend Spezifität und Sensitivität. Das Anfertigen einer Diagnose oder eines Befunds würde sodann einer Fehlersuche auf einer elektronischen Platine gleichen und könnte mit einem Schaltplan und dem Wissen über die Funktion der einzelnen Bauteile relativ einfach gelöst werden.

Die Neurophysiologie des menschlichen Körper ist indes komplex: nozizeptiv aktive Strukturen werden auf verschiedenen Ebenen moduliert, verzerrt, überlagert, verstärkt, gehemmt oder vom Gehirn sogar fehlinterpretiert. Dies hat zur Folge, dass sich dieselbe Dysfunktion bei verschiedenen Menschen sehr unterschiedlich präsentiert. Trotz dessen existieren Konstanten, die mehr oder weniger bei allen von einer Dysfunktion Betroffenen gleich sind – entsprechend kann von einem klinischen Muster gesprochen werden. Diese Konstanten müssen zunächst im Rahmen der klinischen Mustererkennung definiert werden, um so die therapeutische Befundung zu vereinfachen. Hierbei müssen ausnahmslos auch negierende Faktoren – gemeint sind Informationen aus Anamnese und körperlicher Untersuchung, die das vermutete Muster falsifizieren – berücksichtigt werden.

Neben relativ einfachen und komplexen klinischen Mustern existieren zudem auch Muster, die nahezu deckungsgleich sind. Typisches Beispiel für zwei fast kongruente klinische Muster sind die „Frozen Shoulder" und die „Stiffness Shoulder". Beide Muster präsentieren sich im klinischen Bild sehr ähnlich und zeigen eine schmerzhafte und in der Bewegung eingeschränkte Schulter. Die „Frozen Shoulder" entsteht jedoch durch eine idiopathische Entzündung, während die „Stiffness Shoulder" durch Nichtgebrauch hervorgerufen wird. Diese Unterschiede müssen folglich in Anamnese und objektivem Befund herausgearbeitet werden.

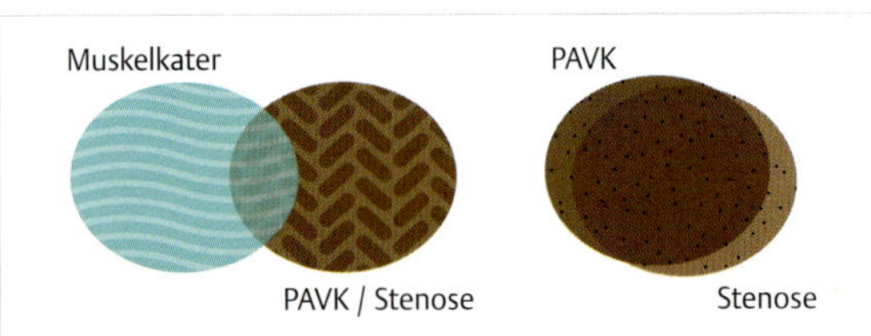

Abb. 3.34 Kongruenz unterschiedlicher klinischer Muster (Muskelkater vs. PAVK/Stenose) und ähnlicher klinischer Muster (PAVK vs. Stenose).

In ▶ Abb. 3.34 sind jeweils zwei Muster zu sehen, welche sich weniger ähnlich sind und zwei Muster, welche sich fast deckungsgleich präsentieren.

Bei den sich wenig ähnelnden Mustern „Muskelkater" und „PAVK" (periphere arterielle Verschlusskrankheit) ist die Differenzierung simpel. Komplizierter wird die Unterscheidung der Muster „PAVK" und „Stenose". Dies bedeutet: Je deckungsgleicher die Präsentation klinischer Muster ist, desto spezifischer und sensitiver müssen die gewählten Tests sein und desto genauer und differenzierter muss die Anamnese vonstattengehen (▶ Abb. 3.35).

Ein weiterer wichtiger Punkt bei der Erkennung klinischer Muster ist die Prävalenz von Dysfunktionen oder strukturellen Schäden. Die „Low Back Pain Classification" beschreibt die Häufigkeit von spezifischen und unspezifischen Rückenbeschwerden (▶ Abb. 3.36).

Anhand der Grafik ist erkennbar, dass Rückenbeschwerden zu 90 % unspezifisch sind und mit einer Wahrscheinlichkeit von 70 % eine mechanische Komponente im Vordergrund steht. Dies bedeutet, dass nahezu zwei Drittel aller Rückenschmerzen eine unspezifische bewegungs- oder haltungsabhängige mechanische Ursache haben – lediglich bei einem Zehntel aller Patienten liegen klare medizinische Befunde wie Frakturen, Tumore, Affektionen der Nervenwurzel oder Spinalkanalstenosen vor.

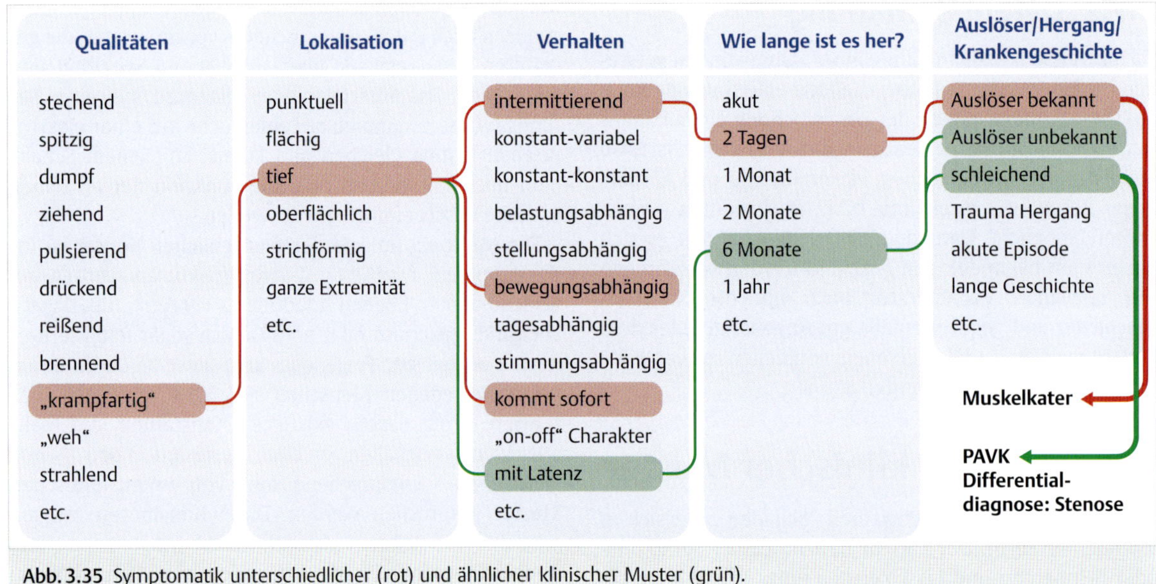

Abb. 3.35 Symptomatik unterschiedlicher (rot) und ähnlicher klinischer Muster (grün).

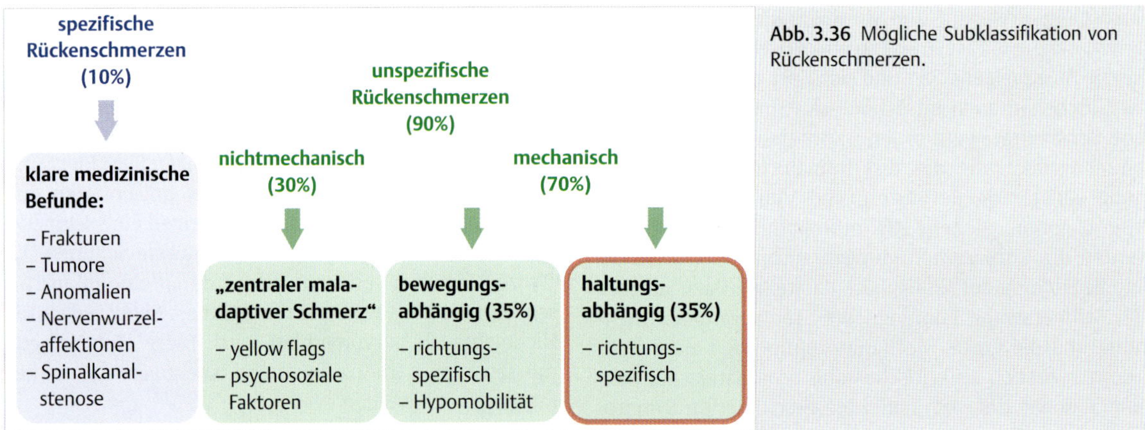

Abb. 3.36 Mögliche Subklassifikation von Rückenschmerzen.

Mit diesem Hintergrundwissen über klinische Muster kann die Priorisierung der Fragen während der Anamnese oder die Testwahl in der objektiven Untersuchung nun anders gestaltet werden. Demgemäß kann zunächst die wahrscheinlichste Dysfunktion – im Falle der Rückenschmerzen eben eine unspezifische bewegungs- oder haltungsabhängige mechanische Dysfunktion – untersucht werden, um diese zu verifizieren. Einmal mehr müssen nichtsdestoweniger, negierende Faktoren beachtet werden, welche die wahrscheinlichste Dysfunktion falsifizieren können.

Gefahr bei der klinischen Mustererkennung

Die praktische Therapie-Arbeit wird durch das Erkennen klinischer Muster beschleunigt und vereinfacht. Gleichzeitig läuft der Behandler, der sich auf ein bestimmtes klinisches Muster fixiert, Gefahr, relevante Informationen in der Anamnese oder der objektiven Untersuchung zu übersehen – dies mit der Konsequenz einer inkorrekten Befundung und entsprechend falschen Behandlung.

3.9 Wundheilungsphasen

Je nach Gewebeart vollzieht sich die natürliche Wundheilung schneller oder langsamer. Grundsätzlich löst gut durchblutetes Gewebe eine große Entzündungsreaktion aus und heilt schneller, während schlecht durchblutetes Gewebe lediglich eine minimale bis gar keine Entzündungsreaktion bewirkt.

Des Weiteren gibt es eine Vielzahl von Faktoren, welche die Wundheilung positiv oder negativ beeinflussen. Zu diesen Faktoren gehören die aktuell körperliche Verfassung in Bezug auf Ernährung, Trainingszustand und Grunderkrankungen. Ferner haben kognitive und psychosoziale Faktoren einen Einfluss auf die Wundheilung. So lässt sich im Allgemeinen feststellen, dass unter Stress stehende Patienten – mögliche Gründe hierfür sind etwa Ängste, Sorgen, finanzielle Not, Arbeitslosigkeit, soziale Verarmung aber auch kulturelle oder religiöse Ansichten – eine höhere Prävalenz für Schwierigkeiten bei der Wundheilung aufweisen und es ggf. zur verzögerten Frakturheilung im Sinne einer „Delayed Union" kommen kann. Die Relevanz psychosozialer Faktoren kann sich auch in einer minderen Gewebequalität und natürlich in der Art und Stärke des Schmerzes zeigen.

Der natürlichen Wundheilung sind Grenzen gesetzt. Ist ein struktureller Schaden zu groß – dies nach einer Ruptur des vorderen Kreuzbands oder einer dislozierten, mehrfragmentären Knochenfraktur –, und das muskuloskelettale System kann seine stabilisierende Funktion nicht mehr wahrnehmen, muss ein medizinischer Eingriff die strukturelle Integrität wiederherstellen, sodass eine natürliche Wundheilung möglich ist.

Die Wundheilung wird prinzipiell in drei ineinander übergehende Phasen unterteilt, deren Dauer abhängig von der Art des Gewebes ist:

1. Entzündungsphase
2. Proliferationsphase
3. Remodellierungsphase

3.9.1 Entzündungsphase

Die Entzündungsphase dauert als „Akutphase" je nach Größe des Traumas und der Gewebeart zwischen drei und zehn Tagen. Die Entzündungsreaktion steigert sich langsam und erreicht ihren Zenit im Schnitt nach zwei bis vier Tagen. Anschließend klingen die Entzündungszeichen ab (▶ Abb. 3.37).

Die Entzündungsphase ist eine katabole Phase: d. h. im Entzündungsgebiet wird bis zum 2,5-fachen des Ruhe-Grundumsatzes verbraucht. Auf Grund der gesteigerten Aktivität des Sympathikus in der Entzündungsphase ist die Energieaufnahme jedoch schwierig. Demzufolge gilt

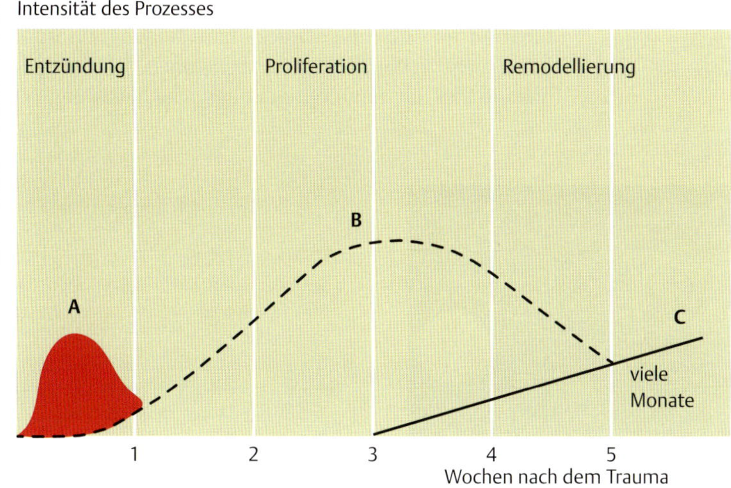

Abb. 3.37 Entzündungsphase.

das Gebot der Ruhe in dieser Phase, um keine Energiereserven durch erschöpfende Tätigkeiten aufzubrauchen.

Auf der Ebene der Bindegewebsphysiologie wird die Entzündungsphase in eine vaskuläre und eine zelluläre Phase differenziert. Auf Grund der in beiden Phasen ablaufenden Prozesse entstehen die fünf klassischen Kardinalzeichen einer Entzündung:

- Schwellung (Tumor)
- Erwärmung (Calor)
- Schmerz (Dolor)
- Rötung (Rubor)
- Funktionsausfall (Functio laesa)

Vaskuläre Phase

In der vaskulären Phase verengen und verschließen sich die defekten Blutgefäße (Vasokonstriktion) – dies zur Gerinnung und Stillung der Blutung. Gleichzeitig erweitern sich die intakten Gefäße (Vasodilatation), und die Permeabilität der Kapillargefäße steigt, was zur physiologischen Schwellung des Gewebes führt. Um die Schwellung zu reduzieren, erhöht sich die Förderkapazität der Lymphgefäße um 40 %.

In der intakten Region direkt um das Wundgebiet entsteht ein sekundäres Wundgebiet, d. h. ein Ödem im intakten Gewebe. Dieses Ödem ist durch Vasodilatation, erhöhte Lymphförderkapazität und gesteigerte Permeabilität hochaktiv. Zudem kommt es zur vermehrten Wassereinlagerung, wodurch die Mobilität von Makrophagen und Fibroblasten ansteigt. Die verbesserte Beweglichkeit der Fibroblasten ist Basis für die Neuproduktion von Kollagenen und Grundsubstanz in der Proliferations- und Remodulierungsphase.

Im gesunden Gewebe besteht ein spezifisches Verhältnis zwischen Kollagenen und Grundsubstanz, was dem Gewebe entsprechend seiner Funktion die erforderliche Stabilität verleiht. Dieser Verband ist für Zellen und Makromoleküle nicht passierbar (▶ Abb. 3.38a). Im traumatisierten Gewebe mit Ödematisierung verschiebt sich dagegen die Relation zwischen Wasser und Kollagen. Das Gewebe wird nun für Makrophagen und Fibroblasten passierbar, die aus dem sekundären ins primäre Wundgebiet einwandern. Das traumatisierte Gewebe ist instabiler und weniger belastbar (▶ Abb. 3.38b).

Physiotherapie in der vaskulären Phase der Entzündung

Der Fokus der Therapie in der vaskulären Phase der Entzündung liegt schwerpunktmäßig auf der Unterstützung der physiologischen Prozesse. Zur Entlastung der Nozizeption und zur Unterstützung des lymphatischen Abflusses bedient man sich einer leichten Kompression. Hierzu werden Bandagen mit weniger als 6 mmHg Druck appliziert – ist die Kompression durch die Bandagen zu stark, kommt es zur negativen Beeinträchtigung der Suffizienz der Lymphbahnen. Der Druck sollte möglichst zyklisch auf- und abbauend sein. Das Hochlagern des Wundgebiets ohne Abklemmung von Blut- und Lymphgefäßen ist eine weitere unterstützende Maßnahme. Sanfte Muskelaktivität in isometrischer Form unterstützt den lymphatischen und venösen Rückfluss und beugt gleichzeitig Thrombosen vor.

Zelluläre Phase

In der zellulären Phase der Entzündung passieren Monozyten und Leukozyten die Kapillarwände. Der Austritt weißer Blutkörperchen durch die unverletzte Wand der Kapillaren wird als Diapedesis bezeichnet. Hierbei werden Leukozyten von bestimmten Stoffen aus dem Wundgebiet angelockt und folgen der Konzentration dieser Lockstoffe. Dieser Orientierungsvorgang durch Stoffkonzentrationsgradienten wird als Chemotaxis bezeichnet (▶ Abb. 3.39).

Makrophagen und Fibroblasten reinigen das Wundgebiet, nehmen Zellfragmente und defektes Kollagen auf und schaffen somit die Grundlage für einen neuen Gewebeaufbau.

Schwellung im Gelenk

Wird ein Gelenk verletzt, reagiert es primär mit einer Schwellung bzw. einem Erguss. Die Synovialflüssigkeit wird verdünnt und kann dementsprechend ihre Schutzfunktion im Sinne der Druck- und Reibungsabsorption nicht mehr vollumfänglich wahrnehmen. Wird das Gelenk in der Entzündungsphase zu viel Belastung aus-

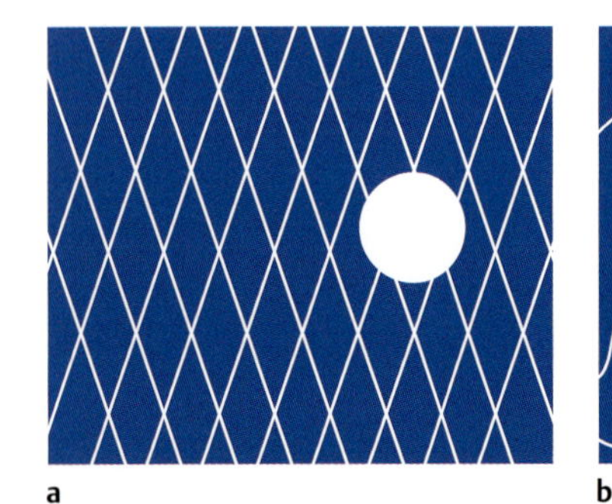
a

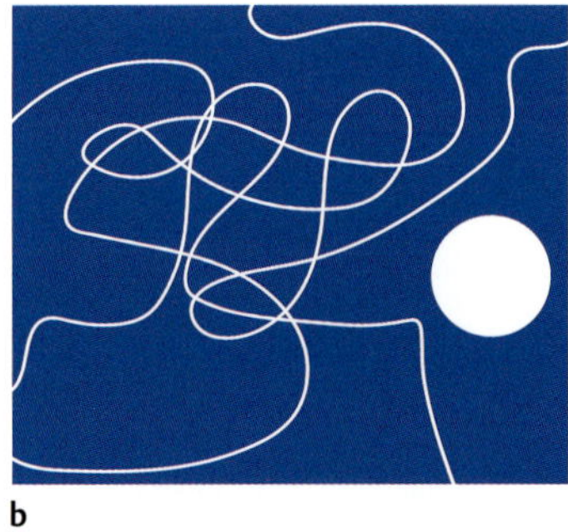
b

Abb. 3.38 Unterschiedliche Permeabilität von gesundem und traumatisiertem Gewebe.
a Gesundes stabiles Gewebe: Der intakte Zellverband ist für Zellen oder Makromoleküle (weißer Punkt) unpassierbar.
b Traumatisiertes instabiles Gewebe in der vaskulären Phase der Entzündung: Zellen oder Makromoleküle (weißer Punkt) können den diffusen Zellverband durchdringen.

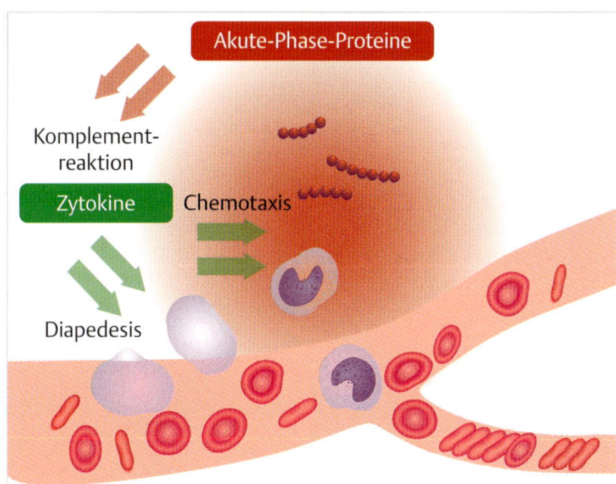

Abb. 3.39 Bei einer Entzündung werden Zytokine frei, die Leukozyten aus dem Blut ins Gewebe locken. Dieses Anlocken durch chemische Botenstoffe nennt man Chemotaxis (nach Schwegler 2006).

gesetzt, kommt es zum vermehrten Abrieb mit der Gefahr einer Jahre später apparent werdenden Arthrose.

Die Schwellung fungiert wie ein interner Gipsverband, der Gelenk und umliegendes Gewebe durch Ruhigstellung schützen soll. Sie kumuliert in zwei bis drei Tagen, erreicht ihren Zenit am vierten Tag und klingt dann bis zum Ende der ersten posttraumatischen Woche wieder ab. Ursachen für nach einer Woche immer noch persistierende Schwellungen kann eine mechanische Überbelastung oder eine bakterielle Infektion sein – letztere ist v. a. dann zu erwägen, wenn eine Operation erforderlich gewesen ist, oder wenn es sich um eine offene Gelenkverletzung gehandelt hat.

Schmerzen in der Entzündungsphase

Für die Schmerzleitung sind gemeinhin zwei nozizeptive Faser-Typen verantwortlich: C-Fasern sind langsam leitend, haben protopathische Qualität und dienen der Wahrnehmung von Schmerz, Temperatur und grober Mechanorezeption, während schnell leitende Aδ-Fasern eine epikritische Qualität aufweisen, um – mittels diskriminatorischer Wahrnehmung von Druck, Berührung, Vibration und Propriozeption, – eine Bedrohung der Vitalsphäre darzustellen.

Aδ-Fasern besitzen in erster Linie eine Schutzfunktion und warnen vor potentieller Schädigung des Gewebes. Bei peripherer Stimulation von Aδ-Fasern werden im Rückenmark über hemmende Interneurone die Aα-Fasern aktiviert, und es folgt ein Rückziehreflex in Form eines monosynaptischen Reflexbogens. Des Weitern werden bei dieser Reaktion ein allgemein erhöhter Muskeltonus und eine analgetische Haltung generiert.

C-Fasern reagieren erst bei einem realen Gewebeschaden. Sie werden durch austretende Arachidonsäure – es handelt sich um eine Vorstufe des Gewebshormons Prostaglandin – der defekten Zellwände stimuliert. Aktivierte C-Fasern setzen im Wundgebiet Substanz P frei, welches den Entzündungsprozess einleitet und unterstützt.

Physiotherapie in der zellulären Phase der Entzündung

In der zellulären Phase der Entzündung liegt der therapeutische Fokus auf der korrekten Dosierung jeglicher Intervention. Bei Überdosierung externer Reize drohen Mikrotraumata auf zellulärer Ebene mit Regression des Wundheilungsprozesses in die vaskuläre Entzündungsphase. Als probate Orientierungshilfe für eine adäquate Reizdosierung dient die Funktion der Aδ-Faser, die ein starkes, aber noch indolentes Ziehen wahrnimmt und vor Gewebsläsionen warnt (Kap. Bindegewebswiderstände).

Übergang in die Proliferationsphase

Zur Klärung der Frage, wann die Entzündungsphase abgelaufen ist bzw. wann die Proliferationsphase beginnt, orientiert man sich an drei Faktoren:

- Zeit:
  - Ende der Entzündungsphase ca. zwei bis fünf Tage posttraumatisch
  - Ende der Entzündungsphase abhängig von der Größe des Traumas
- Kriterien:
  - Abklingen der Kardinalssymptome:
    - Schwellung (Tumor)
    - Erwärmung (Calor)
    - Schmerz (Dolor)
    - Rötung (Rubor)
    - Funktionsausfall (Functio laesa)
- Gewebetyp:
  - gute Perfusion:
    - markante Entzündungszeichen
    - schnelle Reaktion
    - kurze Entzündungsphase
  - schlechte Perfusion:
    - reduzierte Entzündungszeichen
    - langsame Reaktion
    - lange Entzündungsphase

Die aufgeführten Faktoren erlauben eine gute Beurteilung, ob die physiologische Wundheilung noch in der Entzündungsphase verharrt, oder ob bereits die Proliferationsphase initiiert ist. Sind posttraumatisch nach zehn Tagen weiterhin diverse Kardinalsymptome einer Entzündung erkennbar, müssen etwaige mechanische Überbelastungen oder bakterielle Infekte als Ursache in Betracht gezogen werden – dies um dann Konsequenzen im Sinne einer kritischen Retrospektive der therapeutischen Intervention oder eines ärztlichen Konzils zu ziehen.

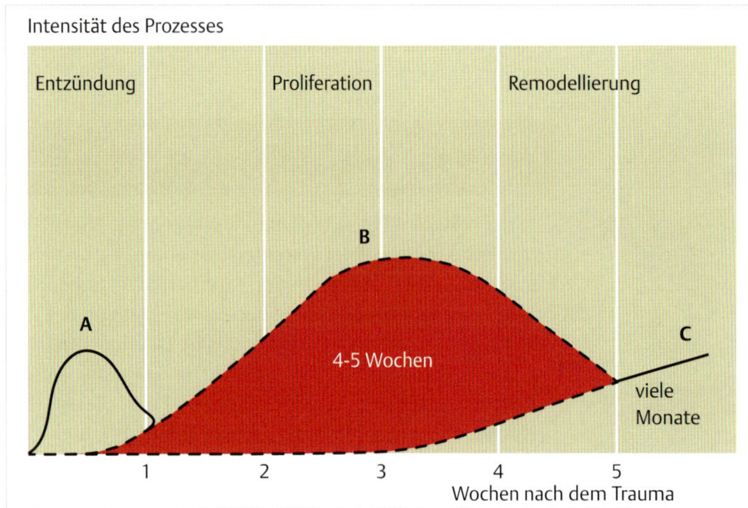

Abb. 3.40 Proliferationsphase.

3.9.2 Proliferationsphase

Die Proliferationsphase dauert je nach Größe des Traumas und der Gewebeart in der Regel zwischen vier und fünf Wochen (▸ Abb. 3.40).

In der Proliferationsphase sind in erster Linie Angioblasten und Fibroblasten aktiv.

Angioblasten

Angioblasten sind als Vorläuferzellen der Gefäßendothelzellen für die Neovaskularisation im defekten Gewebe verantwortlich und sorgen dafür, dass der zu reparierende Gewebsdefekt angemessen durchblutet wird. Mittels eines dichten Netzwerks von Kapillargefäßen wird gewährleistet, dass zelluläre Baustoffe für die Heilung in genügender Menge an die entsprechende Stelle transportiert werden können. Basis hierfür ist die permanente Zufuhr von Sauerstoff, Nährstoffen und Baustoffen.

Das therapeutische Augenmerk in der Proliferationsphase liegt infolgedessen auf einer Unterstützung der Aktivität der Angioblasten mittels durchblutungsfördernder Interventionen – dies etwa durch sanfte Massagen oder die Aufforderung zu leichter körperlicher Aktivierung im Sinne einer Stoffwechsel-Gymnastik. Wohldosiertes aerobes Training dient als gute Unterstützung, darf jedoch keinerlei intraartikuläre Schwellungen oder gar C-Faser-spezifischen Schmerz generieren.

Fibroblasten

Fibroblasten erstellen das provisorische Bindegewebe und sind maßgeblich an der Wundgranulation beteiligt. Fibroblasten, die sich topographisch an den Wundrändern befinden nennt man Myofibroblasten (Kap. Myofibroblasten). Diese sind für die Wundkontraktion zuständig.

Fibroblasten produzieren in dieser Frühphase der Wundheilung v. a. den gegen Beschleunigungen und Scherkräfte irresistenten und unspezifischen Kollagen-Typ-III. Die Turn-Over-Zeit von Kollagen-Typ-III beträgt ca. 30 Tage. Die Ausrichtung der Kollagen-Typ-III-Fasern im primären Wundgebiert erfolgt diffus und ist folglich auf die externe therapeutische Reiz-Applikation angewiesen. Im Klartext bedeutet dies: Der Therapeut muss in der Proliferationsphase wohldosierte Reize setzen, um sicherzustellen, dass sich die Kollagen-Typ-III-Fasern entsprechend der Funktionalität des Gewebes ausrichten (▸ Abb. 3.41).

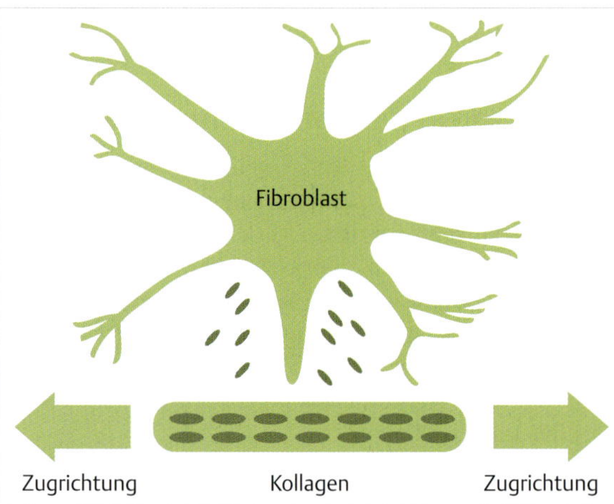

Abb. 3.41 Funktionelle Ausrichtung der Kollagen-Typ-III-Fasern in der Proliferationsphase durch therapeutische Intervention.

Physiotherapie in der Proliferationsphase

Im Zentrum der Behandlung in der Proliferationsphase steht die Applikation funktioneller Reize zur räumlichen Ausrichtung der Kollagen-Typ-III-Fasern – dies weil sich in der Remodulierungsphase die Fasern des sich regenerierenden Originalgewebes (Kollagen-Typ-I) exakt wie die unspezifischen Kollagen-Typ-III-Fasern anordnen.

Die funktionellen Reize müssen gemäß der Irresistenz der Kollagen-Typ-III-Fasern gegen Beschleunigungen und Scherkräfte adäquat dosiert sein und dürfen allein in den ersten Widerstand des Gewebes reichen (Kap. Bindegewebswiderstände). In der Proliferationsphase darf folglich keine C-Faser-Aktivität generiert werden. Erlaubt ist ein leichtes und nicht schmerzhaftes vom Patienten empfundenes „Ziehen".

Für die Praxis bedeutet dies, dass sich ein betroffener Patient in der Proliferationsphase unter therapeutischer Anleitung alltags- und sportspezifisch variiert bewegen soll – dies im Sinne von „Form follows Function" (vgl. Kap. Therapieansatz).

Kontraktile Myofibroblasten sind für die Wundkontraktion und damit auch für die Konsistenz von Narben verantwortlich. Werden massive Dehnreize auf das Narbengewebe appliziert, resultiert eine überschießende Narben- bzw. Keloid-Bildung. Abhilfe schafft eine richtig dosierte Setzung von Dehnreizen bis zum ersten Widerstand des Gewebes, der für die funktionelle Ausrichtung der Kollagenfasern in der Proliferationsphase völlig ausreichend ist.

Übergang in die Remodulierungsphase

Um zu erkennen, wann die Proliferationsphase abgelaufen ist bzw. wann die Remodulierungsphase beginnt, orientiert man sich in erster Linie an der Art des betroffenen Gewebes. Wie bereits betont, gibt die Perfusion des verletzten Gewebes Aufschluss über die Wundheilungszeit: Je besser ein Gewebe durchblutet ist, desto schneller geht der Heilungsprozess vonstatten (▶ Tab. 3.18).

Zum Ende der Proliferationsphase sollte der Patient keine Schmerzen mehr verspüren, und das betroffene Gelenk sollte keine Bewegungseinschränkung aufweisen. Dies bedeutet freilich nicht das Ende der Rehabilitation.

Tab. 3.18 Gewebsspezifische Dauer der Proliferationsphase.

Art bzw. Läsion des Gewebes	Dauer der Proliferationsphase
Knochen	6 bis 8 Wochen
Kapsel oder Ligamente	3 bis 4 Wochen
Muskelzerrung	2 bis 3 Wochen
Muskelfaserriss	6 bis 8 Wochen
Sehne	3 bis 5 Monate
Knorpel	∅
Bandscheibe	2 bis 3 Monate

Gefahr für Wiederverletzung in der Proliferationsphase

Da die Proliferation nur einer provisorischen Reparatur von Gewebsdefekten gleichkommt und lediglich als Basis für die Remodulierungsphase, d. h. der Einbettung von originalem Gewebe in den zellulären Verband, fungiert, besteht zum Ende der Proliferationsphase de facto die größte Gefahr für Wiederverletzungen.

Die Proliferationsphase mit Schmerzfreiheit, voller Beweglichkeit und Kraftentwicklung des Patienten dient bestenfalls nur als optimale Ausgangslage für die Remodulierungsphase – sie stellt noch keine Restitutio ad integrum, d. h. die vollständige Wiederherstellung des Gewebsdefekts dar.

3.9.3 Remodulierungsphase

Die Remodulierungsphase beginnt je nach Größe des Traumas und der Gewebeart in der Regel nach fünf bis sechs Wochen (▶ Abb. 3.42).

In der Remodulierungsphase wachsen Nerven ins primäre Wundgebiet ein und verbinden die verletzte Stelle erneut mit dem Zentralnervensystem. Durch das Anlegen eines neuen sensomotorischen Regelkreises im primären Wundgebiet können jetzt wieder Informationen über Spannungszustände, Gelenkpositionen oder drohende Schäden an das ZNS weitergeleitet werden. Dieser Vorgang ist der abschließend wichtige Schritt, um präventiv erneuten Verletzungen vorzubeugen.

In der Proliferationsphase erhält das Zentrale Nervensystem dementgegen nur indirekte Informationen aus dem primären Wundgebiet. Folglich kann das Gehirn auch nur auf Umwegen seine efferenten Signale an die Muskulatur weiterleiten. Neben diesen indirekten Informationen aus dem primären Wundgebiet erhält das ZNS auch Informationen aus dem sekundären und noch intakten Wundareal (▶ Abb. 3.43).

In der Remodulierungsphase bekommt das Gehirn von nun ab wieder direkte Afferenzen aus dem primären Wundgebiet, da dieses Areal nach Einsprossung neuronaler Fasern wieder mit Nerven versorgt wird (▶ Abb. 3.44).

Um therapeutische Maßnahmen in der Proliferationsphase von jenen der Remodulierungsphase abzugrenzen sei auf ▶ Tab. 3.19 verwiesen:

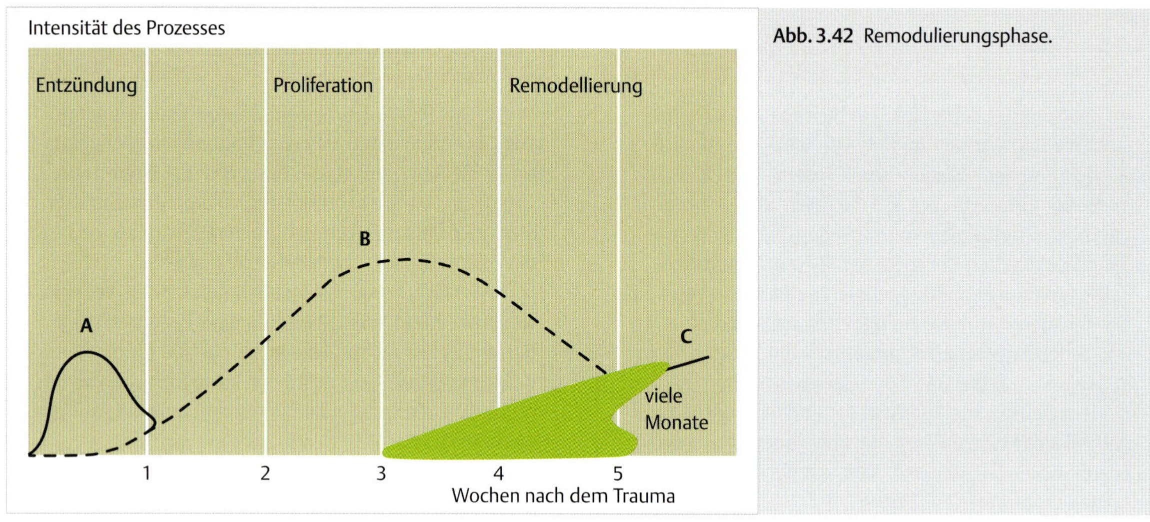

Abb. 3.42 Remodulierungsphase.

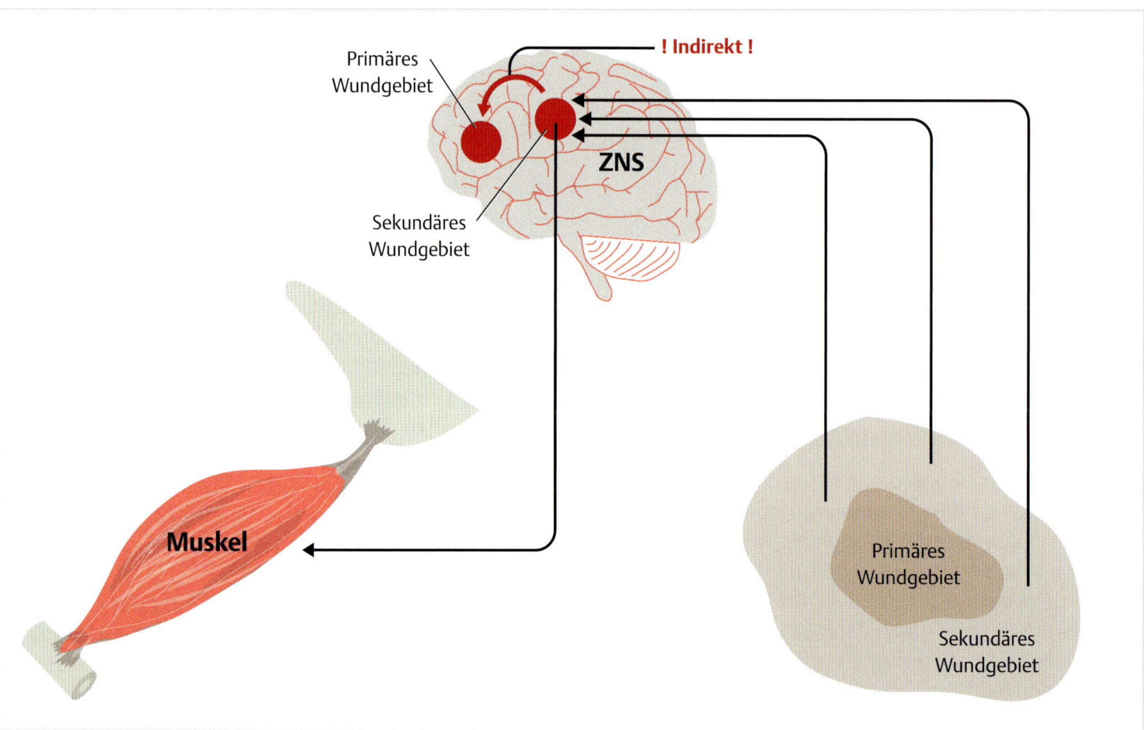

Abb. 3.43 Der sensomotorischer Regelkreis in der Proliferationsphase bedingt die indirekte Information an das ZNS über Läsionen des Gewebes.

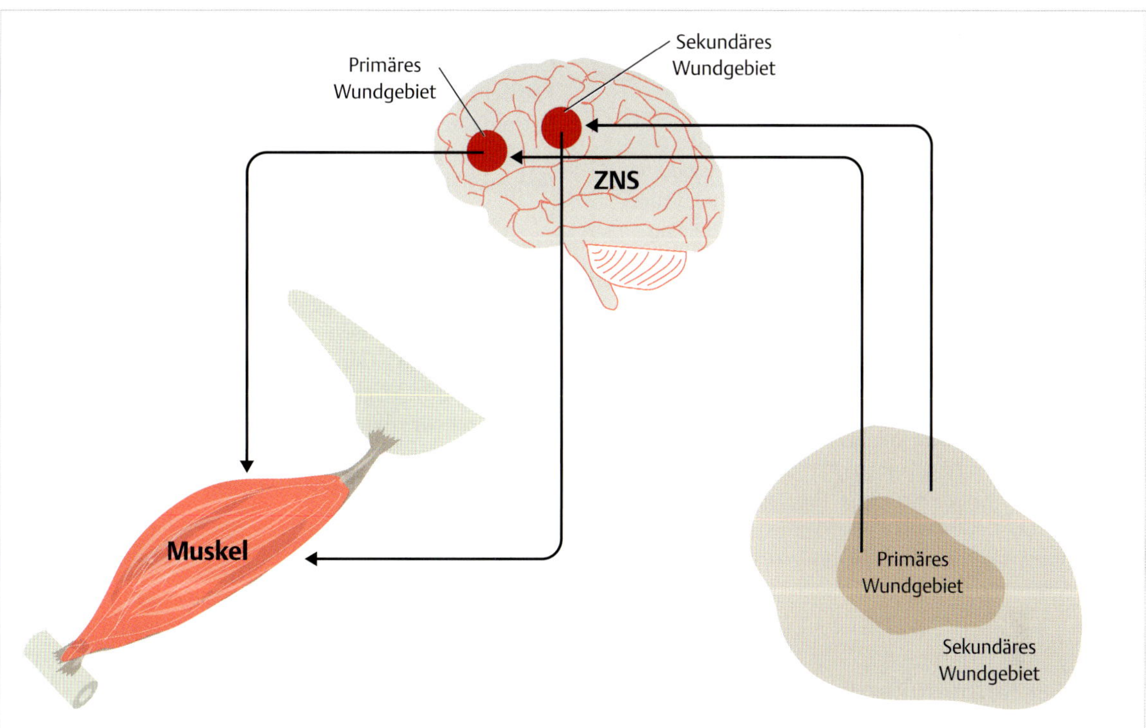

Abb. 3.44 Im Gegensatz zur Proliferationsphase erhält das ZNS in der Remodulierungsphase nun direkte Informationen aus dem primären Wundgebiet.

Tab. 3.19 Spezifität der Gewebe und Trainingsinhalte zur Differenzierung von Proliferationsphase und Remodulierungsphase.

Proliferationsphase	Remodulierungsphase	Bemerkungen
Kollagen-Typ-III	Originalgewebe (vornehmlich Kollagen-Typ-I Fasern)	• Ersetzen des Kollagen-Typs-III mit Originalgewebe durch konsequente mechanische Steigerung der Belastung • Limitation der Produktionskapazität der Fibroblasten bedingt längere Dauer der Regeneration
langsame Bewegungen	schnelle Bewegungen	• konsequentes und planmäßiges Kraft/Ausdauer-Training als Basis (unter stetiger Einhaltung der ärztlichen Bewegungs- und Belastungsgrenzen und der aktuellen Gewebesituation) • hohe Übungsintensität mit neuromuskulärer Anpassung des Muskelfasertyps
einfache Koordination	komplexe Koordination	• Übergang zu: ◦ dynamischen Übungen ◦ mehrgelenkigen Übungen ◦ hohe Geschwindigkeiten ◦ Übungen mit geteilter Aufmerksamkeit ◦ komplexen Bewegungsabläufen • Integration von: ◦ arbeitsspezifischen Bewegungsabläufen ◦ sportspezifischen Bewegungsabläufen
ADL	Arbeit und Freizeit bzw. Sport	• Analyse der Arbeits- und Sportbelastung • Erstellen eines Plans zur Rehabilitation: ◦ Auswahl von Hauptübungen ◦ Auswahl von Nebenübungen ◦ Vermitteln der Trainingslehre

Physiotherapie in der Remodulierungsphase

In der Remodulierungsphase wird das traumatisierte Gewebe adäquat und forciert belastet, um so dessen prätraumatische bzw. präoperative Belastbarkeit wiederherzustellen. Dementsprechend müssen ausreichend koordinative und komplexe Bewegungsmuster in Training und Alltag integriert werden, um so das Gleichgewicht, die Koordination und Reaktionsfähigkeit sowie die Schutzmechanismen im primären Wundgebiet zu fördern. Die Remodulierungsphase wird mittels geeigneter therapeutischer Maßnahmen zur Präventionsmaßnahme.

Die größte Gefahr im Rahmen der Remodulierungsphase besteht im Eingehen von Kompromissen, um die Rehabilitation zu beschleunigen: Die Dauer der Adaption des lädierten Gewebes ist zeitlich vorgegeben und kann nicht übergangen werden. Überdosierte schmerzhafte Reize führen nicht selten zu erneuten Traumata.

Ende der Remodulierungsphase

Wann die Remodulierungsphase de facto als für beendet erklärt wird, ist abhängig von der Art des lädierten Gewebes, von Alter und psychischer sowie körperlicher Verfassung des Patienten sowie dessen Begleitverletzungen und -erkrankungen. Entscheidend ist ferner die Zielsetzung der Therapie bzw. die Frage, ob sich eine komplette Wiederherstellung der Leistungsfähigkeit an den Aktivitäten des täglichen Lebens orientiert, oder ob nach der Therapie auch Anforderungen für eine Tauglichkeit für den Spitzensport gegebenen sind.

3.10 Kontraindikationen und Vorsichtsmaßnahmen

3.10.1 „Red Flags“

„Red Flags“ zeigen Gefahrensituationen auf, die mit klaren Kontraindikationen verbunden sind. Werden derartige Warnzeichen apparent, bedarf es vor der objektiven Untersuchung und vor der Behandlung einer Kontaktaufnahme mit dem behandelnden Arzt. Es handelt sich um neurologische, internistische und vaskuläre Zeichen, welche unbedingt abgeklärt werden müssen.

Im Folgenden werden die wichtigsten Zeichen beschrieben. In jeder subjektiven Untersuchung ist auf diese „Red Flags“ zu achten, und bei entsprechendem Verdacht sind sie explizit zu erfragen.

Pins and Needles

Unter „Pins and Needles“ versteht man ein Gefühl von Kribbeln, Prickeln, Surren oder eine gewisse Schwere der Extremitäten. In der Regel werden diese Sinnesempfindungen als unangenehm empfunden. Sie treten oft an Füßen und Händen auf. Manche Patienten berichten über ein einschlafendes Gefühl. Häufige Ursache ist mechanischer Druck auf periphere Nerven oder eine verminderte Durchblutung in der Peripherie.

„Pins and Needles“ können nicht nur mechanische Ursachen haben, sondern auch durch andere Faktoren verursacht werden: Nervenverletzungen, Hyperventilation oder unregelmäßige Atmung, Wirkung von toxischen Substanzen wie Alkohol, Drogen oder Medikamente, Vergiftungen, Diabetes mellitus, Multiple Sklerose, Hypothyreose oder transitorische ischämische Attacken (TIA).

Taubheitsgefühl

Einem Taubheitsgefühl liegen die gleichen Ursachen wie bei „Pins and Needles“ zugrunde. In seltenen Fällen können auch raumfordernde Prozesse wie Tumore wegen des Drucks auf Nerven oder Gefäße zur Hypästhesie führen. Die Polyneuropathie wird ebenfalls unter den Taubheitsgefühlen eingeordnet (Kap. 3.2.1).

Rückenmarks-Zeichen

Unter Rückenmarks-Zeichen versteht man eine abgeschwächte Muskulatur bis hin zur schlaffen Lähmung, eine Spastik, eine Anomalie der Reflexe, eine verminderte Sensorik oder auch Blasen- und Darmdysfunktionen.

Cauda-equina-Syndrom

Das Cauda-equina-Syndrom ist ein klar umschriebenes klinisches Muster, das von einer massiven Quetschung der Cauda equina herrührt. Die Cauda equina entsteht durch das ungleiche Längenwachstum von Rückenmark und Wirbelsäule. Das Rückenmark reicht nur bis in Höhe des 1. oder 2. Lendenwirbels. Die Spinalnervenwurzeln der unteren Rückenmarkssegmente verlaufen dadurch wie ein „Pferdeschweif“ (Cauda Equina) vom unteren Ende des Rückenmarks zu den Foramina intervertebralia, wo sie aus der Wirbelsäule austreten.

Beim Cauda-equina-Syndrom imponiert eine Kombination mehrerer neurologischer Ausfallstörungen:

- Rückenschmerzen, die in einen oder beide Unterschenkel ausstrahlen (radikuläre Schmerzen)
- Reithosen-Anästhesie (sensible Störungen im Gesäß- und Oberschenkelbereich)
- fehlender Patellar-Sehnen-Reflex (L 4)
- fehlender Achilles-Sehnen-Reflex (S 1)
- motorische Ausfälle im Bein (z. B. Fußheber-Schwäche)
- plötzliche auftretende Impotenz, Harn- und Stuhlinkontinenz durch Schädigung des N. pudendus (S 2-S 4)

Vertebro-basiläre Insuffizienz

Die vertebro-basiläre Insuffizienz bezieht sich auf eine Reihe von Symptomen aufgrund des verminderten Blutflusses durch die Aa. vertebralis und basilaris. Je nach betroffener Hirnregion fallen die Krankheitszeichen unterschiedlich aus. Es gelten die allgemein bekannten „5 D's" und „3 N's" (▶ Tab. 3.20):

Tab. 3.20 Kennzeichen einer vertebro-basilären Insuffizienz.

Symptome	Bedeutung
Diplopia	Doppelbilder oder andere Sehstörungen
Dizziness	Schwindel oder Benommenheit
Drop Attacks	• Schwierigkeiten beim Gehen („Ataxic Gait") • Sturzgefahr • plötzliche Taubheit oder Schwäche von Gesicht, Armen oder Beinen
Dysarthria	Schwierigkeiten beim Sprechen
Dysphagia	Schluckstörungen
Nausea	Übelkeit oder Erbrechen
Numbness	• Benommenheit • Empfindungsverlust auf einer Körperseite
Nystagmus	unfreiwillige schnelle Augenbewegungen

3.10.2 „Yellow Flags"

„Yellow Flags" stehen für psychosoziale Faktoren, welche die Schmerzwahrnehmung und -verarbeitung beeinflussen. Es handelt sich um mit chronischen Schmerzen assoziierte Risikofaktoren.

Die Einstellung sowie die Erwartungen eines Patienten sind sehr wichtige Faktoren in Bezug auf eine erfolgreiche Behandlung. Ein erhöhtes Chronifizierungs-Risiko liegt vor, wenn ein Patient ob seiner Schmerzen und Probleme resigniert, sich in seine Symptomatik hineinsteigert und dabei die Notwendigkeit verkennt, selbst etwas an seinem Alltagsverhalten zu ändern. In diesem Fall sollte in der Behandlung ausreichend Zeit für „Patient Education" zur Verfügung stehen.

Im Folgenden eine mögliche Einteilung von „Yellow Flags" als psychosoziale Faktoren, welche die Schmerzwahrnehmung und -verarbeitung beeinflussen (▶ Tab. 3.21):

Tab. 3.21 Psychosoziale Faktoren mit negativem Einfluss auf Schmerzwahrnehmung und Schmerzverarbeitung.

Psychosoziale Faktoren	Verhalten bzw. Situation des Patienten
Einstellung und Überzeugung	• Überzeugung, dass Schmerz schädlich ist • katastrophisierendes Denken • keine Kontrolle über Schmerz • Gefühl der Hilflosigkeit
Verhaltensweisen	• Vermeiden von Aktivität • Hyperaktivität • geminderte Schlafqualität • Alkoholkonsum
finanzielle Situation	• Differenz zwischen Einnahmen und Ausgaben • Geldsorgen wegen Verschuldung • laufende gerichtliche Verfahren
diagnostische Faktoren	• Dramatisierung durch Kliniker • medizinische Fachsprache wird als unverständlich oder bedrohlich empfunden
Emotionen	• Angst vor Zunahme des Schmerzes bei Aktivität • Depression • sozialer Rückzug
familiäre Situation	• Rolle des Partners: ∘ beschützend ∘ bestrafend ∘ katastrophisierend • fehlendes Verständnis in der Familie
Arbeitssituation	• Überzeugung, dass Arbeit schädlich ist • repetitive, monotone Tätigkeit • Angst vor Arbeitsplatzverlust • mangelnde Unterstützung durch Arbeitgeber

Als Fragebögen zur klinischen Erfassung von „Yellow flags" eignen sich der Örebro-Musculoskeletal-Pain-Questionnaire (ÖMPQ), der Fear-Avoidance-Belief-Questionnaire (FABQ), die Pain-Catastrophizing-Scale (PCS) sowie die deutsche Version des Coping-Strategies-Questionnaire (CSQ-D). Entsprechende Vorlagen finden sich in der Literatur (Wirz 2014, Oesch 2011).

Wer nicht auf einen Fragebogen zurückgreifen will, dem bieten sich folgende gezielte Fragen für das subjektive Untersuchungsgespräch an, um „Yellow Flags" zu erkennen:

- Waren Sie früher bereits einmal arbeitsunfähig?
- Was sind Ihrer Meinung nach die Ursachen für den Schmerz?
- Was wird Ihnen helfen?
- Wie hat Ihr Arbeitgeber auf Ihre Krankheit reagiert?
- Was machen Sie gegen Ihre Schmerzen?
- Wann werden Sie wieder arbeitsfähig sein?

3.11 Progression

Die Progression hängt maßgeblich von den Wundheilungsphasen, der gewebespezifischen Wundheilungszeit, der klinischen Gruppe, dem Alter, den beteiligten Faktoren und den formulierten Zielen ab. Grundsätzlich sollte sich der Therapeut bei der Applikation neuer Reize oder bei der Steigerung von bekannten Reizen lediglich auf eine spezifische Intervention pro Behandlung konzentrieren. Werden stattdessen mehrere neue Reize innerhalb einer Therapieeinheit angewandt, ist es praktisch unmöglich zu evaluieren, welcher Reiz welche Reaktion hervorgerufen hat.

Therapeutischer Fokus auf Applikation eines Reizes pro Behandlungseinheit

Eine Behandlungseinheit soll sich allein auf die Applikation eines einzigen neuen therapeutischen Reizes konzentrieren bzw. einen in den vorangegangen Behandlungen angewandten Stimulus steigern. Nur so ist es möglich, die Wirkung der Therapie zu evaluieren.

4 Anhang

Im Folgenden werden verschiedene optionale Behandlungsschemata für die Therapie der unterschiedlichen Körperregionen vorgestellt. Diese entsprechen den gängigsten Nachbehandlungs-Schemata der aktuellen Literatur (Ewerbeck 2014, Stein 2005). Es handelt sich keineswegs um Patentrezepte, nach denen sämtliche Patienten per se therapiert werden sollen, sondern allein um Empfehlungen als Basis für Denkanstöße.

Bei den Nachbehandlungs-Schemata werden diese Abkürzungen bzw. Termini verwendet (▶ Tab. 4.1):

Tab. 4.1 Abkürzungen in den im Anhang angeführten optionalen Nachbehandlungs-Schemata.

Abkürzung	Bedeutung
X	Röntgenkontrolle erforderlich
(X)	Röntgenkontrolle möglich
VB	Vollbelastung
HK	Belastung mit der Hälfte des Körpergewichts
Sprengung	Höhenunterschied von der Ferse bis zum Vorfuß
nMdB	nach Maßgabe der Beschwerden
R	Ruhe
BS	Bewegungs-Stabilität
ÜS	Übungs-Stabilität
(TB)	Teilbelastung möglich
SL	Belastungsgrenzen entsprechend Therapie-Schema und Läsions-Lokalisation

4.1 Optionale Behandlungsschemata – Untere Extremität

4.1.1 Verletzungen des Fußes

Tab. 4.2 Optionales Behandlungsschema: Calcaneus-Fraktur.

<table>
<tr><th></th><th colspan="15">Angabe der postoperativen Wochen bzw. Monate</th></tr>
<tr><th></th><th>1</th><th>2</th><th>3</th><th>4</th><th>5</th><th>6</th><th>7</th><th>8</th><th>9</th><th>10</th><th>11</th><th>12</th><th>6 Monate</th><th>12 Monate</th><th>24 Monate</th></tr>
<tr><td>Röntgenkontrolle</td><td></td><td></td><td></td><td></td><td></td><td>(X)</td><td></td><td>X</td><td></td><td></td><td></td><td>X</td><td></td><td>X</td><td></td></tr>
<tr><td>Belastungsgrenzen (in kg)</td><td>0</td><td>0</td><td>0</td><td>0</td><td>0</td><td>0
15</td><td></td><td></td><td></td><td>15
30</td><td></td><td></td><td></td><td>HK
VB</td><td></td></tr>
<tr><td>meiste verwendete Osteosynthese-Art</td><td colspan="15">• nicht dislozierte Frakturen:
◦ konservative Therapie
◦ Versorgung von Fissuren mit fersenentlastendem Gips (VB auf Vorfuß)
• dislozierte Frakturen:
◦ zumeist: Platten-Osteosynthese von lateral
◦ selten: Schrauben-Osteosynthese
◦ Unterfütterung mit Becken-Knochenspan</td></tr>
<tr><td>CAVE</td><td colspan="6">keine passive Mobilisation des Oberen Sprunggelenks in Extension wg. Zug auf Fraktur</td><td colspan="6">Belastungsaufbau meist sehr schmerzhaft:
• Rücksicht auf Patient
• Pausen im Training</td><td>langsamer Aufbau zu sportlichen Aktivitäten</td><td>Sportarten mit Sprüngen möglich</td><td></td></tr>
<tr><td>Ratschläge</td><td colspan="12">• belastungsabhängige Schmerzen durch relativ lange Entlastungspflicht
• Unterstützung des Belastungsaufbaus mittels stützender Einlagen mit Sprengung
• Mobilisation der Zehen in Extension
• Erhöhen der Mobilität mittels Allgöwer-Orthesen während Entlastungspflicht</td><td colspan="2">Entfernen der Sprengung am Schuhwerk bei ausreichender Dorsalextension im Oberen Sprunggelenk</td><td></td></tr>
<tr><td>Physiotherapeutischer Fokus</td><td colspan="6">Erhalt der Mobilität der betroffenen und benachbarten Gelenke unter Berücksichtigung der ärztlichen Bewegungs- und Belastungsgrenzen</td><td colspan="9">• Aufbau eines „neuen“ funktionellen Fuß-Längsgewölbes wg.:
◦ statische posttraumatische Veränderungen
◦ Überlastungssymptome und -zeichen
• funktionelles Umsetzen der muskulären Stabilisation entsprechend der „neuen“ Statik</td></tr>
</table>

Tab. 4.3 Optionales Behandlungsschema: Fraktur der Fußwurzel.

	Angabe der postoperativen Wochen bzw. Monate														
	1	2	3	4	5	6	7	8	9	10	11	12	6 Monate	12 Monate	24 Monate
Röntgenkontrolle						X						X		X	
Belastungsgrenzen (in kg)	15					30 HK						HK VB			
meiste verwendete Osteosynthese-Art	• nicht dislozierte Frakturen: ○ konservative Therapie ○ Gips mit Vorfuß-entlastendem Schuhen (ggf. VB auf Ferse) • dislozierte Frakturen: ○ zumeist: Platten-Osteosynthese oder Spickdrähte ○ selten: Schrauben Osteosynthese														
CAVE	repetitive aktive Zehenbewegungen wegen mechanischer Reizung des OP-Gebiets vermeiden						Belastungsaufbau meist bei belasteter Dorsalextension während „Terminal Stance" sehr schmerzhaft: • Rücksicht auf Patient • Pausen im Training						langsamer Aufbau zu sportlichen Aktivitäten	Sportarten mit Sprüngen möglich	
Ratschläge	• adäquate Unterstützung des Belastungsaufbaus mittels stützender Einlagen mit Sprengung • Erhalt der Dorsalextension im Oberen Sprunggelenk reduziert Vorfuß-Belastung im „Terminal Stance"												oftmals notwendige langfristige Versorgung mit orthopädischen Schuheinlagen zur Gewährleistung einer schmerzfreien Belastung des Fußes		
Physiotherapeutischer Fokus	Erhalt der Mobilität der betroffenen und benachbarten Gelenke unter Berücksichtigung der ärztlichen Bewegungs- und Belastungsgrenzen						• Aufbau eines „neuen" funktionellen Fuß-Längsgewölbes wg.: ○ statische posttraumatische Veränderungen ○ Überlastungssymptome und -zeichen • funktionelles Umsetzen der muskulären Stabilisation entsprechend der „neuen" Statik								

Tab. 4.4 Optionales Behandlungsschema: Frakturen der Metatarsalia und der Phalangen.

	Angabe der postoperativen Wochen bzw. Monate														
	1	2	3	4	5	6	7	8	9	10	11	12	6 Monate	12 Monate	24 Monate
Röntgenkontrolle						X						X		X	
Belastungsgrenzen (in kg)	30 HK					HK VB						VB			
meiste verwendete Osteosynthese-Art	• nicht dislozierte Frakturen: ○ konservative Therapie ○ Gips mit Vorfuß-entlastendem Schuhen (ggf. VB auf Ferse) • dislozierte Frakturen: ○ zumeist: Spickdraht-Osteosynthese oder Platten-Osteosynthese (Strahl I) ○ selten: Platten-Osteosynthese und Schrauben-Osteosynthese														
CAVE	• Vermeiden großer Hebel-Wirkung: ○ Verformung der Spickdrähte ○ Delokalisation der Spickdrähte • Vermeiden weiterlaufender Bewegungen: ○ Verformung der Spickdrähte ○ Delokalisation der Spickdrähte						Belastungsaufbau meist bei belasteter Dorsalextension während „Terminal Stance" sehr schmerzhaft: • Rücksicht auf Patient • Pausen im Training						langsamer Aufbau zu sportlichen Aktivitäten	Sportarten mit Sprüngen möglich	

Fortsetzung ►

Tab. 4.4 Fortsetzung

	Angabe der postoperativen Wochen bzw. Monate														
	1	**2**	**3**	**4**	**5**	**6**	**7**	**8**	**9**	**10**	**11**	**12**	**6 Monate**	**12 Monate**	**24 Monate**
Ratschläge	• adäquate Unterstützung des Belastungsaufbaus mittels stützender Einlagen mit Sprengung • Erhalt der Dorsalextension im Oberen Sprunggelenk reduziert Vorfuß-Belastung im „Terminal Stance“ • keine Mobilisation benachbarter Gelenke vor radiologischem Befund (Spickdrähte passieren Gelenke)												oftmals notwendige langfristige Versorgung mit orthopädischen Schuheinlagen zur Gewährleistung einer schmerzfreien Belastung des Fußes		
Physiotherapeutischer Fokus	Erhalt der Mobilität der betroffenen und benachbarten Gelenke unter Berücksichtigung der ärztlichen Bewegungs- und Belastungsgrenzen						• Aufbau eines „neuen“ funktionellen Fuß-Längsgewölbes wg.: ◦ statische posttraumatische Veränderungen ◦ Überlastungssymptome und -zeichen • funktionelles Umsetzen der muskulären Stabilisation entsprechend der „neuen“ Statik								

Tab. 4.5 Optionales Behandlungsschema: Talus-Fraktur.

	Angabe der postoperativen Wochen bzw. Monate														
	1	**2**	**3**	**4**	**5**	**6**	**7**	**8**	**9**	**10**	**11**	**12**	**6 Monate**	**12 Monate**	**24 Monate**
Röntgenkontrolle						(X)		X				X		X	
Belastungsgrenzen (in kg)	0	0	0	0	0	0 15				15 HK				HK VB	
meiste verwendete Osteosynthese-Art	• nicht dislozierte Frakturen: ◦ konservative Therapie • dislozierte Frakturen: ◦ zumeist: Schrauben-Osteosynthese ◦ bei schmerzhafter Instabilität und Nekrose: evtl. Arthrodese oder Prothese des Unteren Sprunggelenks														
CAVE	• keine passive Mobilisation des Oberen Sprunggelenks in Extension • Gefahr einer posttraumatischen Nekrose						Belastungsaufbau meist sehr schmerzhaft: • Rücksicht auf Patient • Pausen im Training						langsamer Aufbau zu sportlichen Aktivitäten	Sportarten mit Sprüngen möglich	
Ratschläge	• belastungsabhängige Schmerzen durch relativ lange Entlastungspflicht • Unterstützung des Belastungsaufbaus mittels stützender Einlagen mit Sprengung • Mobilisation der Zehen in Extension • Erhöhen der Mobilität mittels Allgöwer-Orthesen während Entlastungspflicht												Entfernen der Sprengung am Schuhwerk bei ausreichender Dorsalextension im Oberen Sprunggelenk		
Physiotherapeutischer Fokus	Erhalt der Mobilität der betroffenen und benachbarten Gelenke unter Berücksichtigung der ärztlichen Bewegungs- und Belastungsgrenzen						• Aufbau eines „neuen“ funktionellen Fuß-Längsgewölbes wg.: ◦ statische posttraumatische Veränderungen ◦ Überlastungssymptome und -zeichen • funktionelles Umsetzen der muskulären Stabilisation entsprechend der „neuen“ Statik								

4.1.2 Verletzungen des Sprunggelenks

Tab. 4.6 Optionales Behandlungsschema: Bänderrisse am Sprunggelenk.

	Angabe der postoperativen Wochen bzw. Monate														
	1	2	3	4	5	6	7	8	9	10	11	12	6 Monate	12 Monate	24 Monate
Röntgenkontrolle	(X)														
Belastungsgrenzen (in kg)	VB														
meiste verwendete Osteosynthese-Art	• Ruhigstellung im Gips oder Vacuped-Schuh zumeist für eine Woche bis zum Abklingen der Schwellung • anschließende Versorgung mit stabilisierenden Orthesen oder hohen Schuhen • in der Regel dann Vollbelastung des Fußes möglich • kleine Knochenabsplitterungen treten oft als Begleiterscheinung, bringen aber meist keine Konsequenzen mit sich.														
CAVE	Vermeiden von Stress- und Dehnpositionen der betroffenen Ligamente						• im Belastungsaufbau meist Unsicherheit beim Auftreten und Gehen auf unebenem Gelände • langsamer Aufbau zu sportlichen Aktivitäten ab der 6. Woche. • nach 12 Wochen meist wieder vollumfängliche sportliche Belastbarkeit								
Ratschläge	• Kühlung ausschließlich direkt nach Trauma • im subakuten Stadium: ◦ Lymphdrainage ◦ Anregen der biochemischen Prozesse mit milder Wärme												• Applikation von Tapes: ◦ beim sportlichen Belastungsaufbau zum Vermeiden von Retraumata ◦ Setzen therapeutischer Reize an der Grenze der aktuell muskulären Stabilisationsfähigkeit • Applikation von Kinesio-Tapes: ◦ Unterstützung der Propriozeption		
Physiotherapeutischer Fokus	• Maßnahmen zur Abschwellung • Erhalt der Mobilität						kontrollierter Belastungsaufbau fokussiert: • Propriozeption • muskulärer Stabilisationsaufbau • funktionelles Training in Trauma-Richtung								

Tab. 4.7 Optionales Behandlungsschema: Frakturen am Sprunggelenk.

	Angabe der postoperativen Wochen bzw. Monate														
	1	2	3	4	5	6	7	8	9	10	11	12	6 Monate	12 Monate	24 Monate
Röntgenkontrolle						X						X		X	
Belastungsgrenzen (in kg)	0 15					30 HK						HK VB			
meiste verwendete Osteosynthese-Art	• nicht dislozierte Frakturen: ◦ konservative Therapie • dislozierte Frakturen: ◦ Platten-Osteosynthese ◦ Schrauben-Osteosynthese (oftmals Stell-Schrauben) • Fraktur-Arten: ◦ Malleolar-Fraktur: Außen- oder Innenknöchel-Fraktur ◦ Bimalleolar-Fraktur: Außen- und Innenknöchel-Fraktur ◦ Trimalleolar-Fraktur: Außen- und Innenknöchel-Fraktur plus Fraktur der Schienbein-Hinterkante (Volkmann-Dreieck) • Fraktur-Klassifikation nach Denis-Weber: ◦ Typ A: Fraktur distal Syndesmose (Syndesmose immer intakt) ◦ Typ B: Fraktur auf Höhe der Syndesmose (Syndesmose oft verletzt) ◦ Typ C: Fraktur proximal Syndesmose (Syndesmose immer verletzt)														
CAVE	keine Mobilisation des Oberen Sprunggelenks in Extension wegen Sprengung der Malleolengabel						Belastungsaufbau meist bei belasteter Dorsalextension während „Terminal Stance" sehr schmerzhaft: • Rücksicht auf Patient • Pausen im Training						langsamer Aufbau zu sportlichen Aktivitäten	Sportarten mit Sprüngen möglich	

Fortsetzung ►

Tab. 4.7 Fortsetzung

	Angabe der postoperativen Wochen bzw. Monate														
	1	2	3	4	5	6	7	8	9	10	11	12	6 Monate	12 Monate	24 Monate
Ratschläge	• Unterstützung des Belastungsaufbau durch stützende Einlagen mit Sprengung • Reduzieren der Vorfuß-Belastung durch Erhalt der Extension im Oberen Sprunggelenk • Erhalt der Zehen-Beweglichkeit												bei komplexen Frakturen (Weber Typ C) orthopädische Schuhanpassung		
Physiotherapeutischer Fokus	• Berücksichtigung der ärztlichen Bewegungs- und Belastungsgrenzen • Fördern der Propriozeption						• Aufbau einer „neuen" funktionellen Bein-Achse wg.: ○ statischer posttraumatischer Veränderungen ○ Überlastungssymptomen und -zeichen • funktionelles Umsetzen der muskulären Stabilisation entsprechend der „neuen" Statik								

4.1.3 Verletzungen des Unterschenkels

Tab. 4.8 Optionales Behandlungsschema: Fibula-Fraktur.

	Angabe der postoperativen Wochen bzw. Monate														
	1	2	3	4	5	6	7	8	9	10	11	12	6 Monate	12 Monate	24 Monate
Röntgenkontrolle						X						X		X	
Belastungsgrenzen (in kg)	HK VB					VB									
meiste verwendete Osteosynthese-Art	• bei Fibula-Schaft-Frakturen: ○ selten Dislokationen: – Stellungssicherung durch Membrana interossea – keine Kraftübertragung durch Fibula-Schaft ○ keine spezifische Behandlung – Versorgung mit straffem elastischen Verband oder Tape • bei deutlicher Schwellung: ○ Gefahr für Kompartment-Syndrom (Muskelkompressions-Syndrom) • bei Dislokationen mit Begleitverletzungen der Tibia: ○ Platten-Osteosynthese														
CAVE	keine endgradige aktive oder passive Mobilisation des Oberen Sprunggelenks in Extension wegen Zug- und Druckzunahme an der Frakturstelle						• bei anfänglicher HK oder VB nur axiale Belastung • keine Beschleunigungsmomente						• langsamer Aufbau zu sportlichen Aktivitäten • keine Kontaktsportarten	Sportarten mit Sprüngen möglich	Kontaktsportarten allmählich wieder möglich
Ratschläge	• bei Frakturen in Verbindung mit Kompartment-Syndrom oftmals Nervenläsionen • Abhilfe: ○ Desensibilisierung ○ Reinnervation ○ Propriozeption												• Fehlstellungen des distalen Frakturelementes bedingen eine schmerzhafte Extension im Oberen Sprunggelenk • Abhilfe: ○ muskulärer Stabilisationsaufbau ○ Beinachsentraining ○ Manuelle Therapie		
Physiotherapeutischer Fokus	• Erhalt der Mobilität der betroffenen und benachbarten Gelenke unter Berücksichtigung der ärztlichen Bewegungs- und Belastungsgrenzen • Fördern der Desensibilisierung • Fördern der Reinnervation						• funktionelles Beinachsentraining • zunehmend ADL-Aktivitäten unter Erhalt der axialen Belastungslinie • Gleichgewichtsübungen • Gangschulung auf unebenem Untergrund • abschließend arbeits- oder sportbezogene Aktivitäten und Belastungssituationen								

Tab. 4.9 Optionales Behandlungsschema: Tibia-Fraktur.

	Angabe der postoperativen Wochen bzw. Monate														
	1	2	3	4	5	6	7	8	9	10	11	12	6 Monate	12 Monate	24 Monate
Röntgenkontrolle						X						X		X	
Belastungsgrenzen (in kg)	15 HK					30 VB						VB			
meiste verwendete Osteosynthese-Art	• Osteosynthese mittels Nagel ◦ Dynamisierung des Nagels bei Belastungsaufbau • mehrfragmentäre Frakturen: ◦ Platten-Osteosynthese														
CAVE	keine repetitiven Bewegungen wegen Gefahr von Lockerung der Schrauben						• bei anfänglicher HK oder VB nur axiale Belastung • keine Beschleunigungsmomente						• langsamer Aufbau zu sportlichen Aktivitäten • keine Kontaktsportarten	Sportarten mit Sprüngen möglich	Kontaktsportarten allmählich wieder möglich
Ratschläge	• bei Frakturen in Verbindung mit Kompartment-Syndrom oftmals Nervenläsionen • Abhilfe: ◦ Desensibilisierung ◦ Reinnervation ◦ Propriozeption												• Rotations-Fehlstellungen können zu Überlastungsschmerzen in benachbarten Regionen führen • Abhilfe: ◦ funktionelle Ganganalyse ◦ Gangschulung		
Physiotherapeutischer Fokus	• Erhalt der Mobilität der betroffenen und benachbarten Gelenke unter Berücksichtigung der ärztlichen Bewegungs- und Belastungsgrenzen • Erhalt der Muskellängen • Fördern der Desensibilisierung • Fördern der Reinnervation						• funktionelles Beinachsentraining • zunehmend ADL-Aktivitäten unter Erhalt der axialen Belastungslinie • Gleichgewichtsübungen • Gangschulung auf unebenem Untergrund • abschließend arbeits- oder sportbezogene Aktivitäten und Belastungssituationen								

Tab. 4.10 Optionales Behandlungsschema: Tibia- bzw. Tibia-Kopf-Impressions-Fraktur.

	Angabe der postoperativen Wochen bzw. Monate														
	1	2	3	4	5	6	7	8	9	10	11	12	6 Monate	12 Monate	24 Monate
Röntgenkontrolle						X						X	X	X	
Belastungsgrenzen (in kg)	0 15					15 30						nM- dB VB			
meiste verwendete Osteosynthese-Art	• Osteosynthese: ◦ Platten-Osteosynthese (T-Platten) • bei Läsionen des Bandapparats: ◦ daraus resultierende Bewegungs- und Belastungsgrenzen bei Knie-Flexion														
CAVE	• Beachten der Flexions-Grenzen • bei Ruptur des hinteren Kreuzbands: ◦ Therapie in Bauchlage ◦ Vermeiden der „hinteren Schublade“ • bei Ruptur eines Kollateralbands: ◦ Vermeiden von Valgus- bzw. Varus-Stress ◦ Versorgung mit Donjoy-Orthese ◦ Vermeiden großer Hebelwirkungen												• langsamer Aufbau zu sportlichen Aktivitäten • keine Kontaktsportarten	Sportarten mit Sprüngen allmählich wieder möglich	Kontaktsportarten allmählich wieder möglich
Ratschläge	• Fördern der Flexion: ◦ a/p-Mobilisation ◦ Patella-Mobilisation • Analgesie: ◦ minimale aktive Rotation des Unterschenkels												• Rotations-Fehlstellungen können zu Überlastungsschmerzen in benachbarten Regionen führen • Abhilfe: ◦ funktionelle Ganganalyse ◦ Gangschulung • mögliche Ursache massiver Flexionsdefizite: ◦ Mobilisation des proximalen Tibia-Fibular-Gelenks		

Fortsetzung ►

Tab. 4.10 Fortsetzung

	Angabe der postoperativen Wochen bzw. Monate														
	1	2	3	4	5	6	7	8	9	10	11	12	6 Monate	12 Monate	24 Monate
Physiotherapeutischer Fokus	• Erhalt der Mobilität der betroffenen und benachbarten Gelenke unter Berücksichtigung der ärztlichen Bewegungs- und Belastungsgrenzen • Erhalt der Muskellängen • Erhalt der Basis-Kondition durch Oberkörpertraining am Hand-Fahrrad						• funktionelles Beinachsentraining • zunehmend ADL-Aktivitäten unter Erhalt der axialen Belastungslinie • Gleichgewichtsübungen • Gangschulung auf unebenem Untergrund • abschließend arbeits- oder sportbezogene Aktivitäten und Belastungssituationen								

Tab. 4.11 Optionales Behandlungsschema: Ausriss oder Osteotomie der Tuberositas Tibiae.

	Angabe der postoperativen Wochen bzw. Monate														
	1	2	3	4	5	6	7	8	9	10	11	12	6 Monate	12 Monate	24 Monate
Röntgenkontrolle					X							X		X	
Belastungsgrenzen (in kg)	0 15					15 30							HK VB		
meiste verwendete Osteosynthese-Art	• Refixation mittels Schrauben-Osteosynthese ○ Heilung i. d. R. komplikationslos ○ bei Patella-Luxation nach lateral: auch Umstellungsosteotomie • Bewegungs- und Belastungsgrenzen: ○ keine aktive Streckhebung des Beines ○ Teilbelastung ○ Flexion zwischen 60° und 90°														
CAVE	• Beachten der Flexions-Grenzen • Beachten der Belastungsgrenzen						• Beachten der axialen Belastung • keine Beschleunigungsmomente						• langsamer Aufbau zu sportlichen Aktivitäten • keine Kontaktsportarten	Sportarten mit Sprüngen allmählich wieder möglich	Kontaktsportarten allmählich wieder möglich
Physiotherapeutischer Fokus	• Erhalt der Mobilität der betroffenen und benachbarten Gelenke unter Berücksichtigung der ärztlichen Bewegungs- und Belastungsgrenzen • Erhalt der Muskellängen • Erhalt der Patella-Mobilität • Training des M. vastus medialis						• funktionelles Beinachsentraining • zunehmend ADL-Aktivitäten unter Erhalt der axialen Belastungslinie • Gleichgewichtsübungen • Gangschulung auf unebenem Untergrund • abschließend arbeits- oder sportbezogene Aktivitäten und Belastungssituationen								

4.1.4 Verletzungen des Kniegelenks

Tab. 4.12 Optionales Behandlungsschema: Ruptur des hinteren Kreuzbands.

	Angabe der postoperativen Wochen bzw. Monate														
	1	2	3	4	5	6	7	8	9	10	11	12	6 Monate	12 Monate	24 Monate
Röntgenkontrolle						X						X		X	
Belastungsgrenzen (in kg)	0 15					30 VB						VB			
meiste verwendete Osteosynthese-Art	• Rekonstruktion des hinteren Kreuzbands mittels Sehnen-Anteilen: ∘ M. gracilis ∘ M. semitendinosus ∘ M. quadriceps femoris (Patella-Sehne) • Begleitverletzungen: ∘ Ruptur des vorderen Kreuzbands ∘ Ruptur der Kollateralbänder ∘ Läsionen der Menisken														
CAVE	• keine Provokation einer „hinteren Schublade“: Tibia immer in ventraler Stellung gegenüber dem Femur • Gefahr für Ausriss des Interponats ∘ Behandlung aus Bauchlage						langsamer Abbau der Bewegungsgrenzen je nach Schema						• VB nach drei Monaten • dynamisches Stabilisationstraining bei ausreichender Propriozeption	Sportarten mit Sprüngen allmählich wieder möglich	Kontaktsportarten allmählich wieder möglich
Ratschläge	frühes Propriozeptions-Training als Rezidivprophylaxe												• statische Stabilisationsfähigkeit als Basis für dynamische Stabilisation • Rezidivgefahr bei zu frühen dynamischen Stabilisationsexzessen		
Physiotherapeutischer Fokus	• Erhalt der Mobilität der benachbarten Gelenke unter Berücksichtigung der ärztlichen Bewegungs- und Belastungsgrenzen • Erhalt der Muskellängen • Fördern der Reinnervation						• funktionelles Beinachsentraining • zunehmend ADL-Aktivitäten unter Erhalt der axialen Belastungslinie • Gleichgewichtsübungen • Gangschulung auf unebenem Untergrund • abschließend arbeits- oder sportbezogene Aktivitäten und Belastungssituationen								

Tab. 4.13 Optionales Behandlungsschema: Ruptur des vorderen Kreuzbands.

	Angabe der postoperativen Wochen bzw. Monate														
	1	2	3	4	5	6	7	8	9	10	11	12	6 Monate	12 Monate	24 Monate
Röntgenkontrolle						X						X		X	
Belastungsgrenzen (in kg)	0 15					30 VB						VB			
meiste verwendete Osteosynthese-Art	• Rekonstruktion des vorderen Kreuzbands mittels Sehnen-Anteilen: ∘ M. gracilis ∘ M. semitendinosus ∘ „Double-Bundle-Technique“														
CAVE	• Beachten der Belastungsgrenzen • Vermeiden von Scher- und Beschleunigungskräften												• VB nach drei Monaten • dynamisches Stabilisationstraining bei ausreichender Propriozeption	Sportarten mit Sprüngen allmählich wieder möglich	Kontaktsportarten allmählich wieder möglich

Fortsetzung ►

Tab. 4.13 Fortsetzung

	Angabe der postoperativen Wochen bzw. Monate					
	1 2 3 4 5 6	7 8 9 10 11 12		6 Monate	12 Monate	24 Monate
Ratschläge	frühes Propriozeptions-Training als Rezidivprophylaxe			• statische Stabilisationsfähigkeit als Basis für dynamische Stabilisation • Rezidivgefahr bei zu frühen dynamischen Stabilisationsexzessen		
Physiotherapeutischer Fokus	• Erhalt der Mobilität der benachbarten Gelenke unter Berücksichtigung der ärztlichen Bewegungs- und Belastungsgrenzen • Erhalt der Muskellängen • Fördern der Reinnervation • Fördern der Propriozeption	• funktionelles Beinachsentraining • zunehmend ADL-Aktivitäten unter Erhalt der axialen Belastungslinie • Gleichgewichtsübungen • Gangschulung auf unebenem Untergrund • abschließend arbeits- oder sportbezogene Aktivitäten und Belastungssituationen				

Tab. 4.14 Optionales Behandlungsschema: Ruptur der Kollateralbänder.

	Angabe der postoperativen Wochen bzw. Monate						
	1 2 3 4 5	6	7 8 9 10 11	12	6 Monate	12 Monate	24 Monate
Röntgenkontrolle		X		X		X	
Belastungsgrenzen (in kg)	0 15	30 VB		VB			
meiste verwendete Osteosynthese-Art	• Rekonstruktion der Seitenbänder mittels Naht unter potentieller Verwendung von Sehnen-Anteilen: ◦ M. gracilis ◦ M. semitendinosus						
CAVE	• Beachten der Bewegungsgrenzen: volle Extension meist nicht erlaubt • Vermeiden von Valgus- bzw. Varus-Stress		langsamer Abbau der Bewegungsgrenzen je nach Schema		• VB nach drei Monaten • dynamisches Stabilisationstraining bei ausreichender Propriozeption	Sportarten mit Sprüngen allmählich wieder möglich	Kontaktsportarten allmählich wieder möglich
Ratschläge	frühes Propriozeptions-Training als Rezidivprophylaxe				• statische Stabilisationsfähigkeit als Basis für dynamische Stabilisation • Rezidivgefahr bei zu frühen dynamischen Stabilisationsexzessen		
Physiotherapeutischer Fokus	• Erhalt der Mobilität der benachbarten Gelenke unter Berücksichtigung der ärztlichen Bewegungs- und Belastungsgrenzen • Erhalt der Muskellängen • Fördern der Reinnervation • Fördern der Propriozeption		• funktionelles Beinachsentraining • zunehmend ADL-Aktivitäten unter Erhalt der axialen Belastungslinie • Gleichgewichtsübungen • Gangschulung auf unebenem Untergrund • abschließend arbeits- oder sportbezogene Aktivitäten und Belastungssituationen				

Tab. 4.15 Optionales Behandlungsschema: Läsionen des Meniskus.

	Angabe der postoperativen Wochen bzw. Monate														
	1	2	3	4	5	6	7	8	9	10	11	12	6 Monate	12 Monate	24 Monate
Röntgenkontrolle						X						X		X	
Belastungsgrenzen (in kg)	0 15					30 VB						VB			
meiste verwendete Osteosynthese-Art	• Operative Optionen entsprechend Traumatisierung: ◦ Naht – beste Prognose bei Zusammenwachsen in „roter Zone" (kapselnahes Meniskusgewebe mit Blutgefäßen, relativ guter Durchblutung und relativ gutem Stoffwechsel) sowie in „rot-weißer Zone" (mäßige Durchblutung und mäßiger Stoffwechsel) – unbedingte Beachtung der Belastungsgrenzen ◦ Teilresektion des verletzten Meniskus-Anteils – Frühere Belastung möglich														
CAVE	• Beachten der Belastungsgrenzen • zu hohe Belastung bedingt erneute Operation (Fadenausriss an der Naht)						zumeist kann nach der 6. Woche postoperativ das volle Bewegungsausmaß therapiert werden						• VB nach drei Monaten • dynamisches Stabilisationstraining bei ausreichender Propriozeption	Sportarten mit Sprüngen allmählich wieder möglich	Kontaktsportarten allmählich wieder möglich
Ratschläge	frühes Propriozeptions-Training als Rezidivprophylaxe												• statische Stabilisationsfähigkeit als Basis für dynamische Stabilisation • Rezidivgefahr bei zu frühen dynamischen Stabilisationsexzessen		
Physiotherapeutischer Fokus	• Erhalt der Mobilität der benachbarten Gelenke unter Berücksichtigung der ärztlichen Bewegungs- und Belastungsgrenzen • Erhalt der Muskellängen • Fördern der Reinnervation • Fördern der Propriozeption						• funktionelles Beinachsentraining • zunehmend ADL-Aktivitäten unter Erhalt der axialen Belastungslinie • Gleichgewichtsübungen • Gangschulung auf unebenem Untergrund • abschließend arbeits- oder sportbezogene Aktivitäten und Belastungssituationen								

Tab. 4.16 Optionales Behandlungsschema: Patella-Fraktur.

	Angabe der postoperativen Wochen bzw. Monate														
	1	2	3	4	5	6	7	8	9	10	11	12	6 Monate	12 Monate	24 Monate
Röntgenkontrolle						X						X		X	
Belastungsgrenzen (in kg)	0 VB					30 VB						VB			
meiste verwendete Osteosynthese-Art	• nicht dislozierte Frakturen: ◦ konservative Therapie • dislozierte Frakturen: ◦ Osteosynthese mittels Cerclage oder Zuggurtung														
CAVE	• Beachten der Flexionsgrenzen • Applikation von Extensions-Schienen ◦ dann meist VB erlaubt ◦ Beachten der Aktivität des M. quadriceps femoris auch in Extension						langsamer Abbau der Bewegungsgrenzen je nach Schema						• VB nach drei Monaten • dynamisches Stabilisationstraining bei ausreichender Propriozeption	Sportarten mit Sprüngen allmählich wieder möglich	Kontaktsportarten allmählich wieder möglich

Fortsetzung ►

Tab. 4.16 Fortsetzung

	Angabe der postoperativen Wochen bzw. Monate														
	1	2	3	4	5	6	7	8	9	10	11	12	6 Monate	12 Monate	24 Monate
Ratschläge	frühes Propriozeptions-Training als Rezidivprophylaxe												• statische Stabilisationsfähigkeit als Basis für dynamische Stabilisation • Rezidivgefahr bei zu frühen dynamischen Stabilisationsexzessen		
Physiotherapeutischer Fokus	• Erhalt der Mobilität der benachbarten Gelenke unter Berücksichtigung der ärztlichen Bewegungs- und Belastungsgrenzen • Erhalt der Muskellängen • Fördern der Reinnervation • Fördern der Propriozeption						• funktionelles Beinachsentraining • zunehmend ADL-Aktivitäten unter Erhalt der axialen Belastungslinie • Gleichgewichtsübungen • Gangschulung auf unebenem Untergrund • abschließend arbeits- oder sportbezogene Aktivitäten und Belastungssituationen								

Tab. 4.17 Optionales Behandlungsschema: Ausriss der Patella-Sehne oder der Quadrizeps-Sehne.

	Angabe der postoperativen Wochen bzw. Monate														
	1	2	3	4	5	6	7	8	9	10	11	12	6 Monate	12 Monate	24 Monate
Röntgenkontrolle						X						X	X		
Belastungsgrenzen (in kg)	0 VB					30 VB						VB			
meiste verwendete Osteosynthese-Art	• Patella-Sehnen-Naht • Quadrizeps-Sehnen-Naht														
CAVE	• Beachten der Flexionsgrenzen • Applikation von Extensions-Schienen ◦ dann meist VB erlaubt ◦ Beachten der Aktivität des M. quadriceps femoris auch in Extension						langsamer Abbau der Bewegungsgrenzen je nach Schema						• VB nach drei Monaten • dynamisches Stabilisationstraining bei ausreichender Propriozeption	Sportarten mit Sprüngen allmählich wieder möglich	Kontaktsportarten allmählich wieder möglich
Ratschläge	• frühes Propriozeptions-Training als Rezidivprophylaxe • bei Quadrizeps-Sehnen-Rekonstruktion: ◦ Therapie des Recessus suprapatellaris sehr effektiv bzgl. Knie-Mobilität												• statische Stabilisationsfähigkeit als Basis für dynamische Stabilisation • Rezidivgefahr bei zu frühen dynamischen Stabilisationsexzessen		
Physiotherapeutischer Fokus	• Erhalt der Mobilität der benachbarten Gelenke unter Berücksichtigung der ärztlichen Bewegungs- und Belastungsgrenzen • Erhalt der Muskellängen • Fördern der Reinnervation • Fördern der Propriozeption						• funktionelles Beinachsentraining • zunehmend ADL-Aktivitäten unter Erhalt der axialen Belastungslinie • Gleichgewichtsübungen • Gangschulung auf unebenem Untergrund • abschließend arbeits- oder sportbezogene Aktivitäten und Belastungssituationen								

4.1.5 Verletzungen des Oberschenkels

Tab. 4.18 Optionales Behandlungsschema: Distale Femur-Fraktur.

	Angabe der postoperativen Wochen bzw. Monate														
	1	2	3	4	5	6	7	8	9	10	11	12	6 Monate	12 Monate	24 Monate
Röntgenkontrolle						X						X		X	
Belastungsgrenzen (in kg)	0 15					30 HK						VB			
meiste verwendete Osteosynthese-Art	• bei transversaler Frakturlinie und ausreichend langem distalen Fraktur-Anteil ◦ Osteosynthese mit Marknagel • bei komplexen Frakturen ◦ Platten-Osteosynthese														
CAVE	• Beachten der Bewegungsgrenzen • Beachten von Hebelwirkungen • Vermeiden der aktiven Streckhebung des Beins						Steigerung der Belastung zunächst axial, dann erst aus leichter Flexion des Knies						• langsamer Aufbau zu sportlichen Aktivitäten • keine Kontaktsportarten	Sportarten mit Sprüngen allmählich wieder möglich	Kontaktsportarten allmählich wieder möglich
Ratschläge	• Beachten der Weichteildefekte bei offenen Frakturen • Therapie der Verklebungen am Recessus suprapatellaris • Therapie der ventralen Kapsel • Mobilisation der Patella														
Physiotherapeutischer Fokus	• Erhalt der Mobilität der benachbarten Gelenke unter Berücksichtigung der ärztlichen Bewegungs- und Belastungsgrenzen • Erhalt der Muskellängen • Fördern der Weichteil- und Gewebe-Verschiebbarkeit						• funktionelles Beinachsentraining • zunehmend ADL-Aktivitäten unter Erhalt der axialen Belastungslinie • Gleichgewichtsübungen • Gangschulung auf unebenem Untergrund • abschließend arbeits- oder sportbezogene Aktivitäten und Belastungssituationen								

Tab. 4.19 Optionales Behandlungsschema: Fraktur der Femur-Kondylen.

	Angabe der postoperativen Wochen bzw. Monate														
	1	2	3	4	5	6	7	8	9	10	11	12	6 Monate	12 Monate	24 Monate
Röntgenkontrolle						X						X		X	
Belastungsgrenzen (in kg)	0 15					30 HK						VB			
meiste verwendete Osteosynthese-Art	• Platten-Osteosynthese (T-Platten, L-Platten) ◦ Diffizile Fixation des distalen Frakturelementes (Kondylus)														
CAVE	• Beachten der Bewegungsgrenzen • Vermeiden von Druck auf den Fraktur-Bereich						• keine forcierte Steigerung der Belastung • intraartikuläre Frakturen mit Gefahr von Stufenbildungen im Knorpelgewebe						• langsamer Aufbau zu sportlichen Aktivitäten • keine Kontaktsportarten	Sportarten mit Sprüngen allmählich wieder möglich	Kontaktsportarten allmählich wieder möglich
Ratschläge	• Beachten der Weichteildefekte bei intraartikulären Frakturen • Therapie der Verklebungen am Recessus suprapatellaris • Therapie der ventralen Kapsel • Mobilisation der Patella												• Vermeiden von Stoß- und Scherkräften bei intraartikulären Frakturen während des Belastungsaufbaus • ausreichend Zeit für das Gewöhnen an die neue Biomechanik		
Physiotherapeutischer Fokus	• Erhalt der Mobilität der benachbarten Gelenke unter Berücksichtigung der ärztlichen Bewegungs- und Belastungsgrenzen • Erhalt der Muskellängen • Fördern der Weichteil- und Gewebe-Verschiebbarkeit						• funktionelles Beinachsentraining • zunehmend ADL-Aktivitäten unter Erhalt der axialen Belastungslinie • Gleichgewichtsübungen • Gangschulung auf unebenem Untergrund • abschließend arbeits- oder sportbezogene Aktivitäten und Belastungssituationen								

Tab. 4.20 Optionales Behandlungsschema: Proximale Femur-Fraktur.

	Angabe der postoperativen Wochen bzw. Monate														
	1	2	3	4	5	6	7	8	9	10	11	12	6 Monate	12 Monate	24 Monate
Röntgenkontrolle						X						X		X	
Belastungsgrenzen (in kg)	0 VB					30 VB						VB			
meiste verwendete Osteosynthese-Art	• bei transversaler Frakturlinie und ausreichend langem proximalem Fraktur-Anteil ○ Osteosynthese mit Marknagel • bei komplexen Frakturen ○ Platten-Osteosynthese														
CAVE	• Beachten der Bewegungsgrenzen • Beachten von Hebelwirkungen • Vermeiden der aktiven Streckhebung des Beins						Steigerung der Belastung zunächst axial, dann erst aus leichter Flexion des Knies						• langsamer Aufbau zu sportlichen Aktivitäten • keine Kontaktsportarten	Sportarten mit Sprüngen allmählich wieder möglich	Kontaktsportarten allmählich wieder möglich
Ratschläge	• Beachten der Weichteildefekte bei offenen Frakturen • Therapie der Verklebungen am ventralen Oberschenkel • Therapie distaler Verklebungen wegen Einblutung der Faszien • Mobilisation der Patella														
Physiotherapeutischer Fokus	• Erhalt der Mobilität der benachbarten Gelenke unter Berücksichtigung der ärztlichen Bewegungs- und Belastungsgrenzen • Erhalt der Muskellängen • Fördern der Weichteil- und Gewebe-Verschiebbarkeit						• funktionelles Beinachsentraining • zunehmend ADL-Aktivitäten unter Erhalt der axialen Belastungslinie • Gleichgewichtsübungen • Gangschulung auf unebenem Untergrund • abschließend arbeits- oder sportbezogene Aktivitäten und Belastungssituationen								

Tab. 4.21 Optionales Behandlungsschema: Subtrochantäre Femur-Fraktur.

	Angabe der postoperativen Wochen bzw. Monate														
	1	2	3	4	5	6	7	8	9	10	11	12	6 Monate	12 Monate	24 Monate
Röntgenkontrolle						X						X		X	
Belastungsgrenzen (in kg)	0 15					30 HK						VB			
meiste verwendete Osteosynthese-Art	• bei einfachen Frakturen: ○ Osteosynthese mit Dynamischer Hüftschraube (DHS) ○ Osteosynthese mit Marknagel • bei Mitbeteiligung des Trochanter major: ○ Schrauben-Osteosynthese zur entsprechenden Refixation ○ postoperatives Beachten der „Trochanter-Maßnahmen“: – keine aktive Abduktion – keine passive Adduktion – keine Rotation – Flexionsgrenzen – Teilbelastung														
CAVE	• Beachten der Flexionsgrenzen • Beachten der Teilbelastung • Vermeiden der aktiven Streckhebung des Beins • bei Mitbeteiligung des Trochanter major: Beachten der „Trochanter-Maßnahmen“						Steigerung der Belastung zunächst axial, dann erst aus leichter Flexion des Knies						• langsamer Aufbau zu sportlichen Aktivitäten • keine Kontaktsportarten	Sportarten mit Sprüngen allmählich wieder möglich	Kontaktsportarten allmählich wieder möglich

Fortsetzung ►

Tab. 4.21 Fortsetzung

	Angabe der postoperativen Wochen bzw. Monate														
	1	2	3	4	5	6	7	8	9	10	11	12	6 Monate	12 Monate	24 Monate
Ratschläge	• große Bedeutung der „Patient Education“ bzgl. ADLs • Patienten meist mit wenig Schmerzen oder schmerzfrei														
Physiotherapeutischer Fokus	• Erhalt der Mobilität der benachbarten Gelenke unter Berücksichtigung der ärztlichen Bewegungs- und Belastungsgrenzen • Erhalt der Muskellängen • Fördern der Weichteil- und Gewebe-Verschiebbarkeit						• funktionelles Beinachsentraining • zunehmend ADL-Aktivitäten unter Erhalt der axialen Belastungslinie • Gleichgewichtsübungen • Gangschulung auf unebenem Untergrund • abschließend arbeits- oder sportbezogene Aktivitäten und Belastungssituationen								

Tab. 4.22 Optionales Behandlungsschema: Ausriss des Trochanter major.

	Angabe der postoperativen Wochen bzw. Monate														
	1	2	3	4	5	6	7	8	9	10	11	12	6 Monate	12 Monate	24 Monate
Röntgenkontrolle						X						X		X	
Belastungsgrenzen (in kg)	0 15					30 HK						VB			
meiste verwendete Osteosynthese-Art	• Schrauben-Osteosynthese zur Refixation des Trochanter major • Abtragen des Trochanter major auch bei chirurgischer Hüftluxation • postoperatives Beachten der „Trochanter-Maßnahmen“: ◦ keine aktive Abduktion ◦ keine passive Adduktion ◦ keine Rotation ◦ Flexionsgrenzen ◦ Teilbelastung														
CAVE	• Beachten der „Trochanter-Maßnahmen“						Steigerung der Belastung zunächst axial, dann erst aus leichter Flexion des Knies						• langsamer Aufbau zu sportlichen Aktivitäten • keine Kontakt-sportarten	Sportarten mit Sprüngen allmählich wieder möglich	Kontakt-sportarten allmählich wieder möglich
Ratschläge	• große Bedeutung der „Patient Education“ bzgl. ADLs • Patienten meist mit wenig Schmerzen oder schmerzfrei														
Physiotherapeutischer Fokus	• Erhalt der Mobilität der benachbarten Gelenke unter Berücksichtigung der ärztlichen Bewegungs- und Belastungsgrenzen • Erhalt der Muskellängen • Fördern der Weichteil- und Gewebe-Verschiebbarkeit						• funktionelles Beinachsentraining • zunehmend ADL-Aktivitäten unter Erhalt der axialen Belastungslinie • Gleichgewichtsübungen • Gangschulung auf unebenem Untergrund • abschließend arbeits- oder sportbezogene Aktivitäten und Belastungssituationen								

4.1.6 Verletzungen des Hüftgelenks

Tab. 4.23 Optionales Behandlungsschema: Acetabulum-Fraktur.

	Angabe der postoperativen Wochen bzw. Monate														
	1	2	3	4	5	6	7	8	9	10	11	12	6 Monate	12 Monate	24 Monate
Röntgenkontrolle						X						X	X	X	
Belastungsgrenzen (in kg)	0 15					30 HK						VB			
meiste verwendete Osteosynthese-Art	• Mechanismus des Trauma: ∘ direkte Gewalteinwirkung oft auf Trochanter major ∘ indirekte Gewalteinwirkung über das Kniegelenk („Dashboard injury“) ∘ oftmals Hüft-Luxation als Begleitverletzung ∘ Gefährdung der Nn. ischiadicus und femoralis • dislozierte Frakturen: ∘ Platten-Osteosynthese • nicht dislozierte Frakturen: ∘ Fraktur-Stücke weniger als 2 mm voneinander entfernt ∘ konservative Therapie • AO-Klassifikation: ∘ Typ A1–3: – senkrechte Frakturlinie – vorderer oder hinterer statischer Pfeiler intakt ∘ Typ B1–3: – waagrechte Frakturlinie – Verlust der Statik – Teil des oberen Pfannenrandes am Darmbein intakt ∘ Typ C 1–3: – waagrechte Frakturlinie mit langem Verlauf – vollständige Abtrennung der Pfannenbruchstücke vom Darmbein														
CAVE	• Beachten der Bewegungsgrenzen • Entlastung • keine aktive Streckhebung des Beins						• vorsichtige und langsame Steigerung der Belastung • Nekrose des Hüftkopfs imponiert mit konstanten Schmerzen						• langsamer Aufbau zu sportlichen Aktivitäten • keine Kontaktsportarten	Sportarten mit Sprüngen allmählich wieder möglich	Kontaktsportarten allmählich wieder möglich
Ratschläge	• große Bedeutung der „Patient Education“ bzgl. lang andauernder Bewegungs- und Belastungsgrenzen												Vermeiden von Impact-Sport-Arten (viele Sprünge, abrupte Bewegungen)		
Physiotherapeutischer Fokus	• Erhalt der Mobilität der benachbarten Gelenke unter Berücksichtigung der ärztlichen Bewegungs- und Belastungsgrenzen • Erhalt der Muskellängen • ADL-Schulung						• funktionelles Beinachsentraining • zunehmend ADL-Aktivitäten unter Erhalt der axialen Belastungslinie • Gleichgewichtsübungen • Gangschulung auf unebenem Untergrund • abschließend arbeits- oder sportbezogene Aktivitäten und Belastungssituationen								

Tab. 4.24 Optionales Behandlungsschema: Femurkopf-Fraktur.

	Angabe der postoperativen Wochen bzw. Monate														
	1	2	3	4	5	6	7	8	9	10	11	12	6 Monate	12 Monate	24 Monate
Röntgenkontrolle						X						X		X	
Belastungsgrenzen (in kg)	0 15					30 HK						VB			
meiste verwendete Osteosynthese-Art	• Mechanismus des Trauma: ◦ indirekte Gewalteinwirkung über das Kniegelenk („Dashboard injury“) ◦ häufige Begleitverletzungen: – Hüft-Luxation – Acetabulum-Fraktur • dislozierte Frakturen: ◦ Schrauben-Osteosynthese ◦ Fixation der Frakturteile mit Spickdrähten														
CAVE	• Beachten der Flexionsgrenzen • keine aktive Streckhebung des Beins wegen Gefahr für Nekrose des Hüftkopfs						• vorsichtige und langsame Steigerung der Belastung • Nekrose des Hüftkopfs imponiert mit konstanten Schmerzen						• langsamer Aufbau zu sportlichen Aktivitäten • keine Kontaktsportarten	Sportarten mit Sprüngen allmählich wieder möglich	Kontaktsportarten allmählich wieder möglich
Ratschläge	• große Bedeutung der „Patient Education“ bzgl. lang andauernder Bewegungs- und Belastungsgrenzen												Vermeiden von Impact-Sport-Arten (viele Sprünge, abrupte Bewegungen)		
Physiotherapeutischer Fokus	• Erhalt der Mobilität der benachbarten Gelenke unter Berücksichtigung der ärztlichen Bewegungs- und Belastungsgrenzen • Erhalt der Muskellängen • ADL-Schulung						• funktionelles Beinachsentraining • zunehmend ADL-Aktivitäten unter Erhalt der axialen Belastungslinie • Gleichgewichtsübungen • Gangschulung auf unebenem Untergrund • abschließend arbeits- oder sportbezogene Aktivitäten und Belastungssituationen								

Tab. 4.25 Optionales Behandlungsschema: Femurkopf-Nekrose.

	Angabe der postoperativen Wochen bzw. Monate														
	1	2	3	4	5	6	7	8	9	10	11	12	6 Monate	12 Monate	24 Monate
Röntgenkontrolle						X						X	X	X	
Belastungsgrenzen (in kg)	0 15					30 HK						VB			
meiste verwendete Osteosynthese-Art	• Ätiologie: ◦ aseptische Knochennekrose: partielles Absterben des Femur-Kopfes wegen Minderdurchblutung ◦ Nomenklatur bei Apparanz im infantilen Alter: „Morbus Perthes“ • Therapie: ◦ Implantation einer Totalendoprothese (Hüft-TEP) ◦ selten Arthrodese														
CAVE	• Entlastung bei Erhaltung des Hüftkopfs • Beachten der postoperativen Bewegungs- und Belastungsgrenzen bei TEP-Implantation						• vorsichtige und langsame Steigerung der Belastung • Nekrose des Hüftkopfs imponiert mit konstanten Schmerzen						• langsamer Aufbau zu sportlichen Aktivitäten • keine Kontaktsportarten	Sportarten mit Sprüngen allmählich wieder möglich	Kontaktsportarten allmählich wieder möglich
Ratschläge	• große Bedeutung der „Patient Education“ bzgl. lang andauernder Bewegungs- und Belastungsgrenzen												Vermeiden von Impact-Sport-Arten (viele Sprünge, abrupte Bewegungen)		
Physiotherapeutischer Fokus	• Erhalt der Mobilität der benachbarten Gelenke unter Berücksichtigung der ärztlichen Bewegungs- und Belastungsgrenzen • Erhalt der Muskellängen • ADL-Schulung						• funktionelles Beinachsentraining • zunehmend ADL-Aktivitäten unter Erhalt der axialen Belastungslinie • Gleichgewichtsübungen • Gangschulung auf unebenem Untergrund • abschließend arbeits- oder sportbezogene Aktivitäten und Belastungssituationen								

Tab. 4.26 Optionales Behandlungsschema: Hüft-Luxation.

	Angabe der postoperativen Wochen bzw. Monate														
	1	2	3	4	5	6	7	8	9	10	11	12	6 Monate	12 Monate	24 Monate
Röntgenkontrolle						X						X	X	X	
Belastungsgrenzen (in kg)	0 15					30 HK						VB			
meiste verwendete Osteosynthese-Art	• Begleitverletzungen der traumatischen Hüft-Luxation: ◦ Schenkelhals-Fraktur ◦ Acetabulum-Fraktur ◦ Läsionen von Nerven und Gefäßen • Therapie: ◦ Operative Reponierung ◦ bei Zugang über Trochanter-Osteotomie: Beachten der „Trochanter-Maßnahmen“: – keine aktive Abduktion – keine passive Adduktion – keine Rotation – Flexionsgrenzen – Teilbelastung														
CAVE	• Entlastung • Beachten der Bewegungsgrenzen • keine aktive Streckhebung des Beins						• vorsichtige und langsame Steigerung der Belastung • Nekrose des Hüftkopfs imponiert mit konstanten Schmerzen						• langsamer Aufbau zu sportlichen Aktivitäten • keine Kontakt-sportarten	Sportarten mit Sprüngen allmählich wieder möglich	Kontakt-sportarten allmählich wieder möglich
Ratschläge	• große Bedeutung der „Patient Education“ bzgl. lang andauernder Bewegungs- und Belastungsgrenzen												Vermeiden von Impact-Sport-Arten (viele Sprünge, abrupte Bewegungen)		
Physiotherapeutischer Fokus	• Erhalt der Mobilität der benachbarten Gelenke unter Berücksichtigung der ärztlichen Bewegungs- und Belastungsgrenzen • Erhalt der Muskellängen • ADL-Schulung						• funktionelles Beinachsentraining • zunehmend ADL-Aktivitäten unter Erhalt der axialen Belastungslinie • Gleichgewichtsübungen • Gangschulung auf unebenem Untergrund • abschließend arbeits- oder sportbezogene Aktivitäten und Belastungssituationen								

Tab. 4.27 Optionales Behandlungsschema: Hüft-Impingement.

	Angabe der postoperativen Wochen bzw. Monate														
	1	2	3	4	5	6	7	8	9	10	11	12	6 Monate	12 Monate	24 Monate
Röntgenkontrolle						X						X	X	X	
Belastungsgrenzen (in kg)	0 15					30 HK						VB			
meiste verwendete Osteosynthese-Art	• Femoro-Acetabuläres-Impingement (FAI): ◦ Enge-Syndrom zwischen Hüftkopf und -pfanne ◦ knöcherner Anschlag zwischen gelenknahem Anteil des Oberschenkelknochens und Hüftpfanne ◦ einschießende Leistenschmerzen bei Flexion oder Innenrotation • Ursache: ◦ mechanischer Konflikt zwischen vorderem Pfannenrand oder der zirkulären knorpligen Gelenklippe und vorderem Schenkelhals ◦ Differenzierung: – Pincer-FAI: Fehlstellung der Hüftpfanne in Form einer Retrotorsion oder zu stark ausgeprägter Femurkopf-Überdachung – Cam-FAI: knöcherne Vorsprünge am gelenknahen Oberschenkelhals – zumeist Kombination aus Pincer-FAI und Cam-FAI – Operationsart arthroskopisch oder offen (Trochanter-Osteotomie) • Therapie: ◦ Arthroskopie ◦ bei Zugang über Trochanter-Osteotomie: Beachten der „Trochanter-Maßnahmen“: – keine aktive Abduktion – keine passive Adduktion – keine Rotation – Flexionsgrenzen – Teilbelastung														

Fortsetzung ►

Tab. 4.27 Fortsetzung

	Angabe der postoperativen Wochen bzw. Monate														
	1	2	3	4	5	6	7	8	9	10	11	12	6 Monate	12 Monate	24 Monate
CAVE	• Entlastung • Beachten der Bewegungsgrenzen • keine aktive Streckhebung des Beins						• vorsichtige und langsame Steigerung der Belastung • Nekrose des Hüftkopfs imponiert mit konstanten Schmerzen						• langsamer Aufbau zu sportlichen Aktivitäten • keine Kontaktsportarten	Sportarten mit Sprüngen allmählich wieder möglich	Kontaktsportarten allmählich wieder möglich
Ratschläge	• große Bedeutung der „Patient Education" bzgl. lang andauernder Bewegungs- und Belastungsgrenzen												Vermeiden von Impact-Sport-Arten (viele Sprünge, abrupte Bewegungen)		
Physiotherapeutischer Fokus	• Erhalt der Mobilität der benachbarten Gelenke unter Berücksichtigung der ärztlichen Bewegungs- und Belastungsgrenzen • Erhalt der Muskellängen • ADL-Schulung						• funktionelles Beinachsentraining • zunehmend ADL-Aktivitäten unter Erhalt der axialen Belastungslinie • Gleichgewichtsübungen • Gangschulung auf unebenem Untergrund • abschließend arbeits- oder sportbezogene Aktivitäten und Belastungssituationen								

4.2 Optionale Behandlungsschemata – Rumpf

4.2.1 Verletzungen des Beckens

Tab. 4.28 Optionales Behandlungsschema: Stabile Becken-Fraktur Typ A.

	Angabe der postoperativen Wochen bzw. Monate														
	1	2	3	4	5	6	7	8	9	10	11	12	6 Monate	12 Monate	24 Monate
Röntgenkontrolle						X						X		X	
Belastungsgrenzen (in kg)	15 HK					30 VB						VB			
meiste verwendete Osteosynthese-Art	• Therapie bei stabilen Beckenfrakturen vom Typ A: ○ meist konservativ ○ Teilbelastung von 15 kg bis Vollbelastung je nach Lokalisation der Fraktur ○ meist keine Bewegungsgrenzen • Begleitverletzungen: ○ selten neurologische Defizite														
CAVE	• Vermeiden ausladender Bewegungen mit den Beinen • keine endgradigen Mobilisationen						• langsame Steigerung der Belastung • Beachten, dass Patienten zumeist wenig Schmerzen haben • Beachten der Wundheilungsphasen						• langsamer Aufbau zu sportlichen Aktivitäten • keine Kontaktsportarten	Sportarten mit Sprüngen allmählich wieder möglich	Kontaktsportarten allmählich wieder möglich
Ratschläge	muskuläres Rumpf- und Beckenstabilisationstraining als gute Voraussetzung für komplikationsarmen Belastungsaufbau												• lange Beschwerden bei: ○ sitzenden Sportarten ○ Belastung der Adduktoren ○ entsprechend langsame Steigerung der Belastung		
Physiotherapeutischer Fokus	• Erhalt der Mobilität der benachbarten Gelenke unter Berücksichtigung der ärztlichen Bewegungs- und Belastungsgrenzen • Training der Rumpfstabilität • Erhalt der Muskellängen • Fördern der Desensibilisierung • Fördern der Reinnervation						• funktionelles Beinachsentraining • zunehmend ADL-Aktivitäten unter Erhalt der axialen Belastungslinie • Gleichgewichtsübungen • Gangschulung auf unebenem Untergrund • abschließend arbeits- oder sportbezogene Aktivitäten und Belastungssituationen								

Tab. 4.29 Optionales Behandlungsschema: Instabile Becken-Fraktur Typ B.

	Angabe der postoperativen Wochen bzw. Monate														
	1	2	3	4	5	6	7	8	9	10	11	12	6 Monate	12 Monate	24 Monate
Röntgenkontrolle						X						X		X	
Belastungsgrenzen (in kg)	15 HK					30 VB						VB			
meiste verwendete Osteosynthese-Art	• Rotations-Instabilität bei: ○ Sprengung der vorderen Beckenanteile ○ Verschiebungen der hinteren Strukturen ○ „Open-book-Fraktur" bei außenrotierter Beckenhälfte • Therapie bei instabilen Beckenfrakturen vom Typ B: ○ konservativ bei vertikaler Stabilität ○ Platten- oder Schrauben-Osteosynthese														
CAVE	• Vermeiden ausladender Bewegungen mit den Beinen • keine endgradigen Mobilisationen • Beachten von Hebelwirkungen der Arme und Beine auf den Rumpf						• langsame Steigerung der Belastung • Beachten, dass Patienten zumeist massive Schmerzen haben • Beachten der Wundheilungsphasen						• langsamer Aufbau zu sportlichen Aktivitäten • keine Kontaktsportarten	Sportarten mit Sprüngen allmählich wieder möglich	Kontaktsportarten allmählich wieder möglich
Ratschläge	muskuläres Rumpf- und Beckenstabilisationstraining als gute Voraussetzung für komplikationsarmen Belastungsaufbau												• lange Beschwerden bei: ○ sitzenden Sportarten ○ Belastung der Adduktoren ○ entsprechend langsame Steigerung der Belastung		
Physiotherapeutischer Fokus	• Erhalt der Mobilität der benachbarten Gelenke unter Berücksichtigung der ärztlichen Bewegungs- und Belastungsgrenzen • Training der Rumpfstabilität • Erhalt der Muskellängen • Fördern der Desensibilisierung • Fördern der Reinnervation						• funktionelles Beinachsentraining • zunehmend ADL-Aktivitäten unter Erhalt der axialen Belastungslinie • Gleichgewichtsübungen • Gangschulung auf unebenem Untergrund • abschließend arbeits- oder sportbezogene Aktivitäten und Belastungssituationen								

Tab. 4.30 Optionales Behandlungsschema: Instabile Becken-Fraktur Typ C.

	Angabe der postoperativen Wochen bzw. Monate														
	1	2	3	4	5	6	7	8	9	10	11	12	6 Monate	12 Monate	24 Monate
Röntgenkontrolle						X						X		X	
Belastungsgrenzen (in kg)	15 HK					30 VB						VB			
meiste verwendete Osteosynthese-Art	• vertikale Instabilität und Rotations-Instabilität mit Begleitverletzungen ○ Läsion des vorderen und hinteren Beckenrings • Therapie bei instabilen Beckenfrakturen vom Typ C: ○ Platten- oder Schrauben-Osteosynthese ○ im Notfall: Osteosynthese mit Fixateur externe														
CAVE	• Vermeiden ausladender Bewegungen mit den Beinen • keine endgradigen Mobilisationen • Beachten von Hebelwirkungen der Arme und Beine auf den Rumpf						• langsame Steigerung der Belastung • Beachten, dass Patienten zumeist massive Schmerzen haben • Beachten der Wundheilungsphasen						• langsamer Aufbau zu sportlichen Aktivitäten • keine Kontaktsportarten	Sportarten mit Sprüngen allmählich wieder möglich	Kontaktsportarten allmählich wieder möglich
Ratschläge	muskuläres Rumpf- und Beckenstabilisationstraining als gute Voraussetzung für komplikationsarmen Belastungsaufbau												• lange Beschwerden bei: ○ sitzenden Sportarten ○ Belastung der Adduktoren ○ entsprechend langsame Steigerung der Belastung		

Fortsetzung ▶

Tab. 4.30 Fortsetzung

	Angabe der postoperativen Wochen bzw. Monate														
	1	2	3	4	5	6	7	8	9	10	11	12	6 Monate	12 Monate	24 Monate
Physiotherapeutischer Fokus	• Erhalt der Mobilität der benachbarten Gelenke unter Berücksichtigung der ärztlichen Bewegungs- und Belastungsgrenzen • Training der Rumpfstabilität • Erhalt der Muskellängen • Fördern der Desensibilisierung • Fördern der Reinnervation						• funktionelles Beinachsentraining • zunehmend ADL-Aktivitäten unter Erhalt der axialen Belastungslinie • Gleichgewichtsübungen • Gangschulung auf unebenem Untergrund • abschließend arbeits- oder sportbezogene Aktivitäten und Belastungssituationen								

4.2.2 Verletzungen der Wirbelsäule

Tab. 4.31 Optionales Behandlungsschema: Wirbel-Fraktur Typ A.

	Angabe der postoperativen Wochen bzw. Monate														
	1	2	3	4	5	6	7	8	9	10	11	12	6 Monate	12 Monate	24 Monate
Röntgenkontrolle						X						X		X	
Belastungsgrenzen (in kg) beim Tragen von Gegenständen	0 15					5 15						VB			
meiste verwendete Osteosynthese-Art	• Typ-A-Fraktur-Klassifikation nach Magerl: ○ ventrale Kompressionsverletzung ○ intakte dorsale Strukturen der Wirbelsäule als Schutz vor Hyperextension ○ Subklassifikation: – Typ-A1: Impaktionsbrüche, stabil – Typ-A2: Spaltbrüche, stabil bis instabil – Typ-A3: Berstungsbrüche, sehr instabil • stabile Frakturen: ○ konservative Therapie mit 3-Punkt-Korsett • instabile Frakturen: ○ Osteosynthese mit Fixateur interne														
CAVE	• Vermeiden ausladender Bewegungen mit den Beinen • Vermeiden von Rotations-Übungen • Beachten von Hebelwirkungen der Arme und Beine auf den Rumpf • Vermeiden lang anhaltender Rumpf-Flexion • Rücken-Hygiene						langsame Steigerung der Bewegungen bei muskulärer Stabilität mit Übergang in funktionelle Ausgangsstellungen						• langsamer Aufbau zu sportlichen Aktivitäten • keine Kontakt-sportarten	Sportarten mit Sprüngen allmählich wieder möglich	Kontakt-sportarten allmählich wieder möglich
Ratschläge	• Beachten des unterschiedlichen postoperativen Verhaltens der Patienten: ○ schmerzfreie Patienten: „Patient Education“ mit Blick auf die Wundheilungsphasen														
Physiotherapeutischer Fokus	• Erhalt der Mobilität der benachbarten Gelenke unter Berücksichtigung der ärztlichen Bewegungs- und Belastungsgrenzen • isometrisches Training der Rumpfstabilität • Erhalt der Muskellängen • Fördern der Desensibilisierung • Fördern der Reinnervation						• funktionelles Beinachsentraining • Aufbau funktionellen rückengerechten Verhaltens • zunehmend ADL-Aktivitäten unter Erhalt der axialen Belastungslinie • muskuläre Rumpfstabilität im zunehmenden Verlauf auch aus Zwangspositionen • Gleichgewichtsübungen • Gangschulung auf unebenem Untergrund • abschließend arbeits- oder sportbezogene Aktivitäten und Belastungssituationen								

Tab. 4.32 Optionales Behandlungsschema: Wirbel-Fraktur Typ B.

	Angabe der postoperativen Wochen bzw. Monate														
	1	2	3	4	5	6	7	8	9	10	11	12	6 Monate	12 Monate	24 Monate
Röntgenkontrolle						X						X		X	
Belastungsgrenzen (in kg) beim Tragen von Gegenständen	0 15					5 15						VB			
meiste verwendete Osteosynthese-Art	• Typ-B-Fraktur-Klassifikation nach Magerl: ○ Distraktionsverletzung des Wirbelkörpers ○ partieller oder kompletter Verlust der Bandstabilität ○ Verlust der Stabilität bei axialer Kompression ○ Verlust der Stabilität bei Flexion, Extension und ggf. Rotation ○ Subklassifikation: ○ Flexions- vs. Extensionsverletzungen ○ mit/ohne Luxation nach ventral/dorsal • Komplikationen: ○ seitliche Verschiebungen ○ direkte Schädigung der Bandscheiben • instabile Frakturen: ○ Osteosynthese mit: – Fixateur interne – Beckenspan – „Cage“														
CAVE	• Vermeiden ausladender Bewegungen • Vermeiden von Rotations-Übungen • Beachten von Hebelwirkungen der Arme und Beine auf den Rumpf • Vermeiden lang anhaltender Rumpf-Flexion • Rücken-Hygiene						langsame Steigerung der Bewegungen bei muskulärer Stabilität mit Übergang in funktionelle Ausgangsstellungen						• langsamer Aufbau zu sportlichen Aktivitäten • keine Kontakt-sportarten	Sportarten mit Sprüngen allmählich wieder möglich	Kontakt-sportarten allmählich wieder möglich
Ratschläge	• Beachten des unterschiedlichen postoperativen Verhaltens der Patienten: ○ schmerzfreie Patienten: „Patient Education“ mit Blick auf die Wundheilungsphasen														
Physiotherapeutischer Fokus	• Erhalt der Mobilität der benachbarten Gelenke unter Berücksichtigung der ärztlichen Bewegungs- und Belastungsgrenzen • isometrisches Training der Rumpfstabilität • Erhalt der Muskellängen • Fördern der Desensibilisierung • Fördern der Reinnervation						• funktionelles Beinachsentraining • Aufbau funktionellen rückengerechten Verhaltens • zunehmend ADL-Aktivitäten unter Erhalt der axialen Belastungslinie • muskuläre Rumpfstabilität im zunehmenden Verlauf auch aus Zwangspositionen • Gleichgewichtsübungen • Gangschulung auf unebenem Untergrund • abschließend arbeits- oder sportbezogene Aktivitäten und Belastungssituationen								

Tab. 4.33 Optionales Behandlungsschema: Wirbel-Fraktur Typ C.

	Angabe der postoperativen Wochen bzw. Monate														
	1	2	3	4	5	6	7	8	9	10	11	12	6 Monate	12 Monate	24 Monate
Röntgenkontrolle						X						X		X	
Belastungsgrenzen (in kg) beim Tragen von Gegenständen	0 1					1 5						15 VB			
meiste verwendete Osteosynthese-Art	• Typ-C-Fraktur-Klassifikation nach Magerl: ∘ Zerreißung der dorsalen Bandstrukturen ∘ ventraler Wirbelkörperbruch ∘ zusätzliche Rotations-Komponente des Trauma ∘ Subklassifikation: – Typ C 1: Typ-A-Wirbel-Fraktur mit zusätzlicher Rotationskomponente – Typ C 2: Typ-B-Wirbel-Fraktur mit zusätzlicher Rotationskomponente – Typ C 3: Rotations-Scherbruch, meist hochgradig instabil • Komplikationen: ∘ Lähmung wegen gravierender Instabilität • Begleitverletzungen der Organe • instabile Frakturen: ∘ Osteosynthese mit: – Fixateur interne – Beckenspan – „Cage“ ∘ Zusatzversorgung mit: – Zervikalstütze – 3-Punkt-Korsett														
CAVE	• Vermeiden ausladender Bewegungen • Vermeiden von Rotations-Übungen • Beachten von Hebelwirkungen der Arme und Beine auf den Rumpf • Vermeiden lang anhaltender Rumpf-Flexion • Rücken-Hygiene						langsame Steigerung der Bewegungen bei muskulärer Stabilität mit Übergang in funktionelle Ausgangsstellungen						• langsamer Aufbau zu sportlichen Aktivitäten • keine Kontakt-sportarten	Sportarten mit Sprüngen allmählich wieder möglich	Kontakt-sportarten allmählich wieder möglich
Ratschläge	• Beachten des unterschiedlichen postoperativen Verhaltens der Patienten: ∘ schmerzfreie Patienten: „Patient Education“ mit Blick auf die Wundheilungsphasen														
Physiotherapeutischer Fokus	• Erhalt der Mobilität der benachbarten Gelenke unter Berücksichtigung der ärztlichen Bewegungs- und Belastungsgrenzen • isometrisches Training der Rumpfstabilität • Erhalt der Muskellängen • Fördern der Desensibilisierung • Fördern der Reinnervation						• funktionelles Beinachsentraining • Aufbau funktionellen rückengerechten Verhaltens • zunehmend ADL-Aktivitäten unter Erhalt der axialen Belastungslinie • muskuläre Rumpfstabilität im zunehmenden Verlauf auch aus Zwangspositionen • Gleichgewichtsübungen • Gangschulung auf unebenem Untergrund • abschließend arbeits- oder sportbezogene Aktivitäten und Belastungssituationen								

4.2.3 Verletzungen des Thorax

Tab. 4.34 Optionales Behandlungsschema: Rippen-Fraktur.

	Angabe der postoperativen Wochen bzw. Monate														
	1	2	3	4	5	6	7	8	9	10	11	12	6 Monate	12 Monate	24 Monate
Röntgenkontrolle		(X)				X						X		X	
meiste verwendete Osteosynthese-Art	• konservative Versorgung auf Grund sehr guter Heilungstendenz: ○ Stabilität durch Muskelkorsett • Komplikationen: ○ Pneumothorax ○ Lungenkontusion ○ Einblutung in Lunge oder Brustkorb • Begleitverletzungen: ○ Läsion oder Ruptur der Milz • instabile Frakturen: ○ instabiler Thorax mit paradoxer Atmung														
CAVE	• Beachten der Bauchatmung • Beachten der schmerzbedingten Hemmung der Inspiration • Pneumonie-Gefahr						• lange Schmerzsymptomatik bei Rippenfrakturen • langsames Erarbeiten der endgradigen Beweglichkeit der Wirbelsäule						• langsamer Aufbau zu sportlichen Aktivitäten • keine Kontaktsportarten	Sportarten mit Sprüngen allmählich wieder möglich	Kontaktsportarten allmählich wieder möglich
Ratschläge	• initiale Atemgymnastik sehr wichtig • Anleitung zu entsprechenden Heimübungen • „Patient Education" zur Verdeutlichung der Wichtigkeit der Atemgymnastik														
Physiotherapeutischer Fokus	• ADL-Schulung • leichte Übungen für den Rumpf im schmerzfreien Bereich • Fördern der allgemeinen Vitalfunktionen						• zunehmendes Fördern von ADL-Aktivitäten • abschließend arbeits- oder sportbezogene Aktivitäten und Belastungssituationen								

Tab. 4.35 Optionales Behandlungsschema: Sternum-Fraktur.

	Angabe der postoperativen Wochen bzw. Monate														
	1	2	3	4	5	6	7	8	9	10	11	12	6 Monate	12 Monate	24 Monate
Röntgenkontrolle		(X)				X						X		X	
meiste verwendete Osteosynthese-Art	• Ursache meist direkte Gewalteinwirkung auf das Brustbein • Fraktur-Linie horizontal zwischen Corpus und Manubrium sterni • konservative Versorgung auf Grund sehr guter Heilungstendenz: ○ Stabilität durch Muskelkorsett • Osteosynthese bei Pseudoarthrose														
CAVE	• Beachten der Bauchatmung • Beachten der schmerzbedingten Hemmung der Inspiration • Pneumonie-Gefahr						• lange Schmerzsymptomatik bei Sternumfrakturen • langsames Erarbeiten der endgradigen Beweglichkeit der Wirbelsäule						• langsamer Aufbau zu sportlichen Aktivitäten • keine Kontaktsportarten	Sportarten mit Sprüngen allmählich wieder möglich	Kontaktsportarten allmählich wieder möglich
Ratschläge	• initiale Atemgymnastik sehr wichtig • Anleitung zu entsprechenden Heimübungen • „Patient Education" zur Verdeutlichung der Wichtigkeit der Atemgymnastik														
Physiotherapeutischer Fokus	• ADL-Schulung • leichte Übungen für den Rumpf im schmerzfreien Bereich • Fördern der allgemeinen Vitalfunktionen						• zunehmendes Fördern von ADL-Aktivitäten • abschließend arbeits- oder sportbezogene Aktivitäten und Belastungssituationen								

4.3 Optionale Behandlungsschemata – Obere Extremität

4.3.1 Verletzungen des Schultergelenks

Tab. 4.36 Optionales Behandlungsschema: Humeruskopf-Fraktur.

	Angabe der postoperativen Wochen bzw. Monate														
	1	2	3	4	5	6	7	8	9	10	11	12	6 Monate	12 Monate	24 Monate
Röntgenkontrolle		(X)				X						X		X	
Belastungsgrenzen (in kg)	R BS					BS ÜS						VB			
meiste verwendete Osteosynthese-Art	• konservative Therapie: ◦ 80 % der Fälle ◦ Gilchrist- oder Desault-Verband für ca. 1 Woche ◦ regelmäßige Röntgenkontrolle ◦ Pendelübungen ◦ effektive Frühmobilisation wegen Versteifungstendenz der Schulter • operative Versorgung: ◦ subkapitale Fraktur: – Osteosynthese mit Spickdrähten ◦ Tuberculum-Abriss: – Schrauben-Osteosynthese – Osteosynthese mittels Zuggurtung ◦ Platten-Osteosynthese ◦ Implantation einer Totalendoprothese (Schulter-TEP)														
CAVE	• Beachten der Bewegungs- und Belastungsgrenzen • Vermeiden großer Hebelwirkungen						muskuläre Stabilität als Basis für handlungsorientierte Aktivität						Kraftsport allmählich wieder möglich	Vorsicht bei Sportarten mit großen Hebelwirkungen auf das Schultergelenk	
Ratschläge	• Erarbeiten des skapulo-thorakalen Rhythmus als Basis für spätere muskuläre Stabilität • Erarbeiten der muskulären Zentrierung des Humeruskopfes in der Gelenkpfanne												• initiales Einbeziehen des Eigengewichts des Arms in die Übungen • später Applikation zusätzlicher Gewichte am Arm		
Physiotherapeutischer Fokus	• Erhalt der Mobilität der benachbarten Gelenke unter Berücksichtigung der ärztlichen Bewegungs- und Belastungsgrenzen • Fördern von Propriozeption und Muskelaktivierung • Fördern von richtigen Aktivierungs- und Bewegungsmustern • Nutzen verschiedener Ausgangsstellungen						• zunehmender Belastungsaufbau: ◦ initial: kurze Hebel ◦ abschließend: lange Hebel mit Gewichten • Variationen von statischen und dynamischen Ausgangstellungen • arbeits- oder sportbezogene Aktivitäten und Belastungssituationen								

Tab. 4.37 Optionales Behandlungsschema: Scapula-Fraktur.

	Angabe der postoperativen Wochen bzw. Monate														
	1	**2**	**3**	**4**	**5**	**6**	**7**	**8**	**9**	**10**	**11**	**12**	**6 Monate**	**12 Monate**	**24 Monate**
Röntgenkontrolle		(X)				X						X		X	
Belastungsgrenzen (in kg)	R BS					BS ÜS						VB			
meiste verwendete Osteosynthese-Art	• klinisches Bild: ∘ Schmerz ∘ Bewegungseinschränkung ∘ Hämatom ∘ deformierte Kontur der Schulter • operative Versorgung: ∘ Glenoid-Fraktur: – Schrauben-Osteosynthese – Osteosynthese mit Spickdrähten ∘ Collum-Fraktur: – Osteosynthese mittels Zuggurtung ∘ Corpus-Fraktur: – Platten-Osteosynthese • Begleitverletzungen: ∘ Nervenläsion ∘ Schulterluxation ∘ Clavicula-Fraktur														
CAVE	• Beachten der Bewegungs- und Belastungsgrenzen • Vermeiden großer Hebelwirkungen						muskuläre Stabilität als Basis für handlungsorientierte Aktivität						Kraftsport allmählich wieder möglich	Vorsicht bei Sportarten mit großen Hebelwirkungen auf das Schultergelenk	
Ratschläge	• Erarbeiten des skapulo-thorakalen Rhythmus als Basis für spätere muskuläre Stabilität • Erarbeiten der muskulären Zentrierung des Humeruskopfes in der Gelenkpfanne												• initiales Einbeziehen des Eigengewichts des Arms in die Übungen • später Applikation zusätzlicher Gewichte am Arm		
Physiotherapeutischer Fokus	• Erhalt der Mobilität der benachbarten Gelenke unter Berücksichtigung der ärztlichen Bewegungs- und Belastungsgrenzen • Fördern von Propriozeption und Muskelaktivierung • Fördern von richtigen Aktivierungs- und Bewegungsmustern • Nutzen verschiedener Ausgangsstellungen						• zunehmender Belastungsaufbau: ∘ initial: kurze Hebel ∘ abschließend: lange Hebel mit Gewichten • Variationen von statischen und dynamischen Ausgangstellungen • arbeits- oder sportbezogene Aktivitäten und Belastungssituationen								

4.3.2 Verletzungen des Oberarms

Tab. 4.38 Optionales Behandlungsschema: Subkapitale Humerus-Schaft-Fraktur.

	Angabe der postoperativen Wochen bzw. Monate														
	1	2	3	4	5	6	7	8	9	10	11	12	6 Monate	12 Monate	24 Monate
Röntgenkontrolle		(X)				X						X		X	
Belastungsgrenzen (in kg)	R BS					BS ÜS						VB			
meiste verwendete Osteosynthese-Art	• konservative Therapie: ◦ 80 % der Fälle ◦ Gilchrist- oder Desault-Verband für ca. 1 Woche ◦ regelmäßige Röntgenkontrolle ◦ Pendelübungen ◦ effektive Frühmobilisation wegen Versteifungstendenz der Schulter • operative Versorgung: ◦ subkapitale Fraktur: – Osteosynthese mit Spickdrähten ◦ Tuberculum-Abriss: – Schrauben-Osteosynthese – Osteosynthese mittels Zuggurtung ◦ Platten-Osteosynthese ◦ Implantation einer Totalendoprothese (Schulter-TEP)														
CAVE	• Beachten der Bewegungs- und Belastungsgrenzen • Vermeiden großer Hebelwirkungen						muskuläre Stabilität als Basis für handlungsorientierte Aktivität						Kraftsport allmählich wieder möglich	Vorsicht bei Sportarten mit großen Hebelwirkungen auf das Schultergelenk	
Ratschläge	• Erarbeiten des skapulo-thorakalen Rhythmus als Basis für spätere muskuläre Stabilität • Erarbeiten der muskulären Zentrierung des Humeruskopfes in der Gelenkpfanne												• initiales Einbeziehen des Eigengewichts des Arms in die Übungen • später Applikation zusätzlicher Gewichte am Arm		
Physiotherapeutischer Fokus	• Erhalt der Mobilität der benachbarten Gelenke unter Berücksichtigung der ärztlichen Bewegungs- und Belastungsgrenzen • Fördern von Propriozeption und Muskelaktivierung • Fördern von richtigen Aktivierungs- und Bewegungsmustern • Nutzen verschiedener Ausgangsstellungen						• zunehmender Belastungsaufbau: ◦ initial: kurze Hebel ◦ abschließend: lange Hebel mit Gewichten • Variationen von statischen und dynamischen Ausgangstellungen • arbeits- oder sportbezogene Aktivitäten und Belastungssituationen								

Tab. 4.39 Optionales Behandlungsschema: Distale Humerus-Schaft-Fraktur.

	Angabe der postoperativen Wochen bzw. Monate														
	1	2	3	4	5	6	7	8	9	10	11	12	6 Monate	12 Monate	24 Monate
Röntgenkontrolle		X				X						X		X	
Belastungsgrenzen (in kg)	R BS					BS ÜS						VB			
meiste verwendete Osteosynthese-Art	• konservative Therapie: ◦ ausschließlich bei Frakturen vom Gartland-Typ-1 und Typ-2 (ohne Rotationsfehlstellung): Oberarmgips • operative Versorgung: ◦ geschlossene Reposition ◦ Osteosynthese mit Spickdrähten ◦ Platten-Osteosynthese bei komplexen Trauma • i. A. schwierige Therapie auf Grund der Seltenheit der Fraktur: ◦ bei Kindern v. a. im Alter von 5 bis 10 Jahren ◦ 80 % aller infantilen Ellenbogenverletzungen														
CAVE	• Beachten der Bewegungs- und Belastungsgrenzen • Vermeiden großer Hebelwirkungen des Unterarms • initial sanfte endgradige Mobilisation des zur Versteifung neigenden Ellenbogens						muskuläre Stabilität als Basis für handlungsorientierte Aktivität						Kraftsport allmählich wieder möglich	Vorsicht bei Sportarten mit großen Hebelwirkungen auf das Schultergelenk	
Ratschläge	• Erarbeiten des skapulo-thorakalen Rhythmus als Basis für spätere muskuläre Stabilität • Vermeiden von Schonhaltungen												• initiales Einbeziehen des Eigengewichts des Arms in die Übungen • später Applikation zusätzlicher Gewichte am Arm		
Physiotherapeutischer Fokus	• frühzeitiger Erhalt der Mobilität der benachbarten Gelenke unter Berücksichtigung der ärztlichen Bewegungs- und Belastungsgrenzen • Korrektur der Haltung						• zunehmender Belastungsaufbau: ◦ initial: kurze Hebel ◦ abschließend: lange Hebel mit Gewichten • Variationen von statischen und dynamischen Ausgangstellungen • arbeits- oder sportbezogene Aktivitäten und Belastungssituationen								

4.3.3 Verletzungen des Ellenbogengelenks

Tab. 4.40 Optionales Behandlungsschema: Olekranon-Fraktur.

	Angabe der postoperativen Wochen bzw. Monate														
	1	2	3	4	5	6	7	8	9	10	11	12	6 Monate	12 Monate	24 Monate
Röntgenkontrolle		X				X		(X)				X		X	
Belastungsgrenzen (in kg)	R BS					BS ÜS		(TB)				VB			
meiste verwendete Osteosynthese-Art	• operative Versorgung: ◦ Osteosynthese mit Zuggurtung ◦ Platten-Osteosynthese bei Trümmer-Frakturen ◦ Entfernen des Osteosynthese-Materials frühestens nach 8 Wochen • konservative Versorgung: ◦ bei nicht dislozierten Frakturen bei Kindern														
CAVE	• initial sanfte endgradige Mobilisation des zur Versteifung neigenden Ellenbogens • Gefahr von Pseudoarthrose bei zu hoher Belastung						muskuläre Stabilität als Basis für handlungsorientierte Aktivität						Kraftsport allmählich wieder möglich	Vorsicht bei Sportarten mit großen Hebelwirkungen auf das Ellenbogengelenk	

Fortsetzung ►

Tab. 4.40 Fortsetzung

	Angabe der postoperativen Wochen bzw. Monate														
	1	2	3	4	5	6	7	8	9	10	11	12	6 Monate	12 Monate	24 Monate
Ratschläge	• Erarbeiten des skapulo-thorakalen Rhythmus als Basis für spätere muskuläre Stabilität • Vermeiden von Schonhaltungen												• initiales Einbeziehen des Eigengewichts des Arms in die Übungen • später Applikation zusätzlicher Gewichte am Arm		
Physiotherapeutischer Fokus	• frühzeitiger Erhalt der Mobilität der benachbarten Gelenke unter Berücksichtigung der ärztlichen Bewegungs- und Belastungsgrenzen • Korrektur der Haltung						• zunehmender Belastungsaufbau: ○ initial: kurze Hebel ○ abschließend: lange Hebel mit Gewichten • Variationen von statischen und dynamischen Ausgangstellungen • arbeits- oder sportbezogene Aktivitäten und Belastungssituationen								

Tab. 4.41 Optionales Behandlungsschema: Radius-Köpfchen-Fraktur.

	Angabe der postoperativen Wochen bzw. Monate														
	1	2	3	4	5	6	7	8	9	10	11	12	6 Monate	12 Monate	24 Monate
Röntgenkontrolle		X				X						X		X	
Belastungsgrenzen (in kg)	R BS					BS ÜS						VB			
meiste verwendete Osteosynthese-Art	• konservative Versorgung: ○ bei weniger als um 2 mm dislozierten Frakturen • operative Versorgung ○ bei mehr als 2 mm dislozierten Frakturen ○ bei Frakturen, die mehr als ein Drittel der Gelenkfläche ausmachen ○ Platten-Osteosynthese ○ Komplikationen: Reizung des Kapsel-Band-Apparats														
CAVE	Beachten der Gefahr für heterotope Ossifikationen						forciertes muskuläres Aufbautraining kann zu struktureller Instabilität führen						Kraftsport allmählich wieder möglich	Vorsicht bei Sportarten mit großen Hebelwirkungen auf das Ellenbogengelenk	
Ratschläge	• der Situation angepasste Dosierung bei der Mobilisation • Gefahr eines Extensions-Defizits • ausschließliches Beüben allein einer Bewegungsrichtung in einer Behandlungseinheit • Beachten, dass Umkehrschmerzen bewegungsmindernd wirken kann												• initiales Einbeziehen des Eigengewichts des Arms in die Übungen • später Applikation zusätzlicher Gewichte am Arm		
Physiotherapeutischer Fokus	• bei konservativer Therapie: nach einer Woche Beginn mit mobilisierenden Bewegungsübungen						• zunehmender Belastungsaufbau: ○ initial: handlungsorientierte ADL-Übungen ○ abschließend: Verwenden langer Hebel mit Gewichten • arbeits- oder sportbezogene Aktivitäten und Belastungssituationen								

4.3.4 Verletzungen der Hand

Tab. 4.42 Optionales Behandlungsschema: Skaphoid-Fraktur.

	Angabe der postoperativen Wochen bzw. Monate														
	1	2	3	4	5	6	7	8	9	10	11	12	6 Monate	12 Monate	24 Monate
Röntgenkontrolle		X										X		X	
Belastungsgrenzen (in kg)	R BS											VB			
meiste verwendete Osteosynthese-Art	• häufigste Fraktur der Handwurzel (75 % aller Frakturen) • Folge direkter Gewalteinwirkung • Lokalisation der Fraktur abhängig von: ○ Dorsalextension des Handgelenks ○ Radialabduktion des Handgelenks • schlechte Heilungstendenz: ○ Dauer bis zu 12 Wochen ○ Versorgung nur über ein Gefäß • nicht dislozierte Frakturen: ○ konservative Versorgung mittels Retention im Unterarm-Gips für ca. 12 Wochen • dislozierte Frakturen: ○ Schrauben-Osteosynthese zur Kompression der Fraktur-Fragmente ○ Vorteil: kürzere Gips-Retention														
CAVE	• Ruhigstellung • Vermeiden von Finger-Aktivität wegen komprimierender Wirkung der Sehnen auf das Handgelenk						• vorsichtige Mobilisation im Bereich der ärztlichen Bewegungs- und Belastungsgrenzen • Beachten der Gefahr bzgl. Pseudoarthrose und Instabilität						Kraftsport allmählich wieder möglich	Vorsicht bei Sportarten mit großen Hebelwirkungen auf das Handgelenk	
Ratschläge	• der Situation angepasste Dosierung bei der Mobilisation • Gefahr eines Extensions-Defizits • Gefahr einer Supination- und Pronation-Defizits • ausschließliches Beüben allein einer Bewegungsrichtung in einer Behandlungseinheit • Beachten, dass Umkehrschmerzen bewegungsmindernd wirken können														
Physiotherapeutischer Fokus	• Erhalt der Mobilität der benachbarten Gelenke unter Berücksichtigung der ärztlichen Bewegungs- und Belastungsgrenzen • Therapie der Schwellung mittels adäquater Kompressions-Maßnahmen						• zunehmender Belastungsaufbau: ○ initial: kurze Hebel ○ abschließend: lange Hebel mit Gewichten • Variationen von statischen und dynamischen Ausgangstellungen • arbeits- oder sportbezogene Aktivitäten und Belastungssituationen								

Tab. 4.43 Optionales Behandlungsschema: Fraktur der Phalangen.

	Angabe der postoperativen Wochen bzw. Monate														
	1	2	3	4	5	6	7	8	9	10	11	12	6 Monate	12 Monate	24 Monate
Röntgenkontrolle		X				X						X		X	
Belastungsgrenzen (in kg)	R BS					BS ÜS						VB			
meiste verwendete Osteosynthese-Art	• nicht dislozierte Frakturen: ○ geschlossene Frakturen ○ Gips ○ Fingerschiene • dislozierte Frakturen: ○ offene Frakturen ○ Gelenksfrakturen ○ irreponible Frakturen ○ Schrauben-Osteosynthese ○ Platten-Osteosynthese														
CAVE	• lange Ruhigstellung der Finger bedingt Einsteifung benachbarter Gelenke • frühzeitige Mobilisation der Handwurzel						• frühzeitiges Beüben des Faustschlusses • Umsetzen des Faustschlusses in alltägliche Aktivität						Kraftsport allmählich wieder möglich	Vorsicht bei Sportarten mit großen Hebelwirkungen auf das Handgelenk	
Ratschläge	• der Situation angepasste Dosierung bei der Mobilisation • Gefahr eines Mobilitäts-Defizits • ausschließliches Beüben allein einer Bewegungsrichtung in einer Behandlungseinheit • Beachten, dass Umkehrschmerzen bewegungsmindernd wirken können														
Physiotherapeutischer Fokus	• Erhalt der Mobilität der benachbarten Gelenke unter Berücksichtigung der ärztlichen Bewegungs- und Belastungsgrenzen • Therapie der Schwellung mittels adäquater Kompressions-Maßnahmen						• zunehmender Belastungsaufbau: ○ initial: kurze Hebel ○ abschließend: lange Hebel mit Gewichten • Variationen von statischen und dynamischen Ausgangstellungen • arbeits- oder sportbezogene Aktivitäten und Belastungssituationen								

Tab. 4.44 Optionales Behandlungsschema: Verletzungen der Sehnen in der Hand.

	Angabe der postoperativen Wochen bzw. Monate														
	1	2	3	4	5	6	7	8	9	10	11	12	6 Monate	12 Monate	24 Monate
Belastungsgrenzen (in kg)	R (TP)	SL				BS ÜS								VB	
meiste verwendete Osteosynthese-Art	• Ätiologie: ○ Traumata: – direkt: Durchtrennung durch scharfe Gegenstände – indirekt: explosive Extension der Sehne • konservative Therapie: ○ v. a. bei Strecksehnen im distalen Finger ○ Verband des Fingers mit thermoplastischem Material • zumeist operative Therapie: ○ Sehnen-Naht ○ anschließender Verband des Fingers mit thermoplastischem Material ○ Schienen-Versorgung entsprechend: – Schwere der Läsion – Operations-Technik – Compliance des Patienten														

Fortsetzung ►

Tab. 4.44 Fortsetzung

	Angabe der postoperativen Wochen bzw. Monate				
	1 2 3 4 5 6	7 8 9 10 11 12	6 Monate	12 Monate	24 Monate
CAVE	• Beachten der Bedeutung funktioneller Reize • vorsichtige Dosierung: ○ zu viel Zug führt zur Distraktion oder Ruptur der Sehne • Beachten der Wundheilungsphasen: ○ Schwächung der Sehnen-Naht in der Proliferationsphase	• Beachten der Gefahr einer Re-Ruptur durch zu starke Progression bis zur 12. Woche • normale Belastbarkeit erst ab der 12. Woche	Kraftsport allmählich wieder möglich	Vorsicht bei Sportarten mit großen Hebelwirkungen auf das Handgelenk	
Ratschläge	• Erhalt der Mobilität der benachbarten Gelenke unter Berücksichtigung der ärztlichen Bewegungs- und Belastungsgrenzen • Beachten der Zugwirkungen zwei-gelenkiger Muskulatur • Beachten der Nachbehandlungs-Schemata				
Physiotherapeutischer Fokus	• Nachbehandlungs-Schemata nach Kleinert (Ewerbeck 2014): ○ Phase I: – 1. – 3. Woche – Schienenversorgung, Ödem-Behandlung, Übungsprogramm mit Schiene ○ Phase II: – 4. – 5. Woche: – Abbau der Schiene – Erweitern des Bewegungsumfangs – belastungsfreie passive bis aktive Mobilisation ○ Phase III: – 6. – 12. Woche: – Weglassen der Schiene – aktive Bewegungen über mehrere Gelenke mit leichter Entlastung der Finger				

5 Literatur

[1] Barrows HS, Feltovich PJ. The clinical reasoning process. In: Medical Education 21, 1987, pp. 86–91.

[2] van den Berg F. Angewandte Physiologie Band 1. Das Bindegewebe des Bewegungsapparates verstehen und beeinflussen. Thieme: 2010.

[3] van den Berg F. Komplementäre Therapien verstehen und integrieren. Thieme: 2005.

[4] Brinckmann P. Orthopädische Biomechanik. Thieme: 2000.

[5] Butler D, Mosely G M et al. Explain pain. Noigroup Publications 2013.

[6] Butler D. The Neurodynamic Techniques: A Definitive Guide from the Noigroup Team: 2005.

[7] Butler D, Mosely G M et al. Schmerzen verstehen. Springer 2009.

[8] Butler D. Sensitive Nervous System. Orthopedic Physical Therapy & Rehabilitation 2000.

[9] Butler OS, Jones M. Clinical Reasoning, In: Mobilisation of the Nervous System, Churchill Livingstone, Melbourne 1991, pp. 91–106.

[10] Case K, Harrison K, Roskell C. Differences in the Clinical Reasoning Process of Expert and Novice Cardiorespiratory Physiotherapists, In: Physiotherapy Vol. 86, No. 1, 2000.

[11] Cook C, Brismee JM, Sizer PS. Subjective and objective descriptors of clinical lumbar spine instability: A Delphi study. Manual therapy 2006 (11), pp. 11–21.

[12] Debrunner HU, Gelenkmessung, Längenmessung, Umfangmessung, AO 1971.

[13] Deutsche Gesellschaft für Kinderchirurgie, S 1-Leitlinie Unterarmschaftfrakturen im Kindesalter. In: AWMF online, Stand 2013.

[14] Deutsche Gesellschaft für Unfallchirurgie, S 2e-Leitlinie Distale Radiusfraktur. In: AWMF online, Stand 2015.

[15] Deutsche Gesellschaft für Unfallchirurgie, S 3-Leitlinie Skaphoidfraktur. In: AWMF online, Stand 2015.

[16] Deutsches Institut für Medizinische Dokumentation und Information (DIMDI). Internationale Klassifikation der Funktionsfähigkeit, Behinderung und Gesundheit ICF, 2005, p. 21.

[17] Diemer F, Sutor V. Praxis der medizinischen Trainingstherapie I, Lendenwirbelsäule, Sakroiliakalgelenk und untere Extremität. Thieme: 2011.

[18] van Dillen LR, Sahrmann SA, Norton BJ et al. Reliability of physical examination items used for classification of patients with low back pain. Physical Therapy 1998 (78), pp. 979–988.

[19] Döhler R. Lexikon orthopädische Chirurgie. Berlin 2003.

[20] Donaghy ME, Morss K. Guided reflection: A framework to facilitate and assess reflective practice within the discipline of physiotherapy, In: Physiotherapy Theory and Practice, Vol. 16, 2000, pp. 3–14.

[21] Duckworth AD, Buijze GA, Moran M, Gray A. Court-Brown CM et al. Predictors of fracture following suspected injury to the scaphoid. In: The Journal of bone and joint surgery. Band 94, Nummer 7, Juli 2012, pp. 961–968.

[22] Ewerbeck V. Standardverfahren in der operativen Orthopädie und Unfallchirurgie. Thieme: 2014.

[23] Flor H, Diers M. Sensorimotor training and cortical reorganization. In: NeuroRehabilitation, 25 (1), 2009, pp. 19–27.

[24] Flor H, Elbert T, Mühlnickel W, Pantev C, Wienbruch C, Taub E. Cortical reorganization and phantom phenomena in congenital and traumatic upper-extremity amputees. In: Exp Brain Res, 119 (2), 1998, pp. 205–212.

[25] Flor H, Birbaumer N. Phantom limb pain: cortical plasticity and novel therapeutic approaches. In: Curr Opin Anaesthesiol, 13 (5), 2000, pp. 561–564.

[26] Flor H, Elbert T, Knecht S, Wienbruch C, Pantev C, Birbaumers N et al. Phantom-limb pain as a perceptual correlate of cortical reorganization following arm amputation. Nature, 1995 (375, 6 531), pp. 482–484.

[27] Flor H, Braun C, Elbert T, Birbaumer N. Extensive reorganization of primary somatosensory cortex in chronic back pain patients. In: Neuroscience Letters, 224 (1), 1997, pp. 5–8.

[28] Flor H, Elbert T, Mühlnickel W, Pantev C, Wienbruch, Taub E. Cortical reorganization and phantom phenomena in congenital and traumatic upper-extremity amputees. Exp Brain Res, 1998 (119, 2), pp. 205–212.

[29] Flor H. Maladaptive plasticity, memory for pain and phantom limb pain: review and suggestions for new therapies. In: Expert Rev Neurother, 8 (5), 2008, pp. 809–818.

[30] Flor H, Denke C, Schaefer M, Grüsser, S. Effect of sensory discrimination training on cortical reorganisation and phantom limb pain. In: The Lancet, 357 (9 270), 2001, pp. 1763–1764.

[31] Gartland JJ. Management of supracondylar fractures of the humerus in children. In: Surg. Gynecol .Obstet. 109, 1959, pp. 145–154.

[32] Gautschi R. Manuelle Triggerpunkt-Therapie: Myofasziale Schmerzen und Funktionsstörungen erkennen, verstehen und behandeln. Thieme: 2013.

[33] Gerhardt JJ, Rippstein JR. Gelenk und Bewegung, Verlag Hans Huber: Bern 1992.

[34] Gholson JJ, Bae DS, Zurakowski D, Waters PM: Scaphoid fractures in children and adolescents: Contemporary injury patterns and factors influencing time to union. In: The Journal of bone and joint surgery. American Volume. Band 93, Nummer 13, Juli 2011, pp. 1210–1219.

[35] Gifford, L. Schmerzphysiologie, In: van den Berg F. Angewandte Physiologie 2, Organsysteme verstehen und beeinflussen, Thieme: 2005, pp. 481–518.

[36] Götz-Neumann K. Gehen verstehen, Ganganalyse in der Physiotherapie, Thieme: 2006.

[37] Götz-Neumann K. Gehen verstehen, Ganganalyse in der Physiotherapie, Thieme: 2011.

[38] Grifka J, Krämer J. Orthopädie Unfallchirurgie, Springer 2013.

[39] Grüsser SM, Diers M, Flor H. Phantom limb pain: aspects of neuroplasticity and intervention. In: Anästhesiologie, Intensivmedizin, Notfallmedizin und Schmerztherapie, 38(12), 2003, pp. 762–766.

[40] Grüsser SM, Winter C, Mühlnickel W, Denke C, Karl A, Villringer K, Flor H. (2001). The relationship of perceptual phenomena and cortical reorganization in upper extremity amputees. Neuroscience, 2001 (102, 2), pp. 263–272.

[41] Hagedorn R. Ergotherapie - Theorien und Modelle, Thieme: 2000.

[42] Hagmann H. Grundlegendes zum Vorgehen in der Physiotherapie. SPT: Aargau Schinznach 2003.

[43] Hefti F. Kinderorthopädie in der Praxis. Springer, 1998.

[44] Hengeveld E. Theorie der Physiotherapie: Plädoyer für einen Paradigmenwechsel (Teil 1), In: Physiotherapie Nr. 11, 1998.

[45] Hengeveld E. Theorie der Physiotherapie: Plädoyer für einen Paradigmenwechsel (Teil 2), In: Physiotherapie Nr. 12, 1998.

[46] Higgs J. Developing Clinical Reasoning Competencies. In: Physiotherapy 78, No. 8, 1992, pp. 575- 582.

[47] Higgs J, Jones M. Clinical Reasoning in the Health Professions, Butterworth, Oxford: 2000.

[48] Hodges PW, Richardson CA. Inefficient muscular stabilization of the lumbar spine associated with low back pain. A motor control evaluation of transversus abdominis. Spine (Phila Pa 1976) 1996 (21), pp. 2640–50.

[49] Huse E, Larbig W, Birbaumer N, Flor H. Cortical reorganization and pain. Empirical findings and therapeutic implication using the example of phantom pain. In: Schmerz, 15(2), 2001, pp. 131–137.

[50] Huse E, Larbig W, Birbaumer N, Flor H. The effect of opioids on phantom limb pain and cortical reorganization. In: Pain, 90(1–2), 2001, pp. 47–55.

[51] Janda V. Manuelle Muskelfunktionsdiagnostik. Berlin 1994.

[52] Jensen GM, Gwyer J, Shepard KF, Hack LM. Expert Practice in Physical Therapy, In: Physical Therapy, Vol. 80, No.1, 2000.

[53] Jones MA. Clinical Reasoning in Manual Therapy, In: Physical Therapy 72, No. 12, 1992, pp. 875- 884.

[54] Jones MA. Clinical Reasoning For Educators, Zurzach, Switzerland, Kursunterlagen1993, pp. 1–14.

[55] Jones M.A., Clinical Reasoning and pain In: Manual Therapy 1, 1995, pp. 17–24.

[56] Jones MA. Clinical Reasoning: The foundation of clinical practice. Part 1 & 2, In: Australian Physiotherapy, Vol. 43, No. 3, 1997: pp 167–170, pp. 213–217.

[57] Jones MA. Clinical Reasoning: The foundation of clinical practice. Part 3, In: Australian Physiotherapy, Vol 43., No. 4, 1997.

[58] Jones MA, von Piekartz HJM. Clinical Reasoning - Grundlagen für die Untersuchung und Behandlung in der kranialen Region. In: Craniofasziale Dysfunktionen und Schmerzen, Stuttgart: Thieme 2001, pp. 187–218.

[59] Jones MA, Rivett DA. Clinical Reasoning in der Manuellen Therapie. Grundlagen und 23 Fallbeispiele von namhaften Therapeuten. München: 2006.

[60] Jones MA. Clinical Reasoning for Manual Therapists. Elsevier-Limited: 2004.

[61] Josten C, Lill H. Ellenbogenverletzungen. Biomechanik, Diagnose, Therapie. Darmstadt 2002.

[62] Kendall NA, Linton SJ, Main CJ. Guide to assessing psychosocial yellow flags in acute low back pain. Accident Rehabilitation & Compensation Insurance Corporation of New Zealand and the National Health Committee, Ministry of Health. Wellington: 1997.

[63] Klein-Vogelbach S, Funktionelle Bewegungslehre, Springer-Verlag, Berlin 2001.

[64] Klemme B., Siegmann G. Clinical Reasoning. Therapeutische Denkprozesse lernen. Stuttgart: Thieme 2015.

[65] Koller T. Two-point discrimination for phantom pain: effect of a 4-week therapy in an upper arm amputee with phantom pain, In: Orthopäde, 42 (6), 2013, pp. 449–52.

[66] Koller T. Refresher Mustergültig. In: Physiopraxis 2015. Thieme Verlag, Stuttgart

[67] Koller T. Phantomschmerz - Behandlungsansätze und deren Evidenz, OT-Verlag 2016.

[68] Krimmer H et al. Kahnbeinfrakturen – Diagnostik, Klassifikation und Therapie. In: Der Unfallchirurg. 103, 2000, pp. 812–819.

[69] von Laer L. Frakturen des proximalen Radiusendes. In: Lutz von Laer: Frakturen und Luxationen im Wachstumsalter. Thieme: Stuttgart 1996, pp. 156–168.

[70] Lapner M, King G J. Radial head fractures. In: The Journal of bone and joint surgery. American Volume. Band 95, Nummer 12, Juni 2013, pp. 1136–1143.

[71] Lotze M, Moseley, GL. Role of distorted body image in pain. In: Curr Rheumatol Rep, 9(6), 2007, pp. 488–496.

[72] Lüdtke K. Screening in der Physiotherapie, Das Flaggen-System – Warnsignale erkennen. Thieme: 2015.

[73] Luomajoki H, Moseley GL. Tactile acuity and lumbopelvic motor control in patients with back pain and healthy controls. In: Br J Sports Med. 2010.

[74] Luomajoki H, Kool J, de Bruin ED et al. Movement control tests of the low back; evaluation of the difference between patients with low back pain and healthy controls. BMC Musculoskelet Disord 2008 (9), p. 170.

[75] Luomajoki H, Kool J, de Bruin ED et al. Improvement in low back movement control, decreased pain and disability, resulting from specific exercise intervention. Sports Med Arthrosc Rehabil Ther Technol 2010 (2), p. 11.

[76] Luomajoki H, Kool J, de Bruin ED et al. Reliability of movement control tests in the lumbar spine. BMC Musculoskelet Disord 2007 (8), p. 90.

[77] Luomajoki H, Moseley GL. Tactile acuity and lumbopelvic motor control in patients with back pain and healthy controls. Br J Sports Med 2011 (45), pp. 437–40.

[78] Maihöfner C, Handwerker HO, Birklein F. Cortical reorganization during recovery from complex regional pain syndrome. In: Neurology, 63 (4), 2004, pp. 693–701.

[79] Maihöfner C, Handwerker HO, Birklein F. Functional imaging of allodynia in complex regional pain syndrome. In: Neurology, 66 (5), 2006, pp. 711–717.

[80] Maitland GD., Manipulation der Wirbelsäule. Springer-Verlag, Berlin 2008.

[81] Mannion AF, Pulkovski N, Gubler D et al. Muscle thickness changes during abdominal hollowing: an assessment of between-day measurement error in controls and patients with chronic low back pain. Eur Spine J 2008 (17), pp. 494–501.

[82] Mattingly C, Fleming MH. Clinical Reasoning, F.A. Davis Company, Philadelphia 1994.

[83] Mattingly C. What is clinical reasoning? In: The American Journal of Occupational Therapy 45, 1991, pp. 979–986.

[84] Mayer J. Mentales Gehtraining, Ein salutogenes Therapieverfahren für die Rehabilitation. Springer Verlag: 2003.

[85] Mehrholz J, Supp G. Wissenschaft transparent: Klinische Studien verstehen. McKenzie-Institut: 2010.

[86] Meyer RP. Kniechirurgie in der Praxis. Springer Verlag: 2002.

[87] Moberg E. Two-point discrimination test. A valuable part of hand surgical rehabilitation, e.g. in tetraplegia. In: Scand J Rehabil Med, 22 (3), 1990, pp. 127–134.

[88] de Morree JJ. Dynamik des menschlichen Bindegewebes: Funktion, Schädigung und Wiederherstellung. Urban Fischer Verlag: 2001.

[89] Moseley AM, Herbert RD, Sherrington C, Maher CG. Evidence for physiotherapy practice: A survey of the Physiotherapy Evidence Database (PEDro). In: Australian Journal of Physiotherapy 48: 2002, pp. 43–49.

[90] Moseley GL, Zalucki NM, Wiech, K. Tactile discrimination, but not tactile stimulation alone, reduces chronic limb pain. In: Pain, 137(3), 2008, pp. 600–608.

[91] Moseley GL, Wiech K. The effect of tactile discrimination training is enhanced when patients watch the reflected image of their unaffected limb during training. In: Pain, 144 (3), 2009, pp. 314–319.

[92] Mutschler W. Praxis der Orthopädie und Unfallchirurgie, Thieme: 2013.

[93] Niedermann K, Maspoli Büchi L. Patient Education: Integration in der Physiotherapie. SPV 1998.

[94] Niethard FU, Pfeil J, Biberthaler P. Orthopädie und Unfallchirurgie, Thieme: 2014.

[95] Oesch P. Assessments in der Rehabilitation, Bewegungsapparat. Verlag Hans Huber: 2011.

[96] Paoletti S. Faszien. Anatomie, Strukturen, Techniken, Spezielle Osteopathie. München: 2011.

[97] Perry J. Gait Analysis: Normal and Pathological Function. Slack Incorporated: 2010.

[98] von Piekartz H. Gesichtsschmerzen und der neurodynamische Test des N. mandibularis. Physiotherapie 2007 (2), p. 15ff.

[99] Pleger B., Ragert P. Schwenkreis P, Förster AF, Wilimzig C, Dinse H. et al. Patterns of cortical reorganization parallel impaired tactile discrimination and pain intensity in complex regional pain syndrome. In: Neuroimage,32(2), 2006, pp. 503–510.

[100] Pleger B., Ragert P. Schwenkreis P, Förster AF, Wilimzig C, Dinse H. et al. Sensorimotor retuning corrected in complex regional pain syndrome parallels pain reduction. In: Ann Neurol, 57 (3), 2005, pp. 425–429.

[101] Rothstein JM, Echternach JL. Hypothesis-Oriented Algorithm for Clinicians - A Method for Evaluation and Treatment Planning, Physical Therapy 66, 1986, pp. 1388–1394.

[102] Sackett DL, Straus SE, Richardson WS, Rosenberg W, Haynes RB. Evidence-Based Medicine: How to Practice and Teach EBM, Edinburgh: Churchill Livingstone: 2000.

[103] Schierza A, Meier C. Die konzeptionelle und technische Entwicklung der Frakturversorgung am Beispiel der distalen Radiusfraktur. In: Schweizerisches Medizin-Forum. 2010, Band 10, pp. 325–329.

[104] Schönle C. Rehabilitation. Thieme: 2004.

[105] Schröder B. Handtherapie. Thieme: 2008.

[106] Schwegler J. Der Mensch – Anatomie und Physiologie. Thieme: 2006.

[107] Simons DG, Travell JG. Handbuch der Muskel-Triggerpunkte, 2 Bde., Bd.1, Obere Extremität, Kopf und Rumpf. Urban & Fischer: 2001.

[108] Söll H. Biomechanik in der Sportpraxis. Verlag Hofmann: 1982.

[109] Stein V. Rehabilitation in der Orthopädie und Unfallchirurgie, Methoden – Therapiestrategien – Behandlungsempfehlungen. Springer-Verlag: 2005.

[110] O'Sullivan P. Diagnosis and classification of chronic low back pain disorders: Maladaptive movement and motor control impairment as underlying mechanism. In: Manual Therapy, 10, 2005, pp. 242–255.

[111] Suppé B. FBL Klein-Vogelbach Functional Kinetics: Die Grundlagen. Springer Verlag: 2007.

[112] Terry W, Higgs J. Educational programmes to develop clinical reasoning skills. In: Australian Journal of Physiotherapy 39, No 1, 1993, pp. 47–51.

[113] van Trijffel E, Anderegg Q, Bossuyt PMM et al. Inter-examiner reliability of passive assessment of intervertebral motion in the cervical and lumbar spine: a systematic review. Man Ther. 2005 (4), pp. 256–69.

[114] Waldeyer AJ: Anatomie des Menschen. Gruyter: 2009.

[115] Watson MJ. Clinical Reasoning in Neurology: Perry's Model. In: Physiotherapy Vol. 85, No.5, 1999.

[116] Weigel B, Nerlich M: Praxisbuch Unfallchirurgie. Springer, 2011.

[117] Wenzl ME, Raimund F, Fuchs S, Paech A, Jürgens C: Distale Humerusfrakturen. In: Trauma und Berufskrankheit. 9, Supplement 2 (2007), pp. 183–191.

[118] Willimczik K. Biomechanik der Sportarten. Hamburg 1989.

[119] Wirz M. Lehrbuch Assessments in der Rehabilitation, Messmethoden für Physiotherapeuten. Verlag Hans Huber: 2014.

[120] Woolf CJ. A new strategy for the treatment of inflammatory pain – Drugs, Springer 1994.

[121] Woolf CJ, Doubell TP. The pathophysiology of chronic pain increased sensitivity to low threshold Aβ-fibre inputs – Current opinion in neurobiology. Elsevier 1994.

[122] Zimmerman RM, Kalish LA, Hresko T, Water PM, Bae DS: Surgical Management of Pediatric Radial Neck Fractures. In: The Journal of Bone & Joint Surgery 2013, Band 95-A, 2013, pp. 1825–1832.